El Palacio de la Escuela de Medicina

El Palacio de la Escuela de Medicina

Martha Fernández

Manuel González Galván

Carlos Viesca

Flavio Salamanca G.

60 años
nacional financiera

Facultad de Medicina

Coordinación Editorial
Carlos Viesca
Virginia Clasing de Campos

Supervisión editorial Nafin
Dauno Tótoro Nieto
María Elena Rodríguez Cortés

Diseño Gráfico
Azul Morris
Olga Burkard

Apoyo Editorial
Jorge Avendaño

Primera edición
ISBN 968-6651-94-2

Impreso en México,1994

ÍNDICE

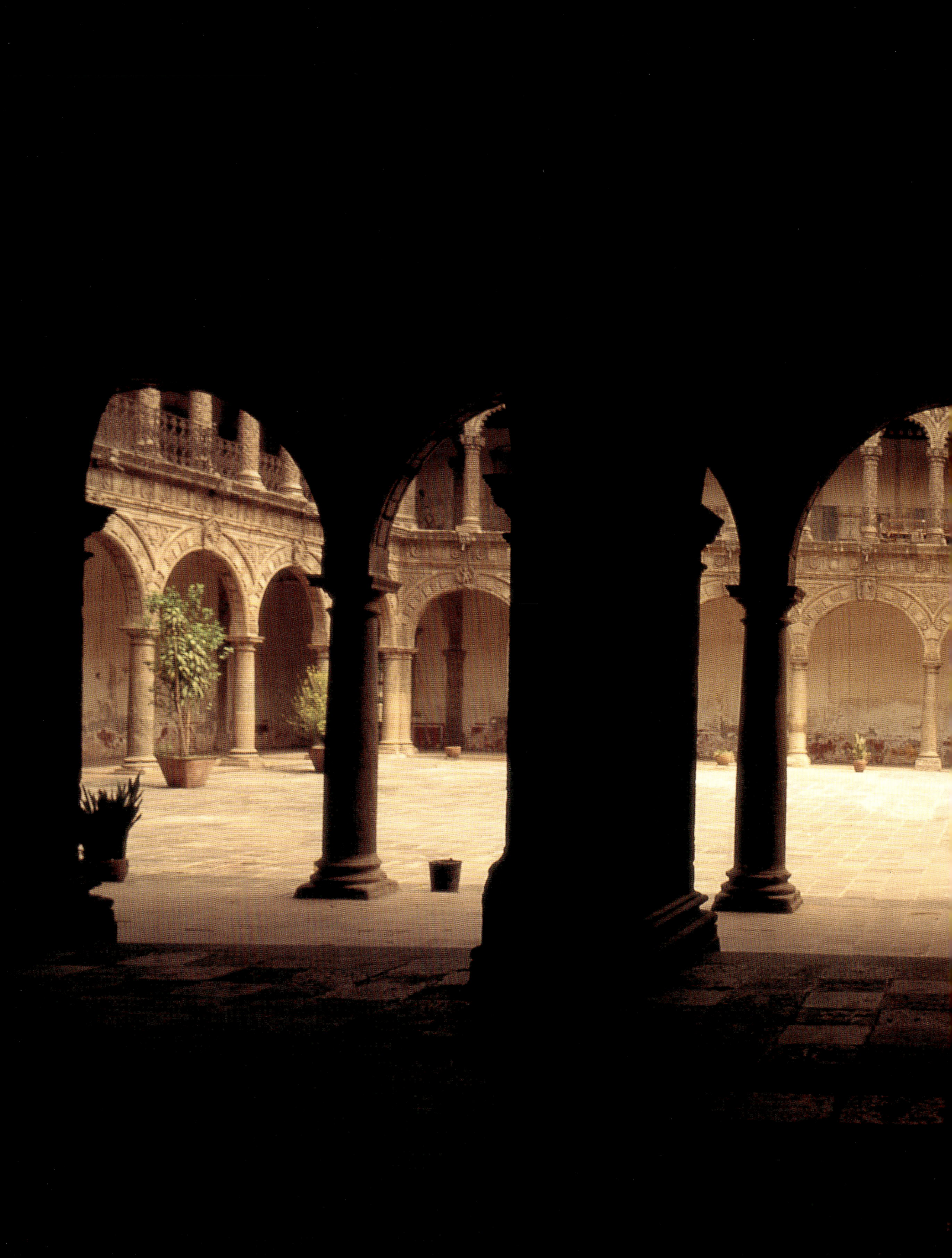

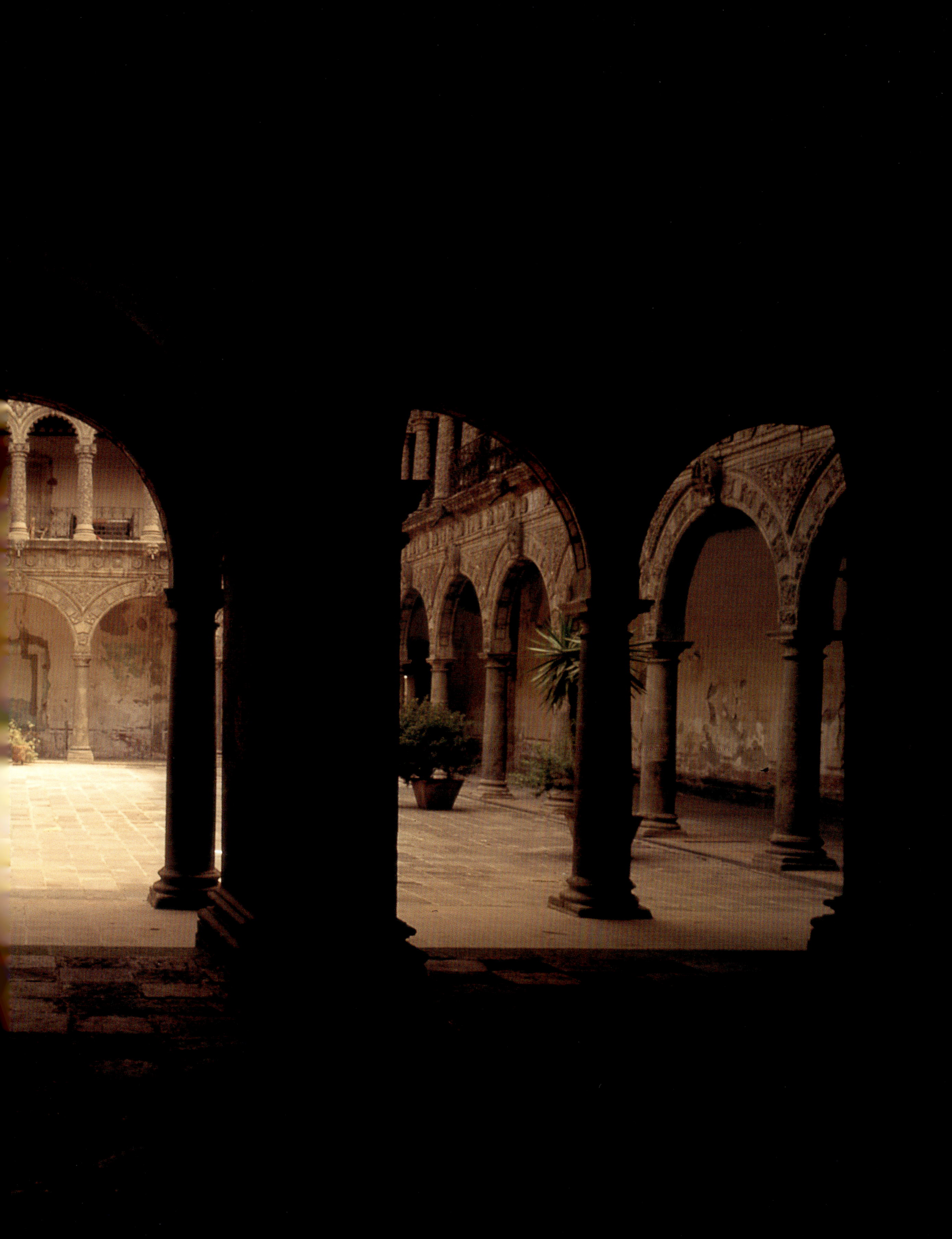

Lo que hoy conocemos como Centro Histórico fue no sólo el corazón de la Ciudad de México, sino el núcleo de poder y cultura de Mesoamérica al momento del encuentro entre el Viejo y el Nuevo Mundo. Ahí se construyeron durante siglos las grandes obras arquitectónicas que conforman lo que Humboldt llamó la Ciudad de los Palacios.

Concebido como un edificio monumental por las funciones que llevara a cabo el Tribunal del Santo Oficio, la construcción del hoy Palacio de la Escuela de Medicina se impone sobre la magnífica plaza de Santo Domingo —la segunda más importante en la Nueva España desde el punto de vista civil—, en perfecta proporción y dentro del más puro barroco mexicano.

Luego de sucesivos usos, y después de un siglo de cumplir funciones de carácter docente, el edificio fue parcialmente abandonado hasta 1980. Vinieron entonces los trabajos de restauración, que habrían de devolver al magnífico Palacio su aspecto original.

Los grandes edificios no son esculturas decorativas o mausoleos vacíos; la arquitectura, como ninguna de las otras artes, tiene la generosa función de crear espacios para habitarse. El uso cotidiano es lo que da sentido a la arquitectura.

Este edificio es hoy un espacio vivo y habitado, extensión de las actividades académicas de la Universidad Nacional Autónoma de México; un área en la que se ejerce la noble actividad de la docencia y en la que investigadores y maestros recobran su antiguo recinto.

Esta joya de nuestro Centro Histórico es ejemplo y rescate de nuestra tradición, así como baluarte de un pasado recuperado y lleno de vida.

El Palacio de la Escuela de Medicina es parte de un proyecto más ambicioso en el que el sector financiero, conjuntamente con asociaciones de carácter civil, se unen a instituciones como la Universidad Nacional Autónoma de México para jugar un papel sustancial: reasumir la tradición vital del Centro Histórico, crisol del mestizaje y cuna de nuestra identidad.

Es por todo ello que Nacional Financiera se complace en patrocinar la edición de esta obra y ofrecer un testimonio documental de la grandeza de la arquitectura mexicana y de la importancia de su rescate y preservación.

Arturo Ortiz Hidalgo
Director General de Nacional Financiera

El Palacio de la Escuela de Medicina constituye el más significativo vínculo material de la Facultad de Medicina de la Universidad Nacional Autónoma de México con su pasado. Durante ciento dos años el Palacio albergó aulas, laboratorios, profesores y alumnos y fue, sin lugar a dudas, el más importante centro de formación de médicos de nuestro país. Por poco menos de un siglo, había sido antes asiento del temido Tribunal del Santo Oficio.

Abolida la Inquisición, el inmueble fue fragmentado y dedicado a los más diversos fines. En la parte palaciega estuvo un seminario, la Lotería Nacional, la sede de la logia Lancasteriana y hasta un cuartel "de patriotas". La zona de prisiones fue subdividida arbitrariamente: en el patio central, que conserva aún la fuente en cuyo borde se sentaba Fray Servando Teresa de Mier a tramar su siguiente escapatoria, fueron establecidos talleres de zapateros y sastres que, gradualmente, se convirtieron en vecindades en las cuales habitaron no pocos estudiantes de medicina. El frente fue convertido en una lujosa residencia, tras de haber sido baños y casino.

Hundido el país en la anarquía y el desajuste económico, el Palacio fue comprado por los profesores de la Escuela Nacional de Medicina en 1854 con los salarios que les adeudaba el gobierno. Habían sobrevivido casi por milagro a un largo peregrinar que les condujo de la clausura de la Facultad de Medicina de la Real y Pontificia Universidad, a la apertura del Establecimiento de Ciencias Médicas y al reconocimiento como Escuela Nacional en su nuevo hogar: la Casa Chata.

La Escuela de Medicina habría pronto de borrar el dramático recuerdo del pasado inquisitorial de su sede, para convertirlo en el símbolo de una muy noble profesión. La Escuela fundió su imagen con la de su Nuevo Palacio. Las levitas de largos faldones fueron sustituidas por *jackets* y americanas, y los sorbetes por bombines y carretes, en tanto que desfilaban por sa-

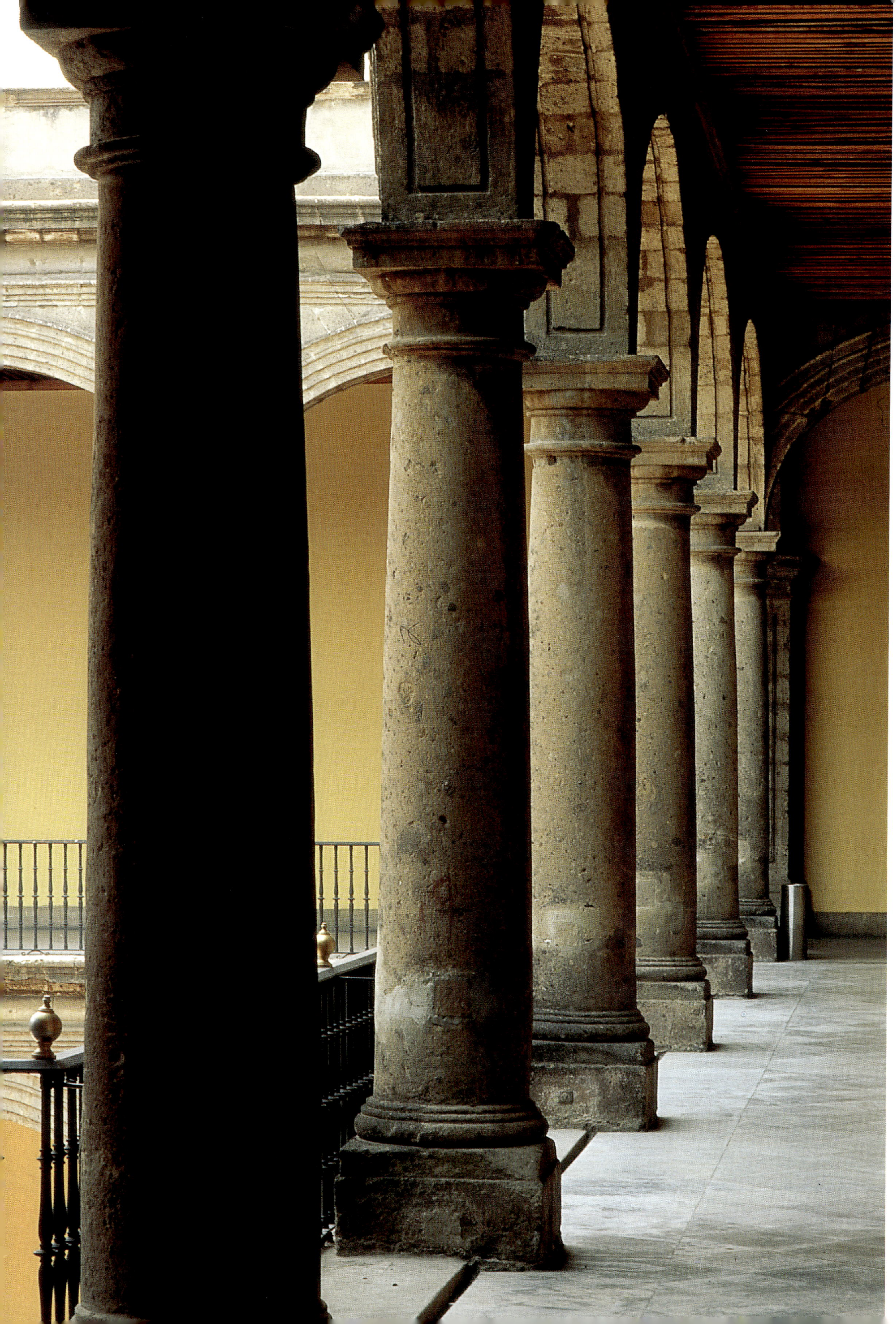

lones y corredores todas las grandes figuras que han construido la medicina mexicana: Miguel Jiménez, Francisco Montes de Oca, Rafael Lavista, Eduardo Licéaga, José Terrés, Fernando Ocaranza, Ignacio Chávez, Manuel Martínez Báez, Salvador González Herrejón, José Joaquín Izquierdo, Tomás Perrín, Fernando Quiroz y Raúl Fournier... hasta el día en que este último cerró sus puertas, en 1955, al trasladar la Escuela a sus nuevas instalaciones en la moderna Ciudad Universitaria. Había transcurrido más de un siglo desde que los médicos sentaran reales en su Palacio.

En el edificio quedaron la sede de la Academia Nacional de Medicina y algunas sociedades médicas. No obstante, el deterioro empezó a rondar por entre las columnatas y arcadas. Quedaron en el viejo palacio los fantasmas y el recuerdo de las clases, de las novatadas y de los solemnes exámenes profesionales.

La voz de la historia no dejó de ser oída y la Facultad de Medicina recordó sus orígenes y afirmó su identidad. La antigua Escuela de Medicina fue reconstruida y restaurada y se convirtió, una vez más, en Palacio: El Palacio de la Escuela de Medicina, símbolo de unión del pasado y el presente.

Allí se abrió un nuevo espacio para la cultura médica mexicana. El Palacio es hoy en día sede del Departamento de Historia y Filosofía de la Medicina, del Museo de la Medicina Mexicana y de la biblioteca y archivo histórico; es además, sitio frecuente de congresos y cursos de educación continua, lugar donde los futuros médicos se familiarizan con su centenaria identidad y con el compromiso profesional que les exige la formación humanista que ahí se imparte.

El complejo arquitectónico, que es el motivo de esta obra, constituye uno de los más grandes y monumentales del Centro Histórico de la Ciudad de México. La edición de este libro evoca nuestro pasado pero también conmina a proyectar con excelencia las actividades educativas y culturales que ahora se realizan en El Palacio de la Escuela de Medicina.

Pedro Aspe Armella
Presidente del Consejo Directivo
de Nacional Financiera

Juan Ramón de la Fuente
Director de la Facultad de
Medicina de la UNAM

La crisis cultural por la que transcurre la civilización occidental en estas décadas del fin de siglo ha traído consigo tomas de conciencia con respecto a muy variados aspectos de la vida y las sociedades humanas. Algunas de ellas se refieren a la propia identidad de culturas que sienten la amenaza de desaparecer al fusionarse en la gran cultura ecuménica que parece propia de la posmodernidad.

La indagación del pasado histórico, de las historias regionales, de las tradiciones locales ocupa un lugar de importancia dentro de este mirar al pasado para asegurar la persistencia de nuestras raíces y la proyección de su continuidad hacia el porvenir. De tal manera aparecen documentos y libros, edificios y obras de arte que cobran nuevos significados al cifrarse nuevas expectativas con respecto al pasado.

La velocidad de la vida moderna, la agitación en la que transcurre el diario quehacer y la rapidez, antes nunca presenciada, con la que cambian el entorno social y el paisaje, son productoras de un desasosiego muy íntimo. La casa en la que nacimos, crecimos, casi nunca es la misma ahora. La ciudad ha cambiado varias veces de rostro en las últimas décadas y hasta los volcanes aparecen distintos a los habitantes de la Ciudad de México, pues a veces ya ni siquiera se ven.

Paradójicamente, es dentro de esta burbuja de cambios en donde ha renacido nuestro interés por algunos dejos de permanencia y de apego a tradiciones. Al lado de nuevos edificios de vidrio y estructuras metálicas, aparece un nuevo "caballito", gigantesco y estilizado, pero el otro, el viejo caballo de Carlos IV encontró acomodo en una bella plaza remozada ex profeso para él. Ya no es el monarca ilustrado, ni el organizador de la expedición que llevara la vacuna antivariolosa a todos los confines del planeta; es ahora, simplemente, el "caballito" que ya forma parte del recuerdo, de la imagen de lo que es la ciudad.

Dentro de este paisaje que se intenta recobrar, en el corazón de un Centro Histórico que penosamente va retomando su cuerpo perdido, se eleva el Palacio de la Escuela de Medicina. Personaje de este libro, el edificio fue erigido para albergar al Tribunal del Santo Oficio y se ha transformado en símbolo de cultura médica y humanista. Es personaje que no habla el lenguaje de las palabras, pero que nunca deja de hacer sentir su pétrea y simbólica presencia. Testigo presencial del devenir de la Ciudad de México, no sólo cobijó a los inquisidores y a sus presos; fue cuartel, sede del Gobierno del Estado de México, almacén... y, por ciento dos años, Escuela de Medicina.

De la presencia de este Palacio, de sus atavíos y galas, de su abandono y sus renaceres, es de lo que hablaremos en las páginas siguientes.

El Palacio es un edificio dieciochesco, del más puro estilo barroco. No del barroco reconocido como mexicano, desbordante en ornamentos y enloquecido con el follaje de sus estípites. Representativo de un barroco más clásico, más cercano al barroco romano, al de Bernini y Borromini, es obra de uno de los grandes arquitectos mexicanos, Pedro de Arrieta. El México del tiempo de Arrieta, la atmósfera arquitectónica, el barroco de mediados del siglo XVIII, la exposición y un análisis de los edificios representativos de él y, sobre todo, de la obra del propio Arrieta, son los temas del primer capítulo. En él, Martha Fernández, investigadora del Instituto de Investigaciones Estéticas de la UNAM y una indiscutible autoridad en la materia, ofrece una visión plástica de cuál era el sentido de esta arquitectura que pobló entonces a la Nueva España con edificios tan bellos como majestuosos. Tras un recorrido imaginario por el barroco novohispano nos deja, a media Plaza de Santo Domingo, dialogando con la obra de Arrieta, con la iglesia de La Profesa, con la Basílica de Guadalupe, a la vera de la entrada ochavada del Palacio de la Inquisición.

Corresponde al arquitecto González Galván adentrarse al edificio y llevarnos, paso a paso, por sus patios y corredores hasta sus más recónditos rincones. Toca a él llevarnos de la mano a través del lenguaje de la arquitectura, convertido por Arrieta en indiscutible lenguaje de lo bello. Las características esenciales de la obra, las soluciones novedosas, propuestas y logradas por Arrieta en el edificio, los detalles ornamentales, las alternancias rítmicas, en fin, el espíritu del Palacio están allí, al alcance del lector.

Sin embargo, para alcanzar su aspecto actual, reminiscencia de lo que fue originalmente, el Palacio de la Inquisición debió pasar por cambios y modificaciones. Aquellos que le infligiera la presencia de la Escuela Nacional de Medicina son el objeto del cuarto capítulo. En él, Carlos Viesca narra lo que significó para el edificio el tener que cumplir con una función utilitaria en una época en la cual la modernidad, en este caso médica, luchaba contra la vetustez del edificio que, evidentemente, no había sido construido para ser escuela de medicina.

Más tarde, a mediados de la década de los setenta, la ya para entonces Facultad de Medicina había encontrado apoyo en el doctor Guillermo Soberón, rector de la UNAM, para el proyecto de rescate de su viejo hogar. Bajo el lema "Démosle vida al pasado" se inició una campaña para colectar fondos destinados a la reconstrucción. El artífice de ella, el arquitecto Flavio Salamanca, es quien nos habla sobre el tema en el segundo y último capítulos. ¿Quién mejor que él para hacerlo?

Desmantelado hasta sus cimientos en una intervención más que quirúrgica que permitió develar los secretos de su pasado, de los edificios que le precedieron, el Palacio cobró nuevamente forma, la forma que, siendo lo más cercana posible a su estructura original, conciliara el haber sido más de un siglo albergue de la Escuela Nacional de Medicina, la que forzosamente dejó huella, profunda huella, en su aspecto.

Tal es el material de este libro: un Palacio que lucha por sobrevivir en medio de una ciudad vertiginosamente cambiante. Un Palacio que, a través de dos siglos y medio ha mantenido su dignidad y su belleza y ha impuesto el lenguaje del arte sobre las contingencias de lo utilitario. Un Palacio que simboliza ahora las expectativas y esperanzas del humanismo característico de nuestra Facultad de Medicina.

Carlos Viesca

Virginia Clasing de Campos

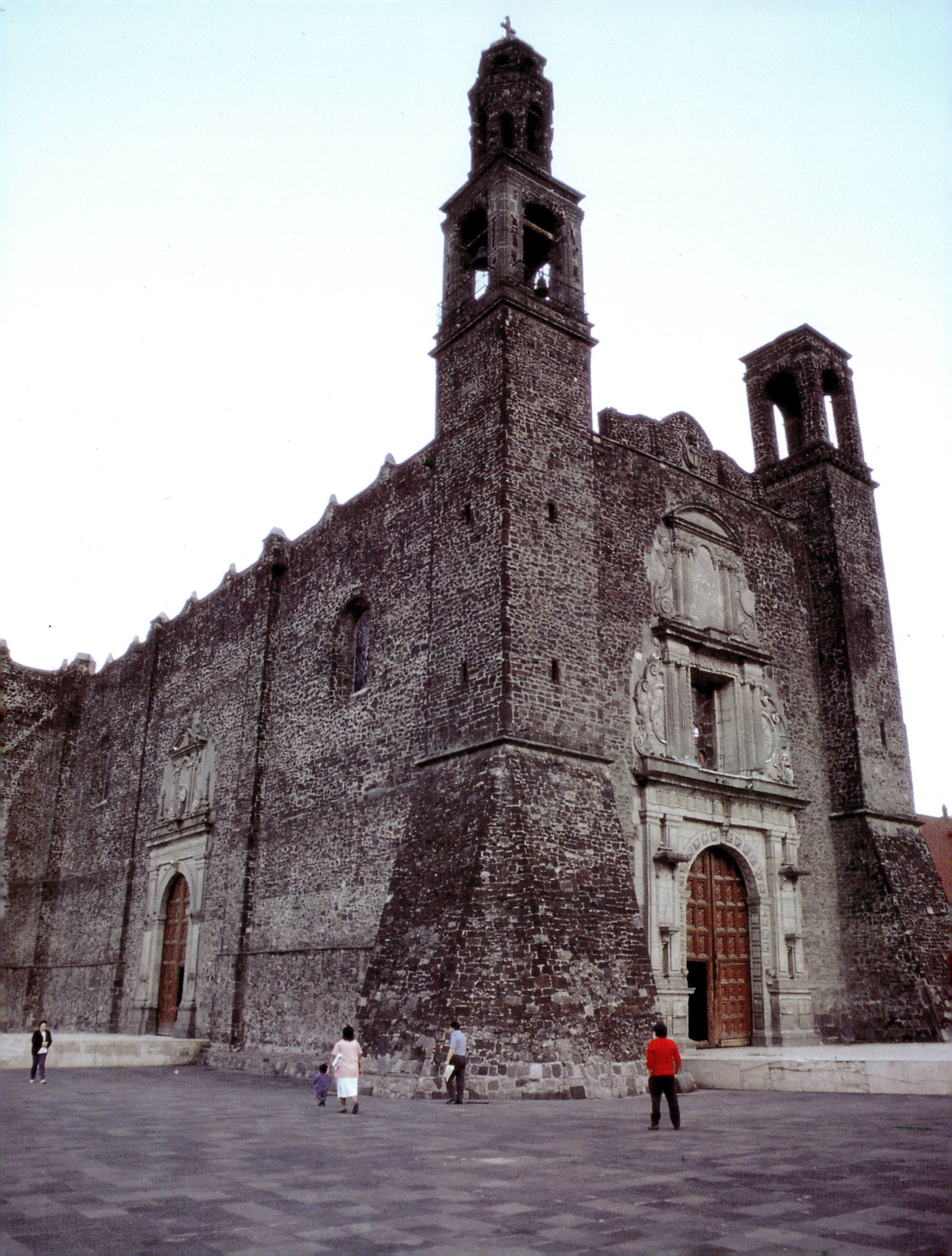

Martha Fernández

Como todo fenómeno histórico, los movimientos artísticos se van gestando en procesos cuyos tiempos nunca son precisos. Así, hacia los años treinta y cuarenta del siglo xvii, el arte novohispano inició un proceso de cambio que lo llevaría del manierismo al barroco. No fue sencillo, pues durante varios años convivieron artistas que creyeron que el "arte de arquitectura" se encontraba solamente en las estrictas reglas del arte clásico, codificadas e interpretadas por los tratadistas, por lo que en sus obras buscaron el equilibrio y la mesura para colocarse en lo que genéricamente se conoce ahora como arte manierista.

Al mismo tiempo, otro grupo de artistas de vanguardia, más jóvenes, comenzó a introducir novedades en la arquitectura. Habían iniciado la marcha hacia otro estilo, hacia lo que hoy llamamos arte barroco.

Podríamos decir que este proceso fue general en toda la Nueva España, pero donde primero dio por resultado el triunfo del barroco fue en la Ciudad de México, capital del virreinato y centro de trabajo principal de Pedro de Arrieta. La historia podría explicarse como sigue:

Hacia la tercera o cuarta década del siglo xvii, comenzaron a aparecer en la ciudad monumentos que se apartaban de las reglas del arte clásico, poniendo énfasis en la abundancia ornamental, el sentido ascensional y una búsqueda por los efectos del claroscuro. Así, encontramos obras como las portadas del templo de Santiago Tlatelolco, las de la iglesia de la Concepción (hacia 1655)[1] y las del templo de San José de Gracia (1656-1659),[2] donde la ornamentación enriquece los conjuntos, especialmente en este último donde los elementos decorativos invaden enjuntas y frisos.

El sentido ascensional se consiguió en aquel momento con dos recursos principales: la disminución en la anchura de los niveles altos, como se aprecia en el ya citado templo de Santiago Tlatelolco y mediante el remate de las portadas con frontones rotos, como en el templo de San José de Gracia y la iglesia de San Felipe Neri el Viejo (1660-1668).[3]

Los contrastes claroscuristas los alcanzaron especialmente con la incorporación de sillares recortados a manera de almohadillas en los paramentos, como se manifiesta en el templo de San José de Gracia, y con marcos acodados y mixtilíneos, como los del templo de La Encarnación (1639-1648)[4] y los de San Felipe Neri el Viejo. Sin embargo, su expresión más importante se presentó en el abocinamiento de la portada de este último templo, conseguido al estructurarla a partir de un arco de triunfo.

Entre los arquitectos innovadores de esa época, conocemos el nombre de Diego de los Santos y Ávila, artista activo en la Ciudad de México durante la segunda mitad del siglo xvii y quien el 14 de febrero de 1659 presentó un proyecto para construir la capilla del Santo Oficio, dedicada a San Pedro Arbués, "...primer inquisidor de Cataluña, asesinado por el pueblo cansado de sus rigorismos". La pintura que representaría al mártir estaría a cargo de Baltasar de Echave Rioja.[5]

La capilla no se edificó nunca, pero gracias a los proyectos sabemos que se pensó levantarla en la esquina del edificio del "Tribunal viejo", y colocarla de oriente a poniente sobre la calle de La

Portada del Templo de Santiago Tlatelolco

[1] Elisa Vargas Lugo, *Las portadas religiosas de México*, p. 71.

[2] Martha Fernández, *La arquitectura de la ciudad de México en el siglo xvii*, p. 16.

[3] *Ibidem*, p. 17.

[4] Elisa Vargas Lugo, *op. cit.*, p. 71.

[5] Francisco de la Maza, *El Palacio de la Inquisición...*, pp. 21-22. Francisco de la Maza, "El proyecto para la capilla de la Inquisición", p. 20. *Apud*: agn (Inquisición: 584. f. 89). Diego Angulo Íñiguez, *Historia del arte hispanoamericano*, t. II, p. 7. Martha Fernández, *Arquitectura y gobierno virreinal...*, p. 203. Martha Fernández, *Artificios del barroco...*, p. 31.

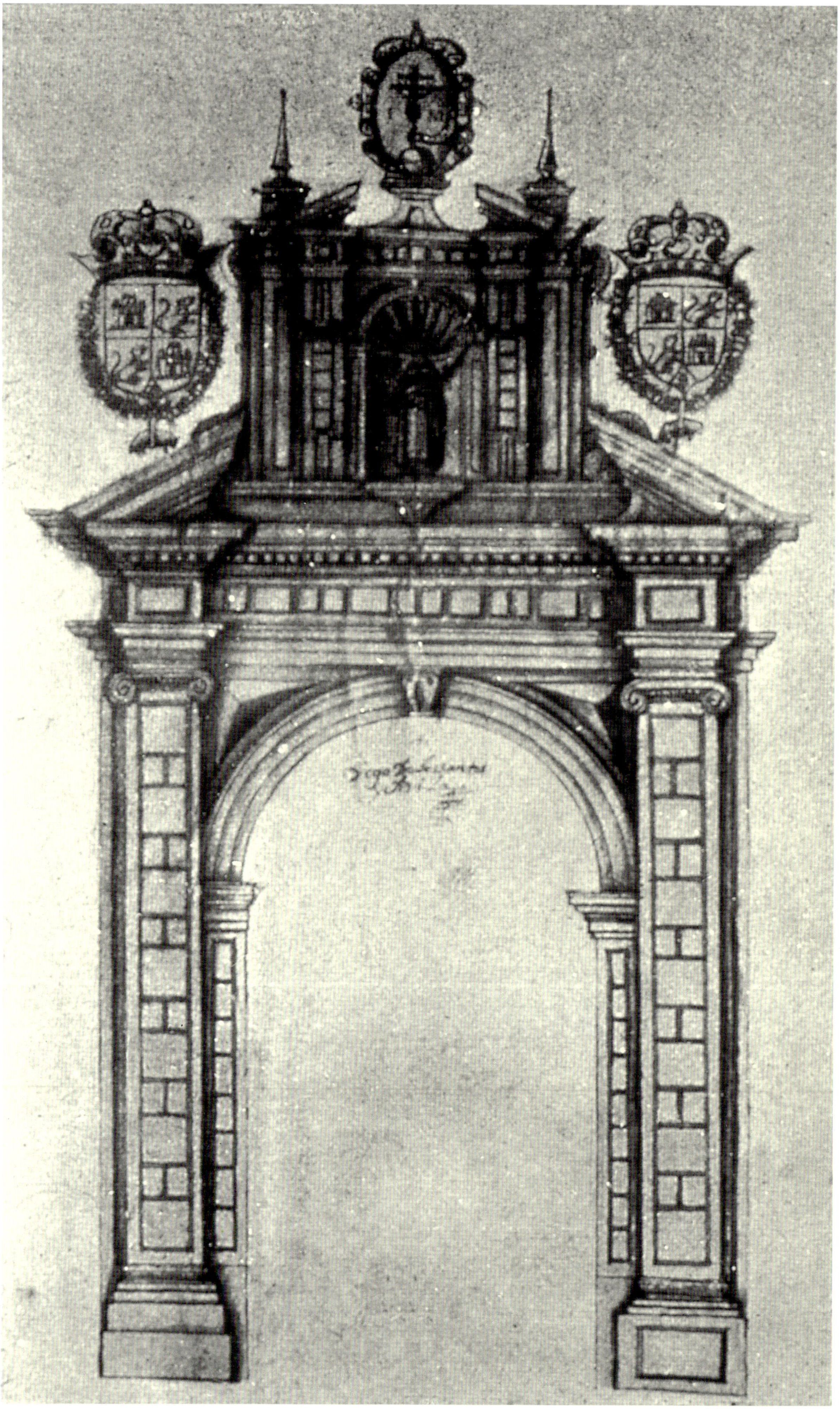

Proyecto para la capilla de la Inquisición. Diego de los Santos y Ávila, 1659

Perpetua, con su fachada hacia Santo Domingo. Hubiera tenido cinco bóvedas, además de su cúpula y amplio coro.[6]

El dibujo de este proyecto nos muestra una obra que va abandonando los cánones del arte clásico para acercarse muy decididamente al barroco. En él encontramos sillares recortados con un diseño definido: en una sección horizontales y en la otra dobles y verticales, similares a los del templo de San José de Gracia. Sin embargo, a diferencia de éste, en el dibujo notamos una incisión más profunda entre los sillares y, por lo tanto, una intención claroscurista más evidente. Asimismo, en el proyecto podemos apreciar la incorporación de dos frontones rotos: el del primer cuerpo, que da paso a un nicho; y el de segundo, a un relieve. Los sillares y los frontones imprimen a esta obra dos características barrocas que he mencionado: la ascensionalidad y el claroscuro.

Entre las obras pioneras del barroco novohispano más importantes se encuentra un retablo que debemos tener siempre presente por haber sido de capital importancia para el desarrollo de la arquitectura barroca del virreinato: el retablo de los Reyes de la catedral de Puebla, basado en un proyecto de Juan Martínez Montañés y realizado de 1646 a 1652.[7] Hasta donde sabemos, esta obra fue la primera en la Nueva España que incluyó columnas salomónicas; esto es, la primera obra con apoyos barrocos.

Como contemporáneos de Diego de los Santos y de los autores de las obras de vanguardia citadas, existieron otros arquitectos que creyeron más en las bondades de los cánones del arte clásico y de los tratados, y que se esforzaron hasta sus últimas consecuencias en desarrollar lo que hoy llamamos arquitectura manierista. Entre ellos figuran Luis Gómez de Trasmonte y Rodrigo Díaz de Aguilera, maestro mayor y aparejador de la Catedral de México, respectivamente, a partir de 1656.[8] Entre las obras que realizaron, la más importante fue la portada del Perdón de la Catedral Metropolitana.

En 1672, ambos arquitectos presentaron un informe de los trabajos que se habían llevado a cabo en ese templo durante el gobierno del virrey marqués de Mancera. En ese documento, declararon que la portada la tenían proyectada en tres cuerpos: "...el primero dórico, el segundo jónico y el tercero compósito...".[9]

Trabajando juntos, esos arquitectos levantaron los dos primeros cuerpos de la portada: el primero estaba terminado en 1672[10] y, el segundo, parece que en 1678,[11] de acuerdo al proyecto original, o sea, el primero dórico y el segundo jónico. El segundo cuerpo debió ser modificado más adelante, pero el primero se conserva como lo dejaron los autores del primer proyecto.

Sus características son muy claras: vano de medio punto, moldurado, con la clave señalada por una ménsula; columnas pareadas de orden dórico, con gálibo, estrías y contraestrías; el friso luce los tradicionales triglifos y metopas y la cornisa es recta con canecillos. Es una obra, por tanto, que responde al gusto artístico de los tratadistas, es decir, al arte manierista.

De esta forma, podemos decir que para mediados del siglo XVII se desarrollaron dos clases de arquitectura: una de tendencia barroca y otra manierista. La primera todavía tímida y poco generalizada, debido a una circunstancia: la presencia de la Catedral de la capital del virreinato que todavía en su portada más importante y en el ya avanzado año de 1762, reproducía los esquemas y las formas tradicionales. El paso hacia la definitiva incorporación del barroco en la arquitectura de la

---

[6] FRANCISCO DE LA MAZA, *El Palacio...*, p. 22. FRANCISCO DE LA MAZA, *"El proyecto..."*, p. 22. *Apud*: AGN (Inquisición: 584). MARTHA FERNÁNDEZ, *Arquitectura...*, p. 203. MARTHA FERNÁNDEZ, *Artificios...*, p. 31.

[7] EFRAÍN CASTRO MORALES, "Juan Montero, ensamblador y arquitecto novohispano del siglo XVII", p. 5.

[8] HEINRICH BERLIN, "Artífices de la Catedral de México...", p. 30. *Apud*: AGN (Reales Cédulas: Duplicado: 25, doc. 210, f. 83 vta.). DIEGO ANGULO ÍÑIGUEZ, *op. cit.*, t. II, p. 8. EFRAÍN CASTRO MORALES, "Los maestros mayores de la catedral de México", p. 141. RICHARD BOYER, "La ciudad de México en 1628...", p. 456. MARTHA FERNÁNDEZ, *Arquitectura...*, p. 92. *Apud*: AGN (Audiencia de México: 2708). MARTHA FERNÁNDEZ, *Artificios...*, p. 33.

[9] MARTHA FERNÁNDEZ, *Arquitectura ...*, pp. 96, 348-352. *Apud*: AGI (Audiencia de México: 46, ramo 4, doc. 41-A). MARTHA FERNÁNDEZ, *Artificios...*, p. 34.

[10] MARTHA FERNÁNDEZ, "Algunas reflexiones en torno a las portadas de la catedral de México", pp. 86-88. MARTHA FERNÁNDEZ, *Artificios...*, p. 34.

[11] *Loc. Cit.*

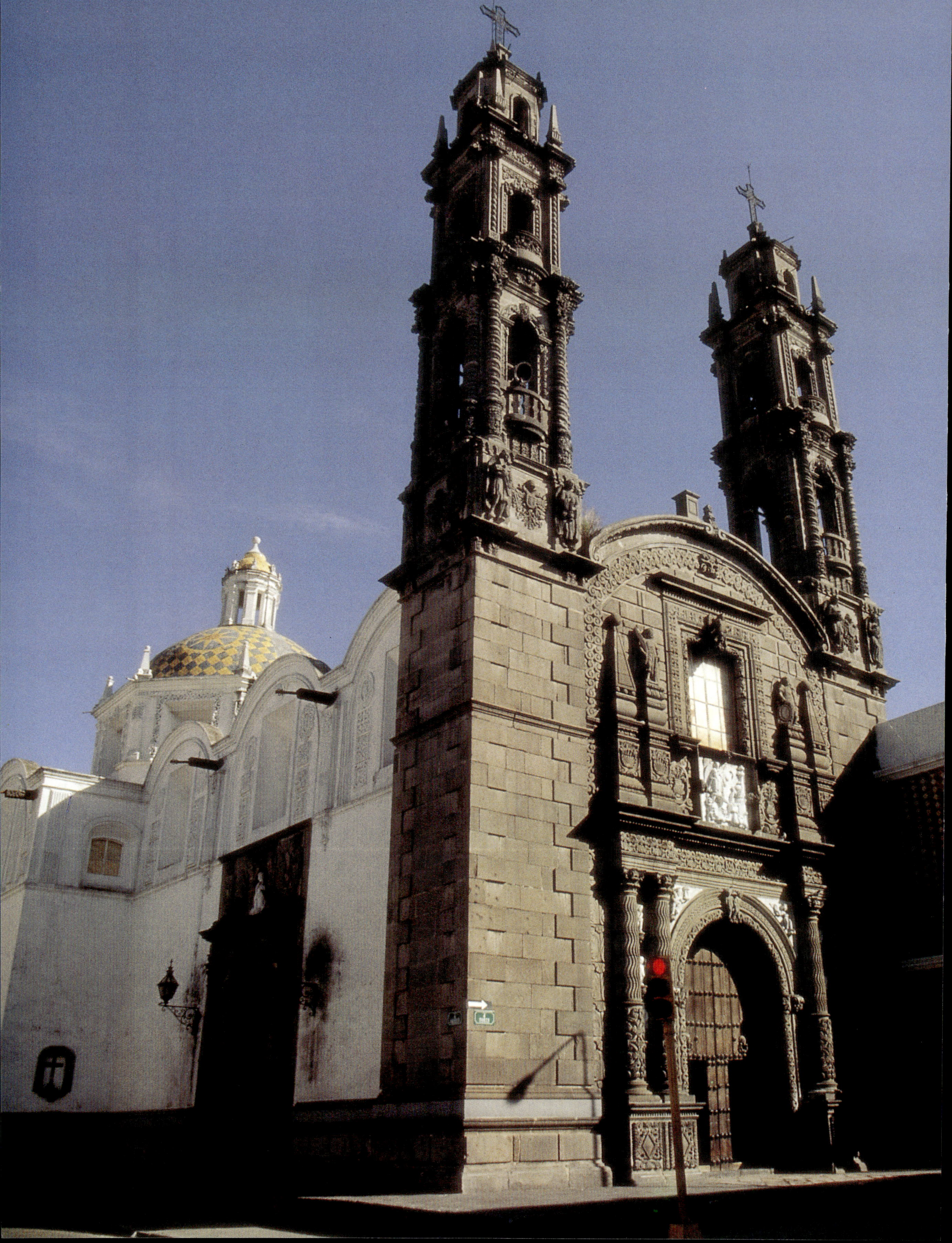

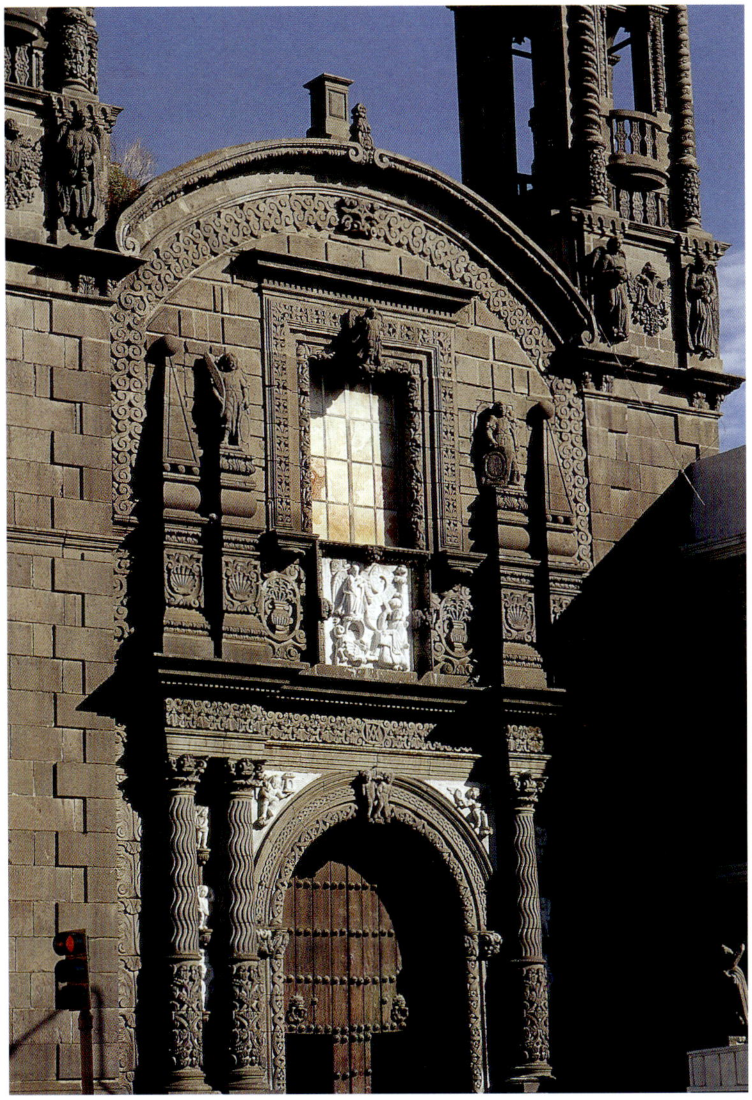

2

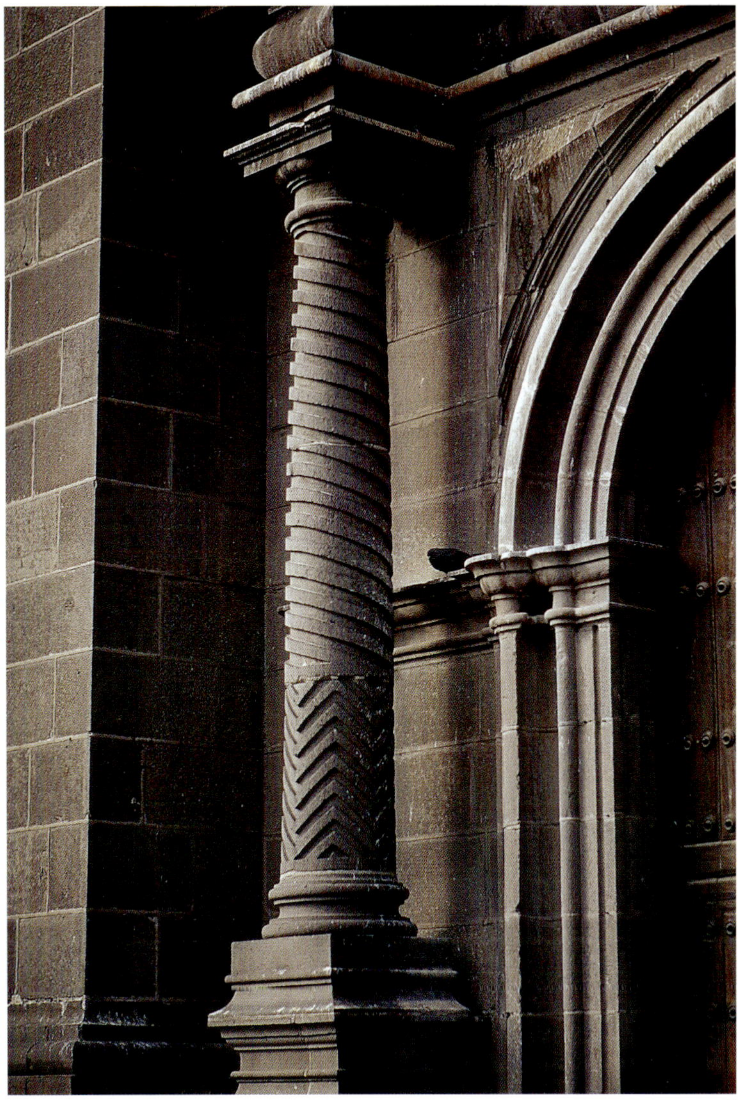

3

1 *Templo de San Cristóbal de Puebla*

2
3 *Detalles del Sagrario de la catedral de Puebla*

Ciudad de México y de la Nueva España lo dio el arquitecto Cristóbal de Medina Vargas Machuca, quien fuera maestro mayor interino de la Catedral de México, de 1679 a 1684, y titular de ese cargo de 1684 a 1699.[12]

En la obra arquitectónica de Cristóbal de Medina se desarrollaron los elementos barrocos nacidos a mediados del siglo. De este modo, empleó el cambio de composición en las portadas y los frentes rotos para acentuar el sentido ascensional, tal como se puede apreciar en el primer Misterio del Rosario, de la calzada del mismo nombre (1675-1676);[13] en las portadas del crucero de la Catedral de México (1688-1689);[14] y en las portadas del templo de Santa Teresa la Antigua (1678-1684-85).[15]

Asimismo, utilizó el almohadillado de un modo francamente abierto y dramático como se aprecia en el citado Misterio del Rosario, pero sobre todo en el claustro de San Felipe Neri el Viejo en el cual trabajó durante 1684.[16]

Finalmente, Cristóbal de Medina también fue proclive a la abundancia de elementos ornamentales, como lo muestran muy particularmente las portadas del templo de Santa Teresa la Antigua.

Sin embargo, lo más importante en su obra, lo que hizo triunfar al barroco, fue el impulso que dio a las columnas salomónicas. Como dije antes, la primera obra que empleó este tipo de soporte fue el retablo de los Reyes de la catedral de Puebla. Sin embargo, y pese a su importancia, este tipo de apoyo se empleó al principio solamente en retablos y fue Cristóbal de Medina quien en tres obras de la Ciudad de México lo sacó a la calle, a las portadas, y con ello consiguió su aceptación como recurso importante de estructuración. Tales obras fueron: las portadas procesionales y del crucero de la Catedral de México, el templo de Santa Teresa la Antigua y el templo de San Agustín.

Respecto a las portadas procesionales de la Catedral, sabemos que su primer cuerpo fue construido entre 1682 y 1684 por el arquitecto Juan Montero de Espinosa. El segundo, en cambio, fue levantado por el arquitecto Medina entre 1684 y 1689.[17] Las portadas del crucero del mismo templo, fueron realizadas en sus tres cuerpos por Cristóbal de Medina: la oriente la concluyó en 1688 y la poniente en 1689.[18]

El actual templo de Santa Teresa la Antigua se inició en el año de 1678, de acuerdo con el proyecto presentado por Cristóbal de Medina, quien quedó al frente de las edificaciones; para 1681 se cerró la última bóveda del templo, aunque para 1685, el arquitecto aún se encontraba trabajando en él.[19]

Por último, con respecto al templo de San Agustín, cuya primera iglesia sufrió un incendio durante el año de 1676 y tuvo que ser reconstruida, podemos considerar, como lo dice Francisco de la Maza, que la iglesia actual data de 1677-1695.[20] Sabemos que en 1681 Cristóbal de Medina había demolido la portada principal,[21] lo cual, no conlleva necesariamente el proyecto de otra portada. Sin embargo, cabe la posibilidad de atribuírsela en vista de sus características.

---

[12] MARTHA FERNÁNDEZ, *Arquitectura...*, p. 120. *Apud*: AGI (Audiencia de México: 560); 1100, lib. 36, ff. 398 vta.-400 vta.). MARTHA FERNÁNDEZ, *Artificios...*, p. 62. *Apud*: *doc. cit.* y AGI (Audiencia de México: 163, ramo 2, doc. 28).

[13] XAVIER MOYSSÉN, "La calzada de los Misterios". ANTONIO DE ROBLES, *Diario de sucesos notables (1665-1703)*, t. I., p. 189.

[14] MARTHA FERNÁNDEZ, "Algunas reflexiones en torno a las portadas de la catedral de México", pp. 81-94. MARTHA FERNÁNDEZ, *Artificios...*, p. 69.

[15] MARTHA FERNÁNDEZ, *Arquitectura...*, pp. 127, 240. *Apud*: AN (Notario José de Amaya, año de 1678, f. 209, dato del IIE), y AGI (Audiencia de México: 163, ramo 2, doc. 28). MARTHA FERNÁNDEZ, *Artificios...*, pp. 68-69.

[16] MARTHA FERNÁNDEZ, *Arquitectura...*, pp. 124, 235. *Apud*: AGI (Audiencia de México: 163, ramo 2, doc. 28). *Ibidem*, p. 66.

[17] MARTHA FERNÁNDEZ, "Algunas reflexiones en torno a las portadas de la catedral de México", pp. 81-94. MARTHA FERNÁNDEZ, *Artificios...*, p. 68.

[18] *Loc. Cit.*

[19] MARTHA FERNÁNDEZ, *ibidem*, pp. 127, 240. *Apud*: AN (Notario José de Anaya, año de 1678, f. 209, dato del IIE), AGI (Audiencia de México: 163, ramo 2, doc. 28).

[20] FRANCISCO DE LA MAZA, *La ciudad de México en el siglo XVII*, p. 46.

[21] MARTHA FERNÁNDEZ, *Arquitectura...*, pp. 123, 233. *Apud*: AGI (Audiencia de México: 163, ramo 2, doc. 28). MARTHA FERNÁNDEZ, *Artificios...*, p. 70.

Las columnas salomónicas empleadas en las tres portadas, las primeras que hasta ahora conocemos con esa clase de soportes, permiten establecer una comparación. Lo primero que podemos observar son diferencias: las de Catedral y las del primer cuerpo de Santa Teresa tienen un helicoide muy cerrado, mientras que las de San Agustín lo poseen más abierto; las de Santa Teresa son tritóstilas (es decir, que uno de sus tercios, en este caso, el primero, es diferente a los otros dos), en tanto que en las de Catedral y San Agustín el helicoide arranca desde la base de las columnas. Las de Santa Teresa y la Catedral prácticamente no modifican la estabilidad del fuste, en tanto que las de San Agustín tienen más movimiento.

No obstante, todas poseen dos elementos comunes: los senos, es decir, la sección convexa de los fustes salomónicos, son achaflanados, esto es, no redondeados, sino angulosos; y las gargantas (la sección cóncava de los fustes salomónicos) están recorridas por una guía de motivos ornamentales. El gusto por esta última es tan evidente en los tres monumentos, que a los apoyos del segundo cuerpo de las portadas del templo de Santa Teresa los dota de impresión salomónica sin tener fustes salomónicos; esto es, que lo único que adquiere movimiento en esos fustes es ese motivo decorativo, lo que en estricto sentido las convierte en lo que se llama columnas entorchadas.

A partir de estas portadas, el empleo de la columna salomónica se generalizó en la Nueva España. En opinión de Manuel González Galván, su éxito se debió básicamente a que para el barroco ese soporte

> ...respondió de modo simbólico y formal a su búsqueda de estructuraciones arquitectónicas distorsionadas y movidas, sugestivas religiosamente como el de las formas grecorromanas. El estilo se centró en el fuste helicoidal porque no es solamente un apoyo ornamentado o enriquecido en sus perfiles, sino que sugiere aligeramiento e imponderabilidad de los elementos y cargos que recibe, produciendo además el efecto psicológico de un impulso ascensional.[22]

Ahora bien, las columnas salomónicas se agregaron a los repertorios formales de recursos barrocos ya existentes y los dotó de cohesión y unidad; no obstante, debemos reconocer que ese triunfo del barroco se dio en un marco artístico en el que no se abandonaron los principales manieristas.

En cuanto a los espacios arquitectónicos, debemos decir que hasta ese momento se mantuvieron bajo esquemas estereotipados nacidos en el manierismo: plantas de cruz latina en templos de conventos frailunos, plantas de cajón (una sola nave) en templos de conventos de monjas y plantas basilicales para las parroquias.

Fue quizá en las plantas de las portadas donde se manifestó cierto gusto por el movimiento, por ejemplo en la del templo de San Felipe Neri el Viejo cuya estructuración a partir de un arco de triunfo y remetida, la dota de convexidad y, por supuesto, también de claroscuro. Sin embargo, lo común hasta ese momento fueron más bien portadas cuyos elementos arquitectónicos no rebasaron el nivel de los paramentos.

Respecto a la arquitectura civil poco se sabe, pero parece ser que fue la que más apego mantuvo hacia los cánones manieristas, como se puede comprobar en algunos testimonios gráficos de entonces. Tal es el caso, por ejemplo, del Colegio Mayor de Santa María de Todos los Santos, que conocemos gracias a la litografía de Munguía, publicada por Manuel Rivera Cambas en su libro *México pintoresco, artístico y monumental.* En ese edificio que parece construyó el arquitecto Cristóbal de Medina hacia el año de 1683,[23] se pueden apreciar todos los vanos, incluyendo el de ingreso, arquitrabados; las cornisas son rectas, las ventanas y balcones se encuentran señalados por un simple marco de sillares y el paramento del muro es completamente plano. Carece de ornamentación y su enriquecimiento se limita a la herrería forjada de los balcones y ventanas.

---

[22] Manuel González Galván, "Génesis del barroco y su desarrollo formal en México", p. 16.

[23] Martha Fernández, *Arquitectura...*, p. 129. *Apud*: agi (Audiencia de México: 163, ramo 2, doc. 29). Martha Fernández, *Artificios...*, pp. 64-65.

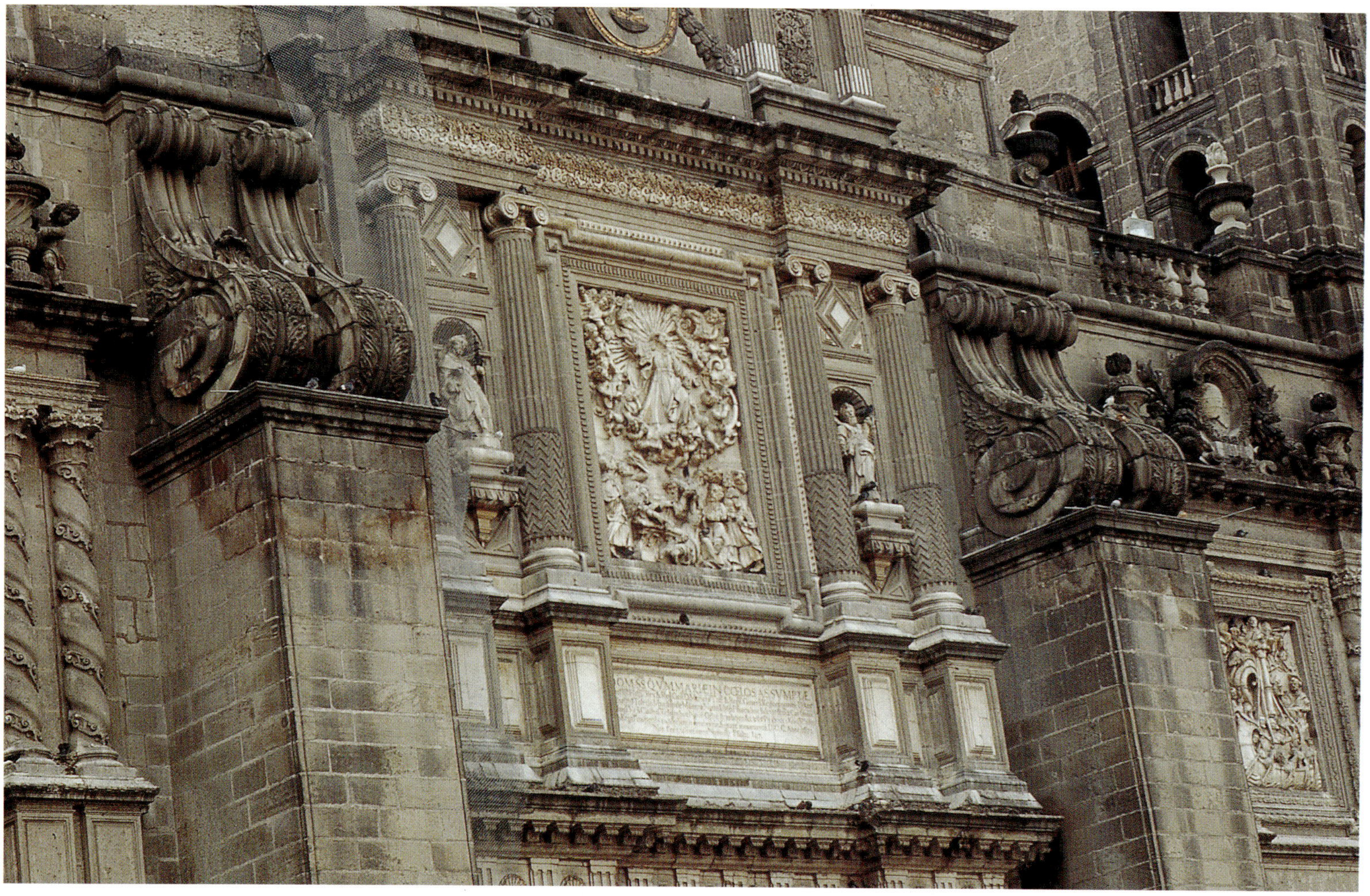

1

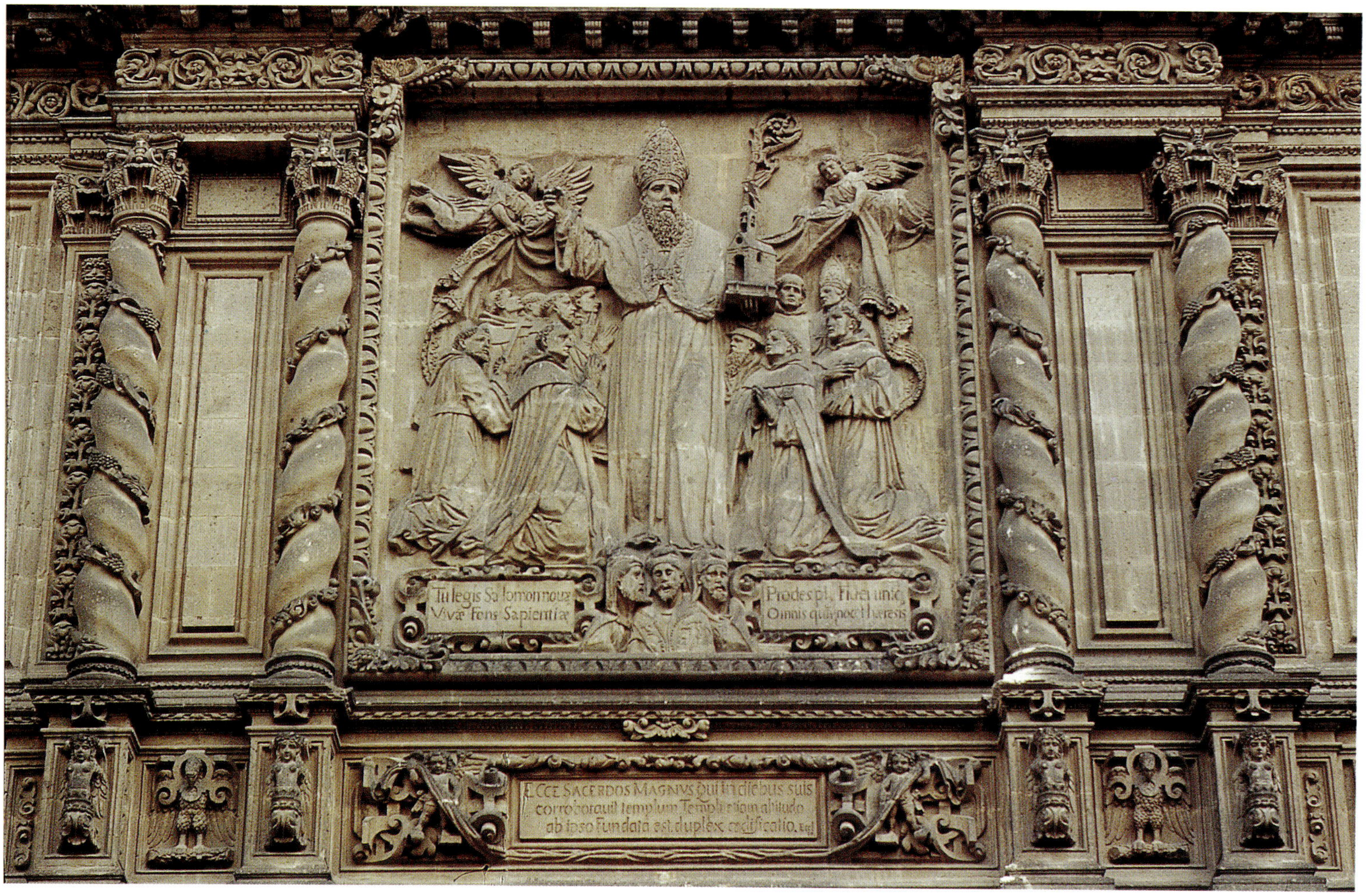
Tu legis Salomon nove
Vivæ Fons Sapientiæ
ECCE SACERDOS MAGNUS qui in diebus suis
ab ipso fundata est duplex

2

1 *Portada del Perdón de la Catedral de México*

2 *Detalle de la portada poniente de la Catedral de México*

3/4 *Templo de Santa Teresa la Antigua y detalle*

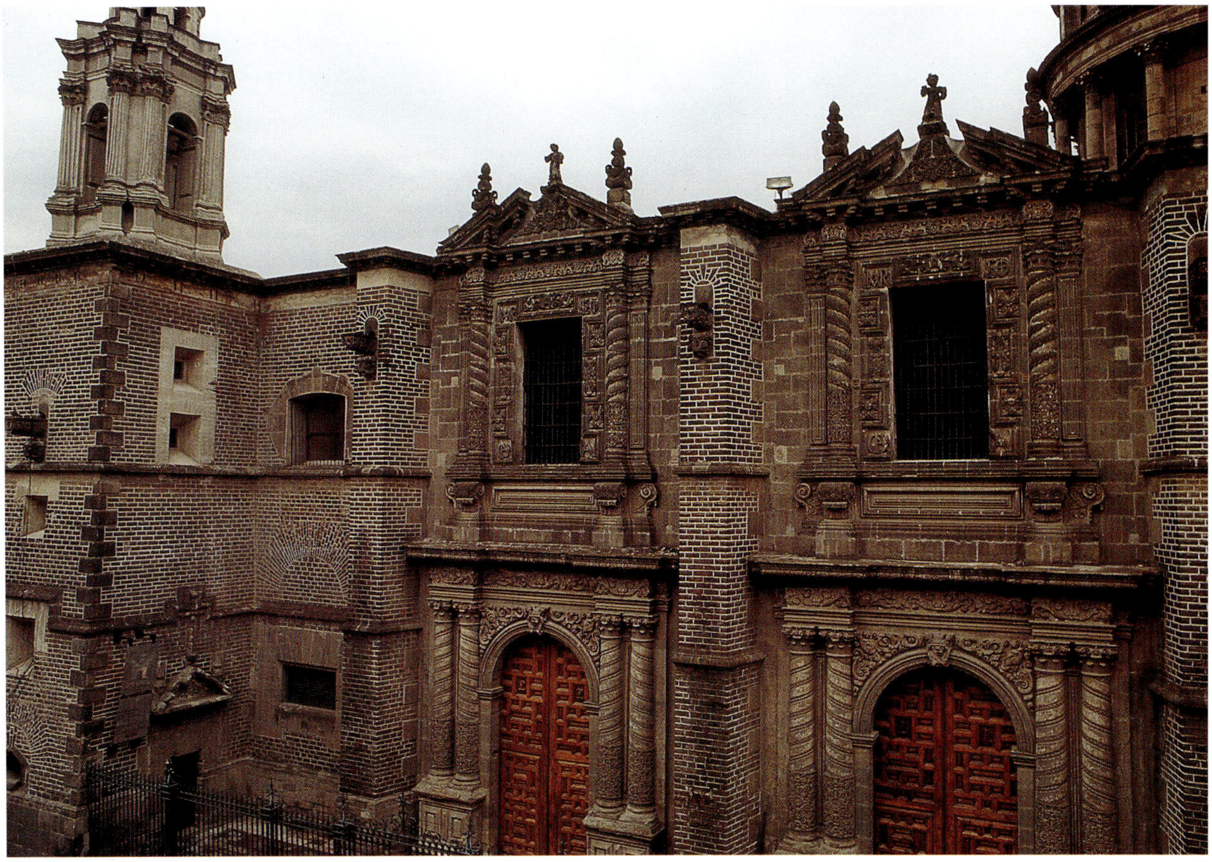

3

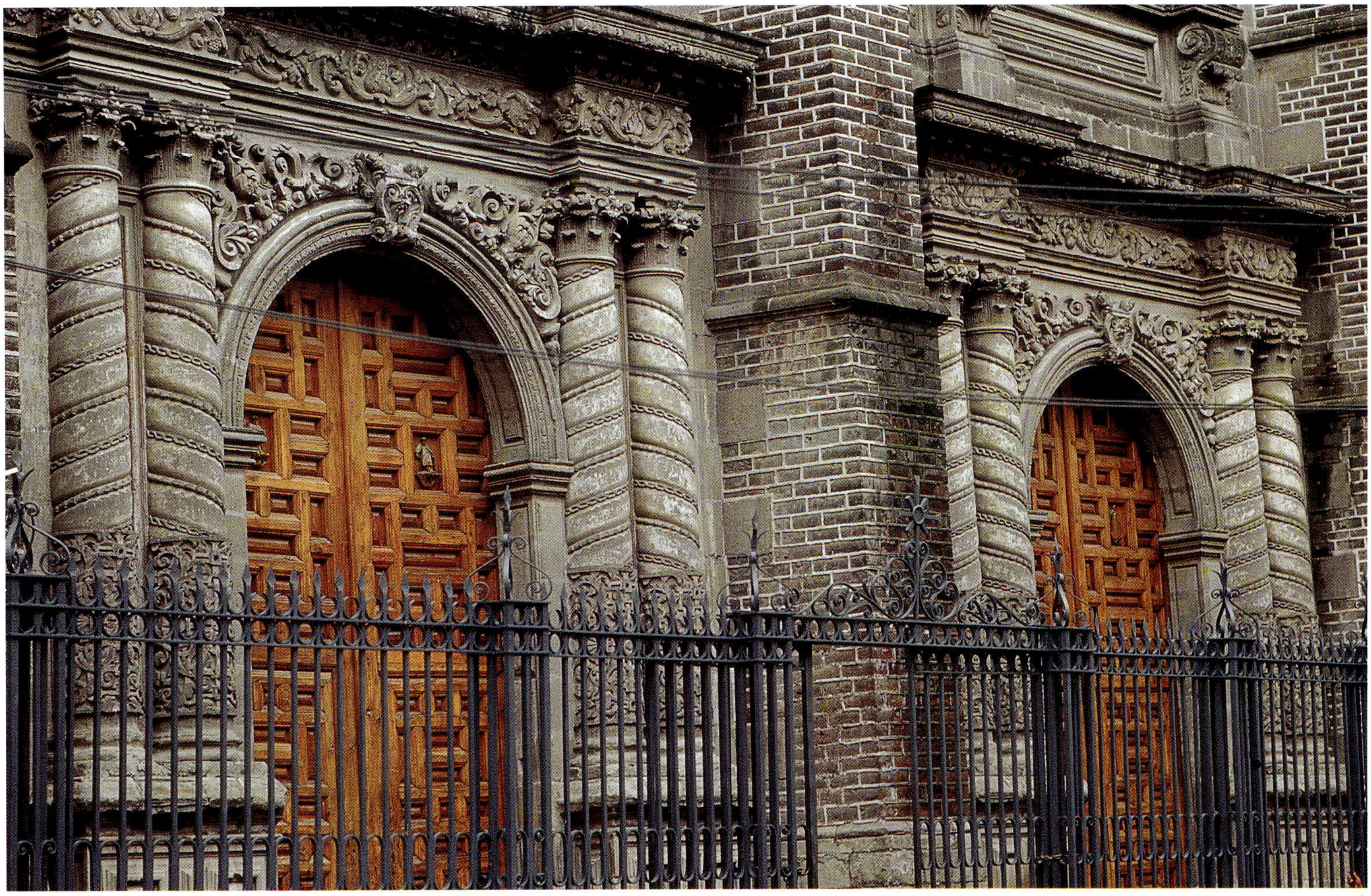

4

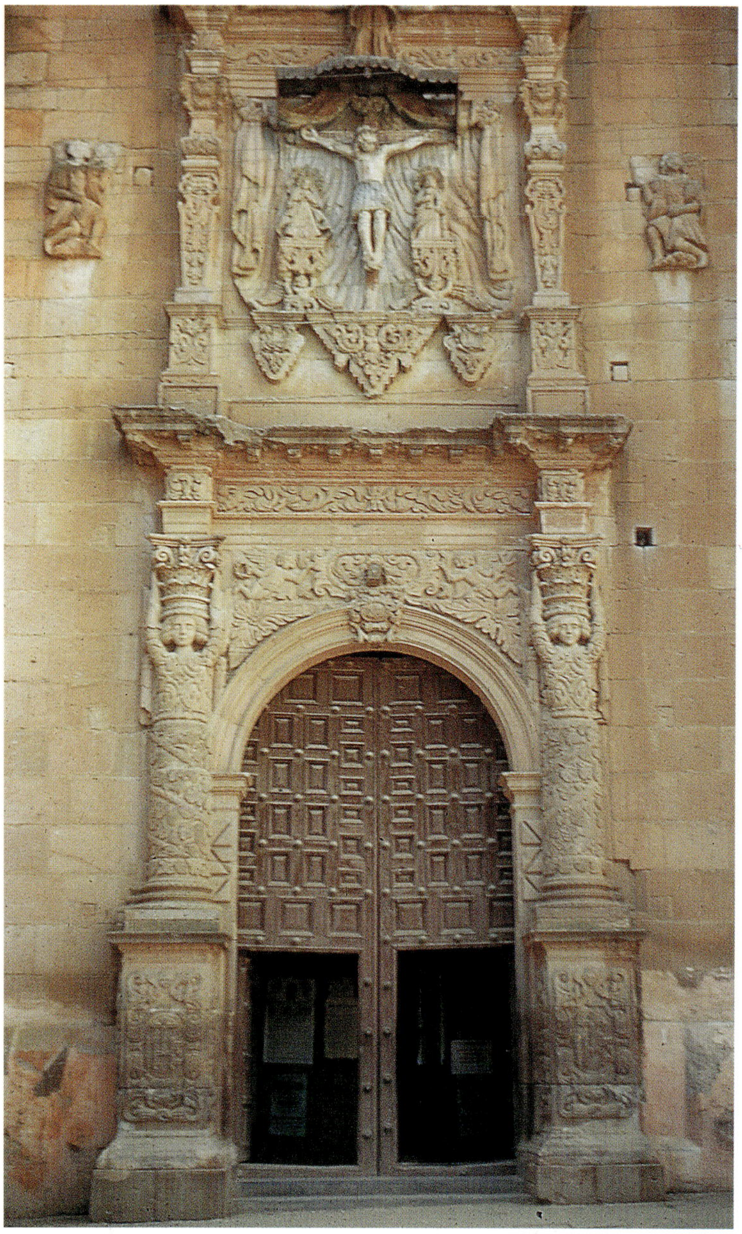

1

1 *Portada del Cristo de la catedral de Zacatecas*

2 *Portada de la Iglesia de San Bernardo. Vista general*

3 *Portada de la Iglesia de San Bernardo. Detalle del segundo cuerpo*

4 *Retablo de los Reyes de la catedral de Puebla*

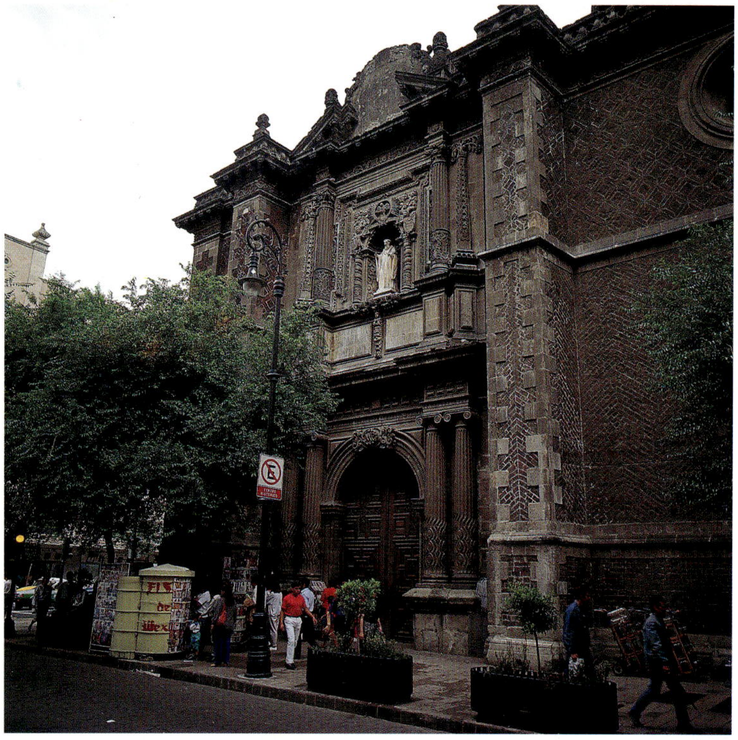

2

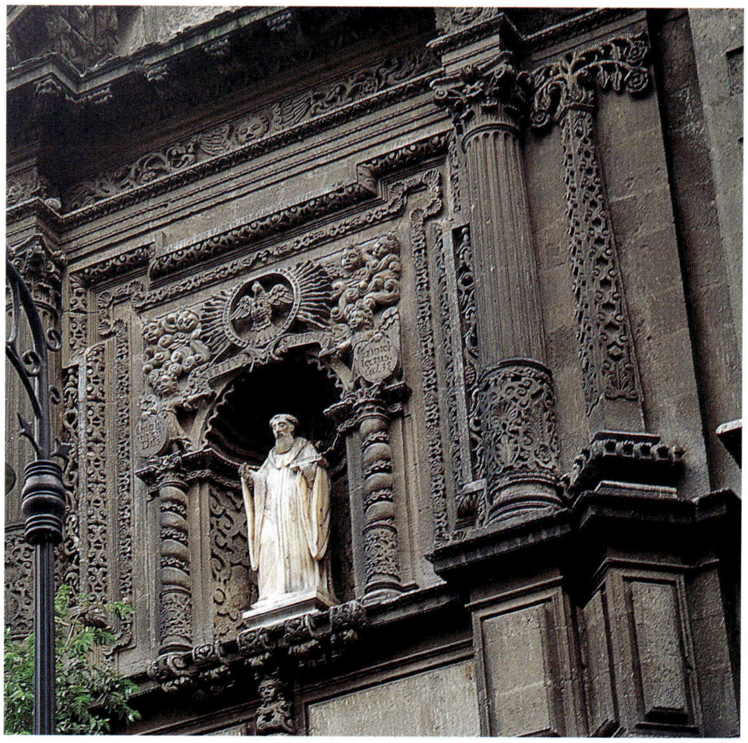

3|4

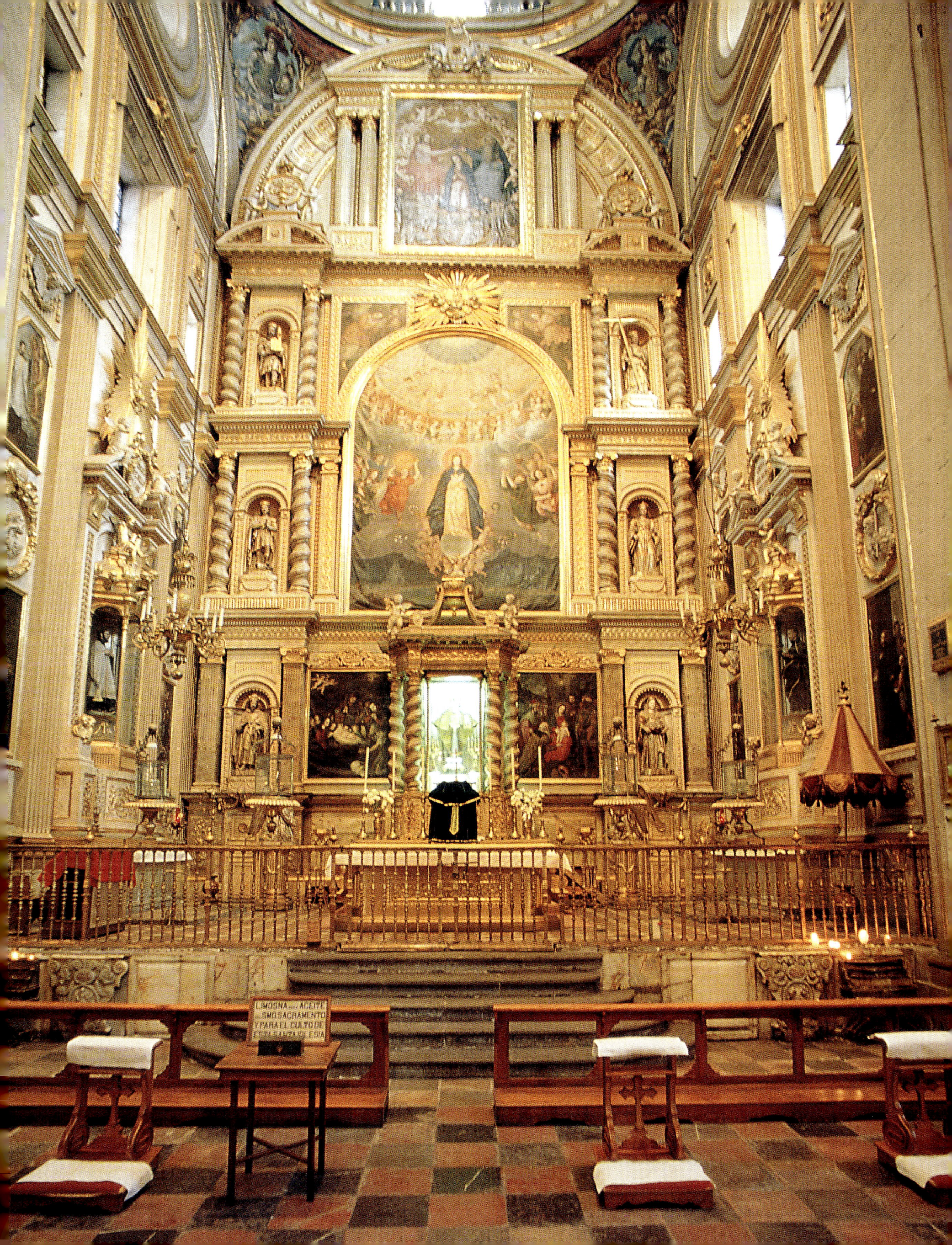
LIMOSNA ACEITE
SMO SACRAMENTO
Y PARA EL CULTO DE
ESTA SANTA IGLESIA

No obstante, debemos recordar que fue en el siglo XVII cuando surgieron los tres tipos de casa que se difundieron en la Ciudad de México: las de vecinos, las llamadas de "taza y plato" y las casonas señoriales.

Además, algunos documentos de la época nos dejan ver cierta intención decorativa, mejorada en algunas construcciones civiles de entonces como, por ejemplo, en el diseño que presentó Cristóbal de Medina en el año de 1688 para reconstruir el acueducto de Santa Fe,[24] en donde muestra nuevamente el interés por el claroscuro al sombrear lo que serían los pilares, como si fueran almohadillas.

Debe recalcarse, sin embargo, que hasta ahora no se tienen noticias de que en algún edificio civil del siglo XVII se hubieran incorporado columnas salomónicas o elementos decorativos en abundancia, como ocurrió en la arquitectura religiosa.

Las primeras variantes de la arquitectura barroca novohispana

Una vez que las columnas salomónicas fueron empleadas en las portadas de la Ciudad de México y específicamente en las de la Catedral, su uso se extendió por toda la Nueva España. Podríamos decir que fue la vertiente más importante del barroco a fines del siglo XVII y principios del siglo XVIII. En su desarrollo, no sólo encontramos una cada vez mayor incorporación de elementos ornamentales en los edificios como parte integral de "lo salomónico", sino que, además, las columnas mismas fueron adquiriendo tipologías cada vez más complejas.

Las hubo entorchadas, como las ya citadas del segundo cuerpo del templo de Santa Teresa la Antigua, en la Ciudad de México, pero a veces los arquitectos gustaron de sustituir la guía ornamental por estría, como se aprecia en las columnas de la portada del Sagrario de la catedral de Puebla, construida por el arquitecto Diego de la Sierra entre 1690 y 1699.[25] También encontramos entorchadas cuajadas de elementos decorativos, pero rematadas con cariátides, como se encuentran en la portada del Cristo de la catedral de Zacatecas, fechada entre 1692 y 1717.[26]

Una variante estructural importante fueron las columnas ondulantes como las que empleara el arquitecto Carlos García Durango en la portada principal del templo de San Cristóbal en Puebla entre 1666-76 y 1687.[27] Y, finalmente, las columnas helicoidales que, en general, mantuvieron la solución formal que les diera Cristóbal de Medina: con un helicoide poco abierto y, por lo tanto, con apariencia de comprimidas. Su idea de hacer recorrer una guía en las gargantas tuvo incluso algún eco, especialmente en la capital del virreinato, donde se conservan ejemplos como las portadas del templo de San Bernardo, atribuido a Juan de Cepeda y edificado de 1685 a 1690.[28] Los nichos del segundo cuerpo se encuentran flanqueados por columnas salomónicas similares a las de las portadas procesionales de la Catedral de México.

Sin embargo, dentro de la solución helicoidal, también hubo arquitectos que prefirieron ornamentos, no ya de las gargantas, sino de los senos, como se observa en la portada principal del templo de San Francisco de San Luis Potosí, obra que fue comenzada en 1686;[29] o quienes, en un alarde de riqueza verdaderamente barroca, decidieron ornamentar senos y gargantas, como se observa en la catedral de la citada capital potosina (construida de 1670 a 1718, según Francisco de la Maza y Eli-

Capilla del Rosario en el Templo de Santo Domingo de Puebla

[24] MARTHA FERNÁNDEZ, *Arquitectura...*, pp. 133-134. *Apud:* AGI (Audiencia de México: 730; Mapas y planos: México: 81). MARTHA FERNÁNDEZ, "Cristóbal de Medina Vargas y el Acueducto de Santa Fe", pp. 53-55. MARTHA FERNÁNDEZ, *Artificios...*, p. 72.

[25] MARTHA FERNÁNDEZ, *Retrato hablado...*, pp. 101-102. MARTHA FERNÁNDEZ, *Artificios...*, p. 136.

[26] CLARA BARGELLINI, *La arquitectura de la plata...*, p. 46.

[27] MARIANO FERNÁNDEZ DE ECHEVERRÍA Y VEYTIA, *Historia de la fundación de la ciudad de la Puebla de los Ángeles...*, t. II, p. 539. MANUEL TOUSSAINT, *La catedral y las iglesias de Puebla*, p. 168.

[28] JOSEFINA MURIEL, *Convento de monjas en la Nueva España*, pp. 133-134. MANUEL RIVERA CAMBAS, *México pintoresco, artístico y monumental*, t. II, pp. 207-208.

[29] DIEGO ANGULO ÍÑIGUEZ, *Historia del arte hispanoamericano*, t. II, p. 802. FRANCISCO DE LA MAZA, *El arte colonial en San Luis Potosí*, p. 40. ELISA VARGAS LUGO, *op. cit.*, p. 217.

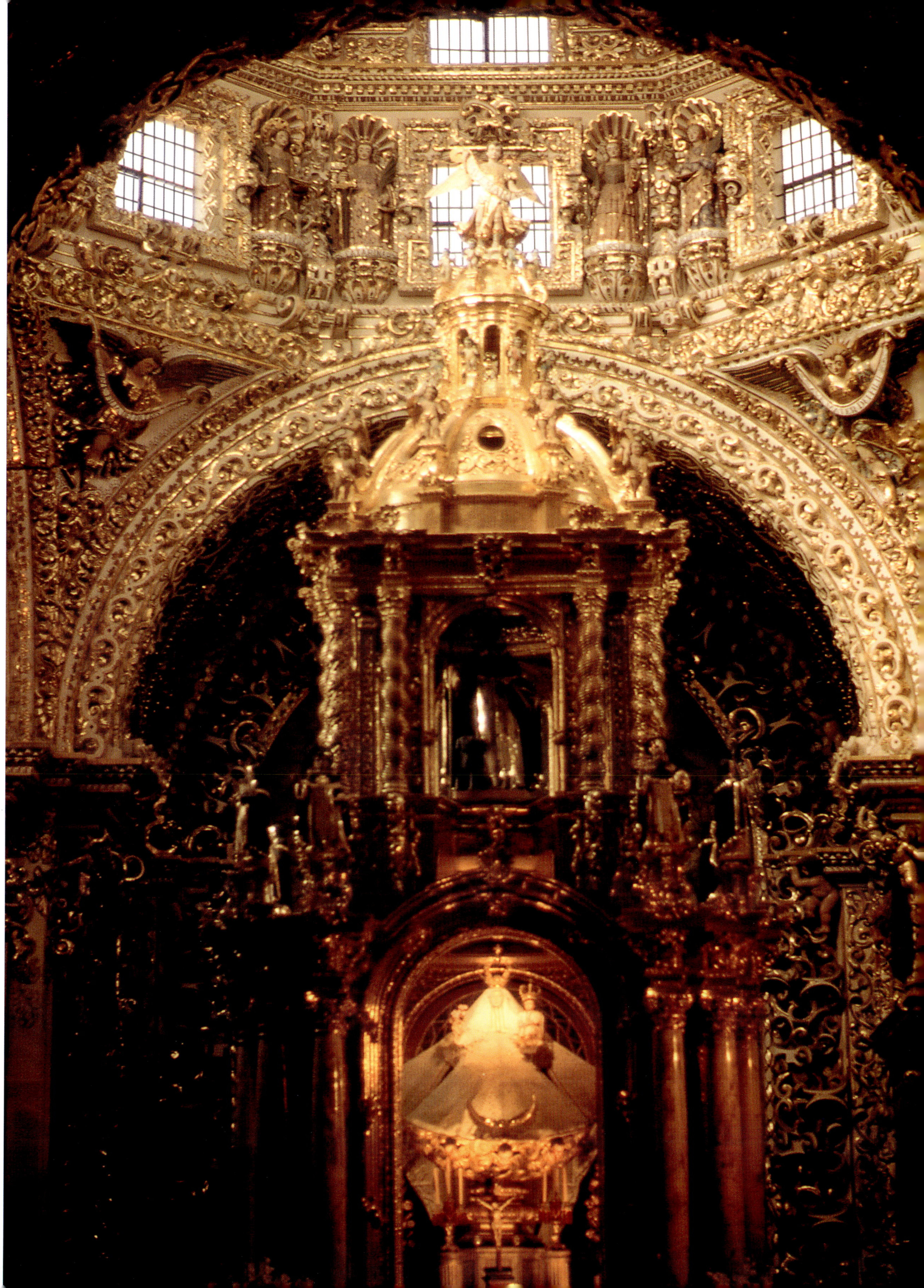

sa Vargas Lugo;[30] y, de acuerdo con Clara Bargellini, de 1703 a 1723 por el arquitecto Nicolás Sánchez Pacheco),[31] así como en el segundo cuerpo de la portada principal de la catedral de Durango, terminada entre 1715 y 1721, al parecer por el arquitecto Joseph de la Cruz.[32]

Es claro que el sentido del salomónico consistió principalmente en el ataque a los apoyos, es decir, en la alteración de la verticalidad incólume de los fustes manieristas. En ese sentido, cabe mencionar dos recursos más de los cuales los artistas echaron mano para acentuar ese propósito: las estrías móviles y las columnas tritóstilas.[33] Las estrías móviles se emplearon en el segundo cuerpo de la portada del Perdón de la Catedral de México como parte de las modificaciones que llevó a cabo Cristóbal de Medina en ella de 1684 a 1689.[34] En este caso sólo abarcan el primer tercio de los fustes y son zigzagueantes y horizontales; pero también las hubo ondulantes verticales como las que empleara el arquitecto Diego de la Sierra en la Casa de las Bóvedas de Puebla (1684-85),[35] en donde la ondulación la prolongó hasta los arcos, produciendo un efecto de intensa vibración. También las hubo formando círculos concéntricos, como las que se encuentran en el primer tercio de las columnas del cuerpo bajo de las portadas del templo de San Bernardo de la Ciudad de México.

Por su parte, la idea de dividir en tercio las columnas, procede del manierismo. En México encontramos retablos de fines del siglo XVI y principios del siglo XVII como los de Huejotzingo y Xochimilco, que presentan el primer tercio señalado por ornamentación. Pero ese artificio resultó muy a propósito para los fines de riqueza que perseguía el barroco y fue entonces cuando se obtuvo de él el máximo provecho.

Lo más común fue señalar sólo el primer tercio, como en la ya citada portada del Perdón de la Catedral de México, pero se llegó al grado de diferenciar los tres tercios de los fustes como en el templo de Santo Domingo de San Cristóbal de las Casas, de fines del siglo XVII.[36]

Por supuesto, la versatilidad del recurso, permitió ser combinado tanto con columnas de fuste recto, como con las columnas salomónicas, como en el templo de la Soledad, en Oaxaca, obra de 1689.[37]

En los retablos también se desarrollaron diferentes clases de columnas salomónicas, pero en este caso la tendencia predominante creo que fue la de ornamentar senos y gargantas, en columnas cuya riqueza se ponía a la par de la de los paramentos y nichos de esos retablos. Tal es el caso, por ejemplo, del retablo mayor del templo de Meztitlán, realizado por el maestro Salvador de Ocampo en 1696,[38] así como de los retablos de las capillas de los Ángeles y de la Soledad de la Catedral de México. Claro es que también hubo retablos con columnas tritóstilas, como las del ya citado retablo de Meztitlán y las que posee el retablo de Santa Ana del convento de Azcapotzalco, anterior a 1681.[39]

Cabe mencionar, además, un tipo de columna que tuvo un mayor desarrollo en la retablística novohispana, que en las portadas: las columnas salomónicas con apariencia de ser huecas, como las que lucen por ejemplo los retablos de los templos de Amecameca y Tlaxcala.

A esta vertiente decorativa del barroco, cuyo punto central fue la columna salomónica, se unió otra, igualmente ornamental, que retoma elementos de un pasado artístico más remoto, pero ya con trayectoria en la Nueva España. Tal es el caso de ciertos edificios que nos recuerdan expedientes mudéjares y góticos, como el claustro de la Merced de la Ciudad de México, construido de fines del si-

---

[30] FRANCISCO DE LA MAZA, *El arte colonial en San Luis Potosí,* pp. 35-36. ELISA VARGAS LUGO, *op. cit.*, p. 219.

[31] CLARA BARGELLINI, *op. cit.*, pp. 43, 56.

[32] *Ibidem*, p. 58.

[33] MANUEL GONZÁLEZ GALVÁN, *"Génesis..."*, pp. 13-15. MANUEL GONZÁLEZ GALVÁN, "Modalidad del barroco mexicano", pp. 46-48, 50-52.

[34] MARTHA FERNÁNDEZ, "Algunas reflexiones...", pp. 81-94.

[35] MARTHA FERNÁNDEZ, *Retrato...*, pp. 81-87. *Apud*: AGI (Audiencia de México: 560), AGN (Duplicado de Reales Cédulas: 55, ff. 308r.-309 vta.). MARTHA FERNÁNDEZ, *Artificios...*, p. 128.

[36] ELISA VARGAS LUGO, *op. cit.*, p. 94. FRANCISCO DE LA MAZA, *El arte colonial en Chiapas*, p. 73.

[37] DIEGO ANGULO ÍÑIGUEZ, *op. cit.*, t. II, pp. 67–81. ELISA VARGAS LUGO, *op. cit.*, p. 187.

[38] HEINRICH BERLIN, "Salvador de Ocampo, a Mexican Sculptor", pp. 415-428.

[39] JORGE ALBERTO MANRIQUE, *Los dominicos y Azcapotzalco...*, p. 62.

glo XVII a principios del siglo XVIII[40] y considerado tradicionalmente de raijambre mudéjar, debido principalmente a que las formas vegetales de las columnas del piso alto se encuentran colocadas en medio de lazos de cantera que se cruzan formando rombos, como en las celosías mudéjares; además, porque en el intradós de los arcos del mismo claustro alto se logra dar un aspecto de líneas quebradas, de ritmo también mudéjar, a base de puntas de diamante.

De recuerdo mudéjar serían también los estucos que recubrieron el interior de los templos. Comenzaron temprano con diseños manieristas como los de Santo Domingo en Oaxaca y culminaron como riquísimo alarde barroco en los de San Cristóbal de Puebla y en los de la capilla del Rosario del templo de Santo Domingo de Puebla, dedicada en 1690.[41]

Sin embargo, en esa corriente podemos encontrar también elementos de recuerdo gótico, como las mencionadas puntas de diamante del claustro de la Merced de la Ciudad de México y las columnillas formando especies de haces, como las que posee la portada del Sagrario de la catedral de Puebla, obra, como hemos visto, del arquitecto Diego de la Sierra.

Desde el punto de vista espacial, en términos generales se repitieron los patrones anteriores: tres naves paralelas, cruz latina y una sola nave. No obstante, también se comenzaron a realizar capillas con plantas que tuvieron un sentido centralizador, como la del Ochavo en la catedral de Puebla, construida por el arquitecto Carlos García Durango, de 1682 a 1688;[42] en este caso, la planta, como su nombre lo indica, es octogonal.

Asimismo podemos mencionar las plantas de cruz griega que realizó el maestro Diego de la Sierra en la capilla de Jesús Nazareno de la parroquia de San José de la ciudad de Puebla y en la capilla anexa al Sagrario de la catedral de aquella ciudad. La primera, de fines del siglo XVII, y la segunda, de principios de la siguiente centuria.[43]

Las portadas también comenzaron a moverse de modo más independiente respecto a los muros de los templos. El propio Diego de la Sierra, en la portada del Sagrario, desplantó sus columnas entorchadas exentas del paramento, pero hubo también otros artistas que movilizaron las plantas de las portadas de un modo espectacular, como el autor del templo de la Soledad en Oaxaca, que compuso la portada en forma de biombo. Este recurso también fue empleado antes, como se aprecia en el retablo de Santo Domingo de la ciudad de Puebla, y fue, asimismo, muy del gusto del barroco por el movimiento y posibilidad de grandeza que le otorgó a las obras.

La arquitectura civil, por su parte, comenzó a adquirir elementos que se desarrollarían mucho más durante el siglo XVIII, pero que son dignos de mención en este momento como la prolongación de las jambas de los vanos hasta las cornisas, tal como se aprecia en el Palacio Real, de acuerdo con la pintura titulada "La playa mayor de México" que realizara el maestro Cristóbal de Villalpando, en el año de 1695.

Asimismo, en varios documentos de esa época, se sabe ya de casas entresoladas (con entrepiso) construidas en la Ciudad de México por el arquitecto Cristóbal de Medina.[44] Sin embargo, no parece que esas casas hubieran tenido un sentido claramente decorativo hacia la fachada. De la lectura documental, en lo personal tengo la impresión de que en ese sentido mantuvieron la mesura acostumbrada tradicionalmente.

Ahora bien, por más que resulte claro el carácter dominante de las vertientes decorativas del barroco, por lo menos en la arquitectura religiosa, a partir de la utilización de las columnas salomónicas, no fueron las únicas. Hacia finales del siglo XVII encontramos otra corriente o modalidad que, sin recurrir necesariamente al ataque de los apoyos y a la abundancia decorativa o, al menos, sin

[40] MARÍA CRISTINA MONTOYA RIVERO, "Variantes de la arquitectura barroca religiosa en los estados de México, Hidalgo y Guerrero", p. 29.

[41] EFRAÍN CASTRO MORALES, "Arquitectura de los siglos XVII y XVIII en la región de Puebla, Tlaxcala y Veracruz", pp. 58-59.

[42] MARIANO FERNÁNDEZ DE ECHEVERRÍA Y VEYTIA, *op. cit.*, t. II, p. 137, no. 91.

[43] MARTHA FERNÁNDEZ, *Retrato...*, pp. 103-105, 107-109, 133-135. MARTHA FERNÁNDEZ, *Artificios...*, pp. 135-137.

[44] AN (Notario Baltasar Morante, 11 de noviembre de 1690, ff. 375, vta.-378r.).

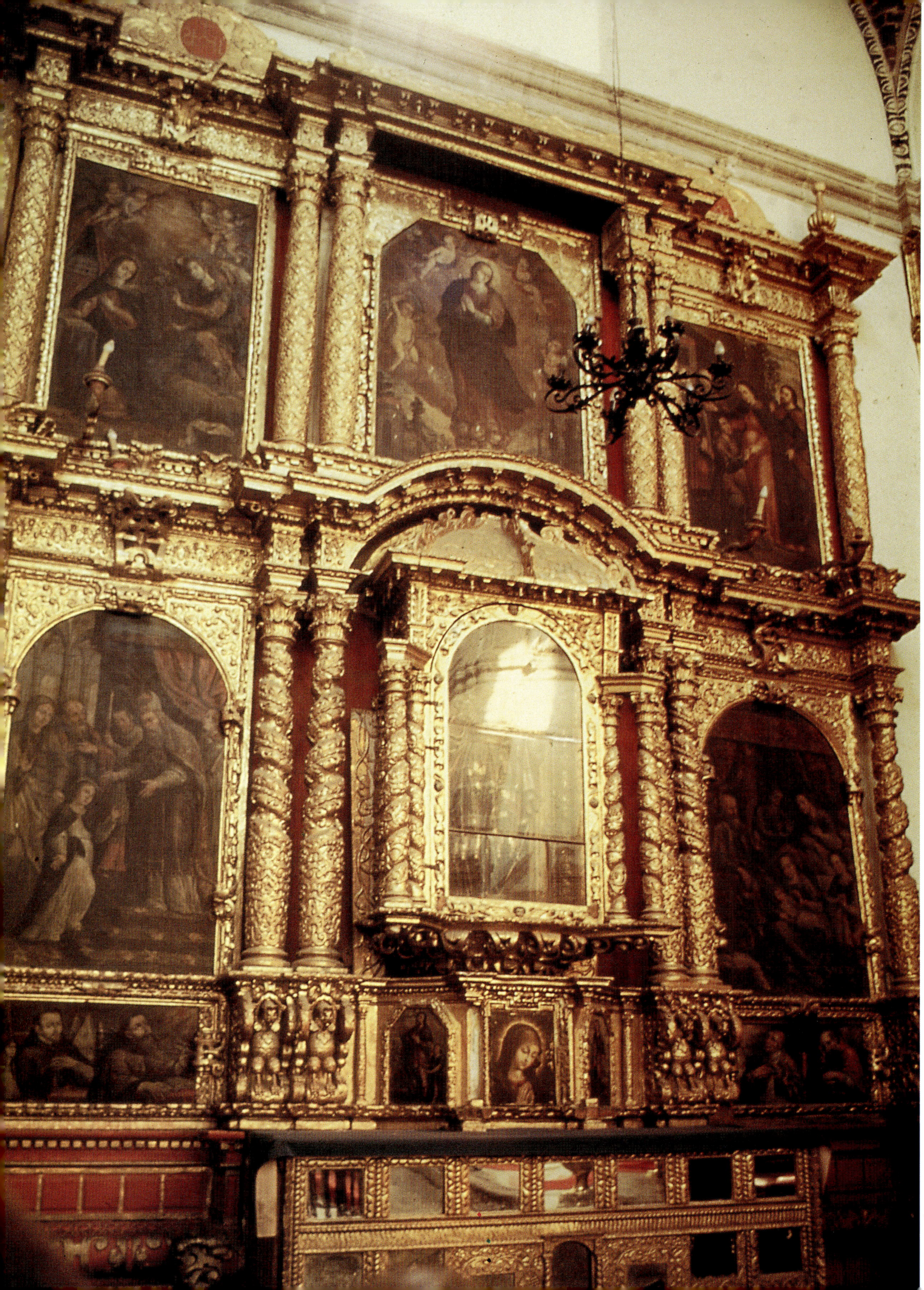

1

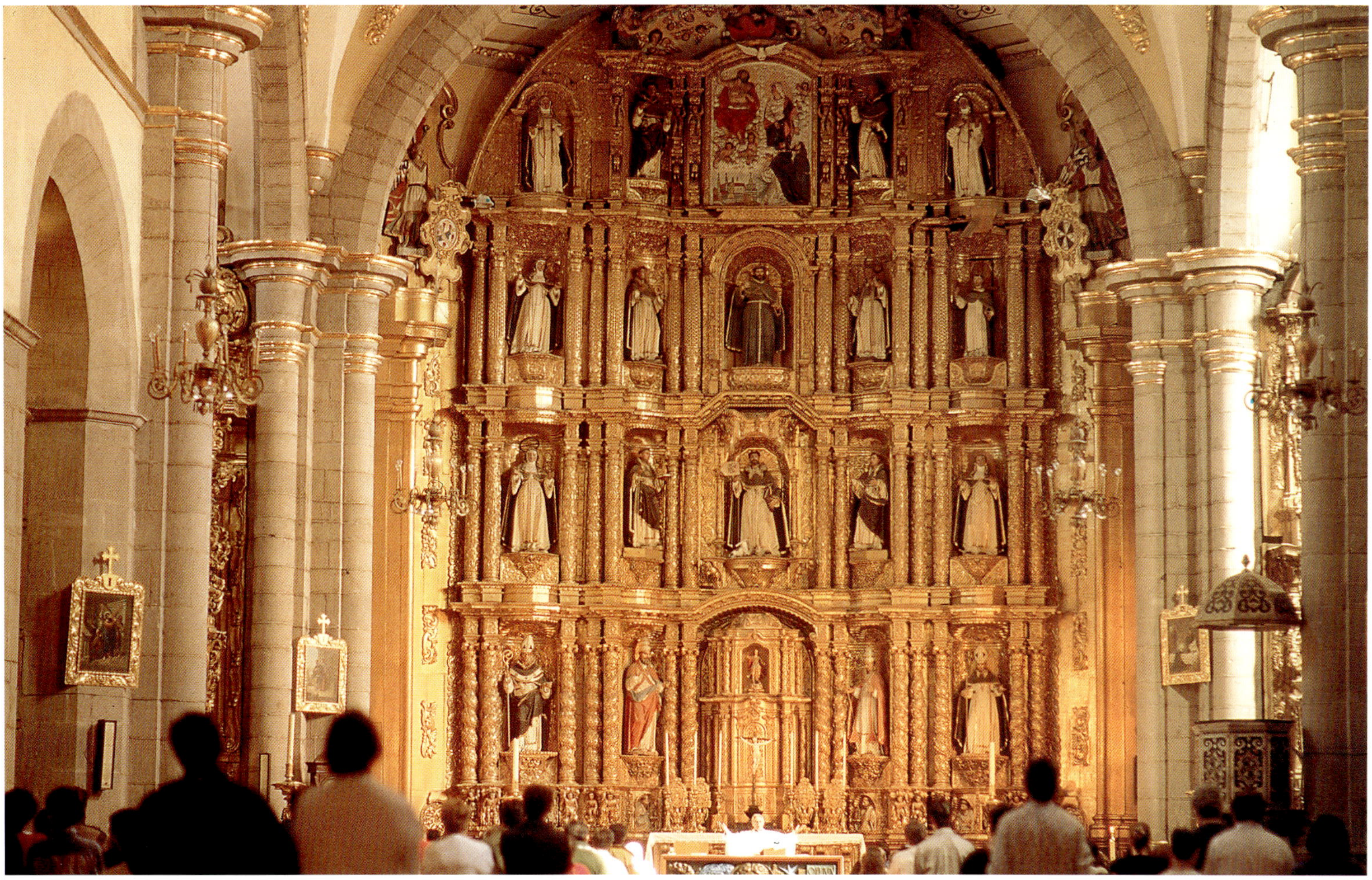

2

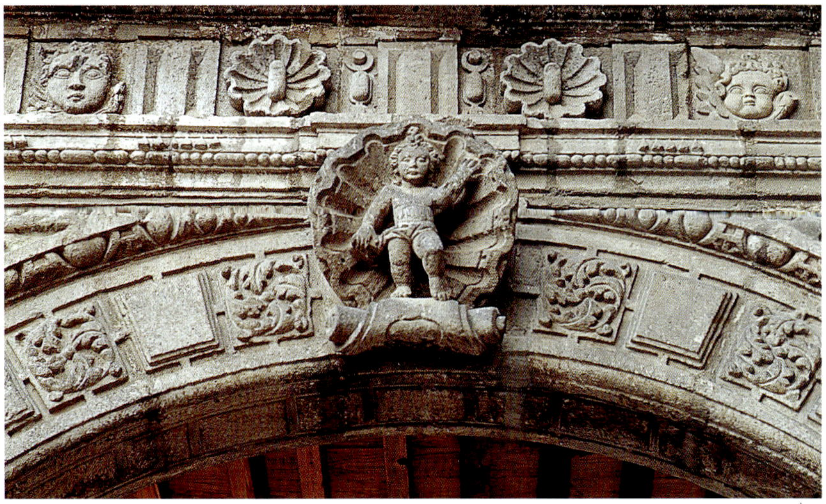

3

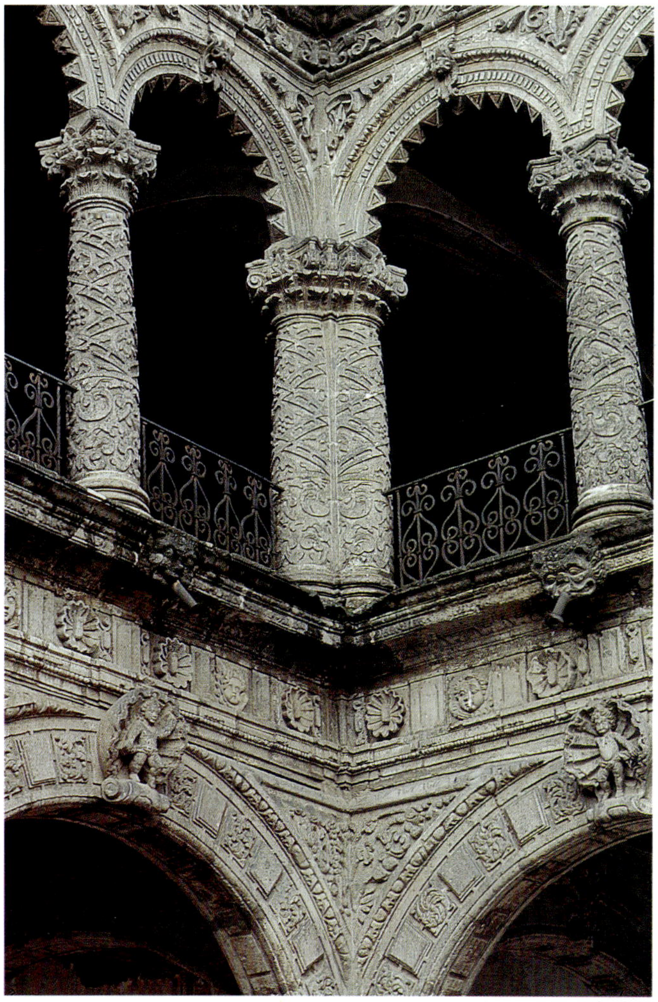

4

Retablo de Santa Ana, Convento de Azcapotzalco 1

Retablo Mayor del Templo de Santo Domingo de Puebla 2

Convento de la Merced. Detalle de un arco del primer piso 3

Convento de la Merced 4

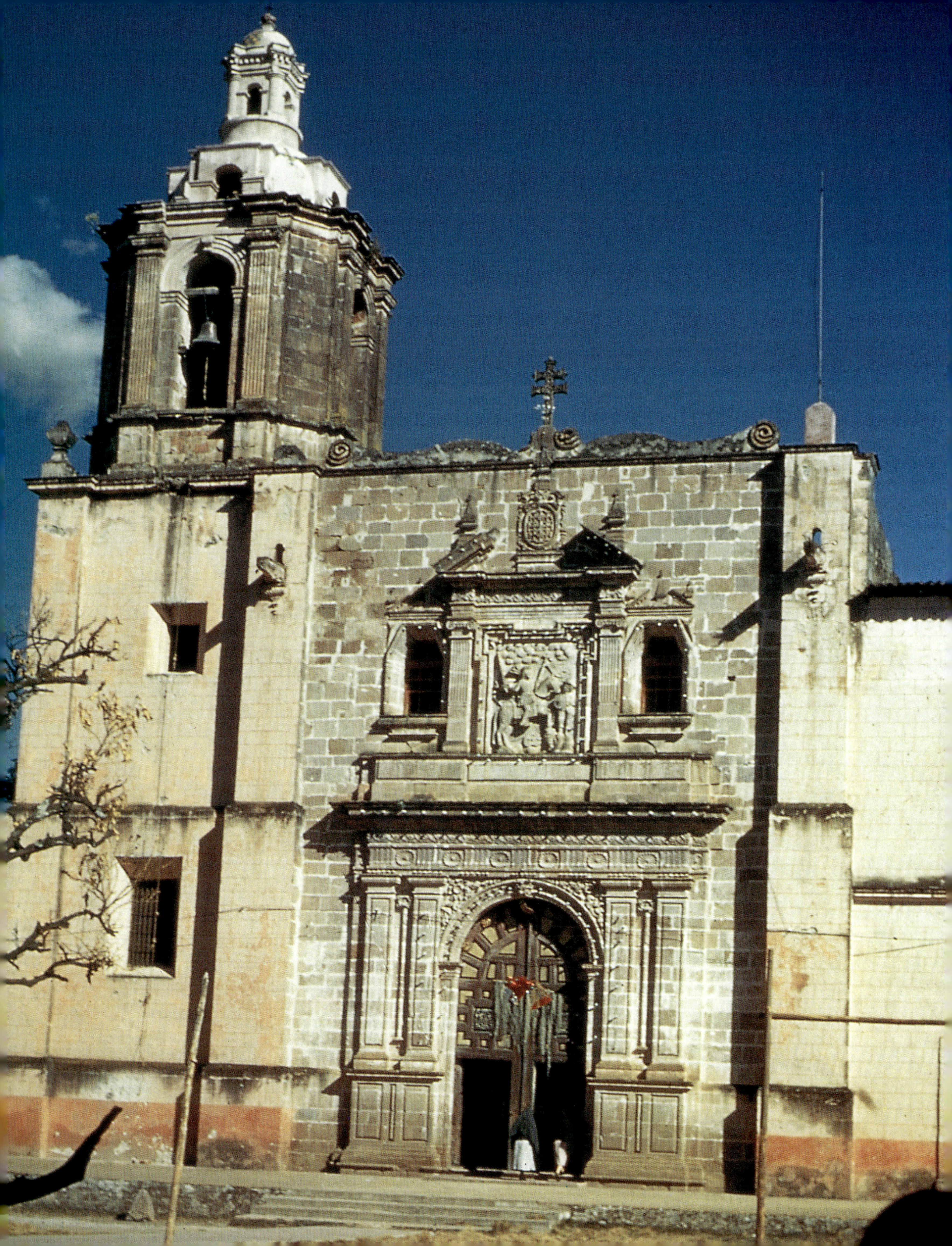

convertirlos en el centro de desarrollo y estructuración de las obras, produjo monumentos de gran barroquismo, pero con un sentido más tectónico que decorativo, más apegado al rescate del claroscuro, pero sobre todo del movimiento. El gran representante de esa vertiente en aquellos momentos fue, precisamente, el arquitecto Pedro de Arrieta.

Semblanza biográfica de Pedro de Arrieta

De acuerdo con un poder para testar que Pedro de Arrieta otorgó el 13 de diciembre de 1738, sabemos que fue originario "...del Real de Minas de Pachuca..."; hijo de don Juan de Arrieta y de doña María de la Encarnación, y que estuvo casado con Melchora de Robles.[45]

Fue muy rico. Sabemos, por ejemplo, que en 1702 él y su esposa compraron unas casas en la calle de Tacuba[46] y que en 1741 el arquitecto José Eduardo de Herrera valuó una casa en la plazuela de Santa Catalina Mártir que había sido propiedad de Pedro de Arrieta.[47] Además, en el menaje de su casa había desde "lienzos de pintura fina" hasta muebles con incrustaciones, sin faltar tallas de santos de madera estofada.[48]

Sin embargo, debido quizá a alguna deuda contraída con el Santo Tribunal de la Inquisición, sus bienes fueron confiscados en 1734[49] y su fortuna se vio sensiblemente mermada; tanto, que al fallecer Arrieta, su viuda se vio precisada a pedir "ayuda de costa" a la Inquisición para amortajarlo, por lo que el Tribunal le otorgó cuarenta pesos para su entierro y misas, "en atención a ser notoria la necesidad que esta parte expresa, los muchos años que aquí sirvió el difunto y haber ideado y acabado la obra principal de esta Inquisición".[50]

Padeció enfermedades que en ocasiones le impidieron trabajar, como ocurrió en 1728 cuando se excusó de llevar a cabo trabajos en el colegio franciscano de Tlatelolco, aduciendo estar muy enfermo.[51] Lo mismo sucedió en 1733 cuando se le confió el avalúo de un finca "...en la calle Real que iba de la Plazuela de la Santísima a San Lorenzo...", misma que no pudo realizar por sus enfermedades, por lo que fue nombrado en su lugar el arquitecto Manuel Álvarez.[52]

Por un documento de 1706, parece que Arrieta estuvo además en la cárcel "...por no haber cumplido con una obra de reparación en una casa perteneciente a un caballero de Santiago".[53]

Falleció en la Ciudad de México el 15 de diciembre de 1738[54] y seguramente fue sepultado en la capilla de la Soledad de la Catedral de México, pues no sólo fue ése el deseo que expresó en el poder para testar, antes citado, sino porque además esa capilla fue donde tuvieron derecho a enterrarse los maestros mayores de la Catedral de México.

Como arquitecto, desde temprano su carrera fue vertiginosa y plena de obras importantes. El 12 de junio de 1691, ya residente en la capital de la Nueva España, "los maestros Veedores del Arte de Arquitectura examinaron de lo tosco a Pedro de Arrieta...",[55] lo que implica que, en teoría, Arrieta no fue autorizado por sus examinadores para realizar construcciones completas, sino sólo lo que

Portada de la Iglesia de Santiago Tuxpan, Michoacán

[45] AN (Notario Felipe Muñoz de Castro, 13 de diciembre de 1738, ff. 373, vta.-375). Documento publicado por María Concepción Amerlinck: "Pedro de Arrieta, su origen y testamento", pp. 30-32.

[46] (Notario Diego Díaz de Rivera, año de 1702). Dato publicado por María Concepción Amerlinck: *art. cit.*, p. 29.

[47] Glorinela González Franco *et. al.*: "Notas para una guía de artistas y artesanos de la Nueva España III", p. 87. *Apud*: AGN (Bienes Nacionales).

[48] Guillermina Ramírez Montes, *La escuadra y el cincel*, p. 18. *Apud*: AGN (Inquisición: 834, ff. 24r.-28r).

[49] *Loc. Cit.*

[50] AGN (Inquisición: 862, ff. 183-185). Documento publicado por Heinrich Berlin: "El arquitecto Pedro de Arrieta", p. 94.

[51] Elisa Vargas Lugo, *El claustro franciscano de Tlatelolco*, p. 34. Sergio Nava, "El maestro de las portadas de San Miguel", p. 43.

[52] Glorinela González Franco *et. al.*: *art. cit.*, p. 87. *Apud*: AGN (Bienes Nacionales). Sergio Nava, *op. cit.*, p. 44.

[53] Guillermo Tovar de Teresa, *México barroco*, p. 330. *Apud*: AN (Notario Gerónimo Ruiz, 22 de noviembre de 1706).

[54] Heinrich Berlin, "El arquitecto Pedro de Arrieta", p. 77. Heinrich Berlin, "Three master architects in New Spain", p. 377. María Concepción Amerlinck, *art. cit.*, p. 28.

[55] AGN (Media Anta: 119, f. 148), p. 79.

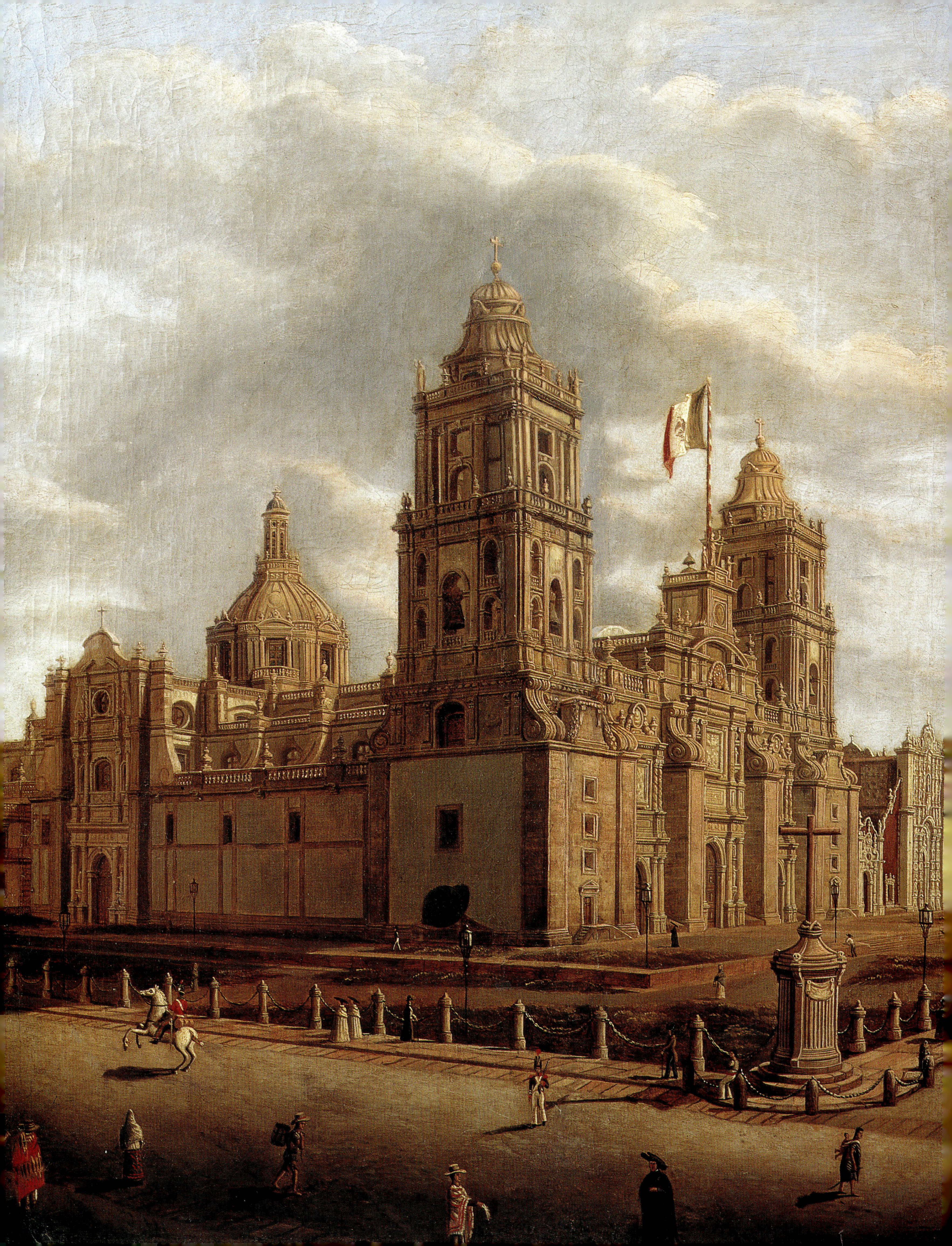

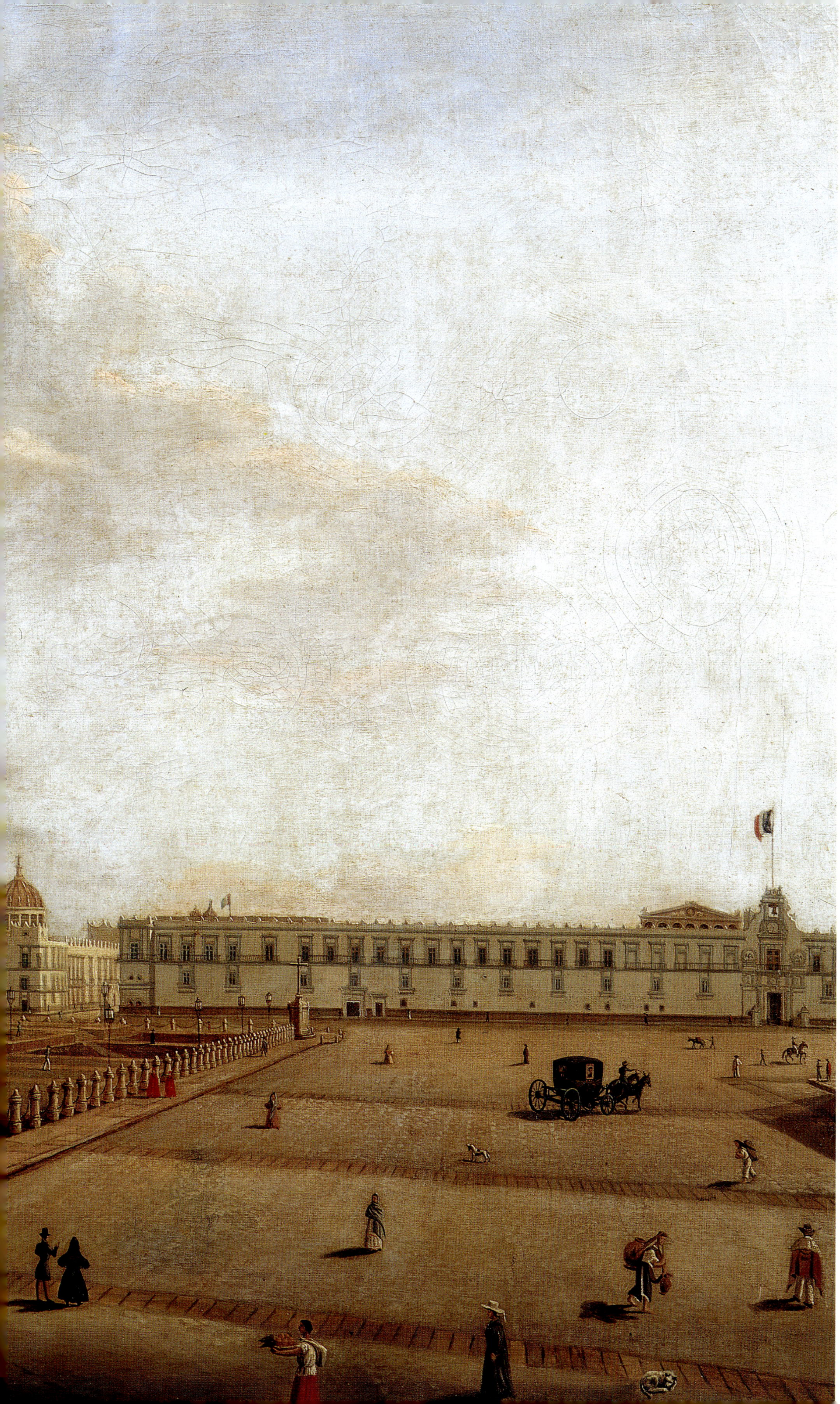

Vista de la Plaza Mayor, siglo XIX.

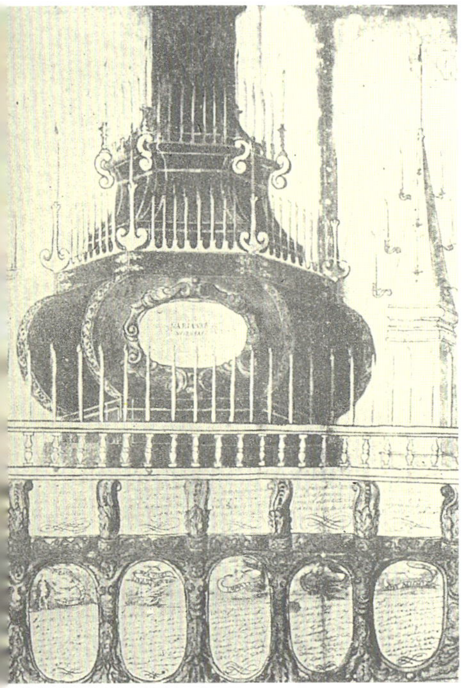

de ellas correspondía a "lo tosco", es decir, a lo que hoy llamaríamos "la obra negra"; sin embargo, la realidad demostraría las verdaderas capacidades de don Pedro de Arrieta.

Así, sólo cuatro años más tarde, el 9 de febrero de 1695, fue nombrado maestro mayor del Santo Tribunal de la Inquisición.[56] Además, en 1695, 1696 y 1700[57] fue veedor del gremio de arquitectos y el 11 de abril de 1720 obtuvo el nombramiento de maestro mayor de la Catedral y del Real Palacio de México.[58] Finalmente, en la carta solicitud que presentó al virrey marqués de Valero para obtener este último nombramiento, Pedro de Arrieta declaró que también era maestro examinado de "carpintero de lo blanco",[59] oficio que puso en práctica en la factura de retablos.

Gracias a ese mismo documento, sabemos acerca de las obras que llevó a cabo hasta el año de 1720. En palabras de Arrieta, son:

> ...los reconocimientos del Real Desagüe y reparos de sus obras, y de las lagunas y calzadas de esta ciudad, en la cual he maestrado y fabricado las iglesias de San Gregorio, San Bernardo, Iglesia y convento, de Santa Teresa la Nueva, el convento de San Joseph de carmelitas descalzas, la iglesia del Amor de Dios, la iglesia que hoy sirve, sacristía y antesacristía, de Santo Domingo, la iglesia de Santiago Tuxpan; he encadenado las bóvedas de la iglesia de Santa Clara y el cañón de la iglesia de Jesús Nazareno; metí cimientos en las paredes de la capilla del Señor San Joseph en San Francisco, sin derribar las paredes, hice el colegio seminario de esta santa iglesia Catedral y la iglesia de la Casa Profesa (que hoy se está acabando) y por mandado del Excelentísimo Señor Duque de Alburquerque hice la puente de San Juan del Río, que es una de las obras de la mayor importancia y utilidad de todo el Reino, como hoy es notorio, y así mismo la alhóndiga y carnicería mayor de esta ciudad, Puente que llaman de la Mariscala, y otras muchas obras públicas e infinitas casas particulares y conventos ...acabé la iglesia de San Miguel y le hice el cimborrio... la escalera del convento de San Francisco, que todos admiran por peregrina en el arte, la pila de la Plaza Mayor de esta ciudad ...así por aclamación en la mayor [fábrica] que en este tiempo se ha ofrecido, que es la de la iglesia de Nuestra Señora de Guadalupe, me eligieron para esta obra..."[60]

Quizá por ser un trabajo menor, Pedro de Arrieta no consignó en esa *Probanza* la primera noticia que tenemos de él como arquitecto y que se remonta al año de 1693, cuando fue designado como valuador de los bienes del capitán Esteban de Molina Mosquera,[61] patrono de la construcción del convento de Santa Teresa la Antigua.

Asimismo, debemos recordar que en 1696 realizó la pira funeraria de la reina Mariana de Austria, que mandó levantar el Santo Tribunal de la Inquisición en el templo de Santo Domingo[62] y de la cual se conserva un grabado.

Como complemento de su informe de méritos, cabe hacer mención de que el 18 de febrero y el 29 de mayo de 1699, al lado de los arquitectos Cristóbal de Medina, Diego Martín de Herrera y Diego Rodríguez, realizó un reconocimiento de la Catedral de México, en el cual calcularon el costo de las obras que faltaban por hacer para su terminación.[63]

Pira funeraria de Mariana de Austria

---

[56] AGN (Inquisición: 477, ff. 168-169), p. 80. HEINRICH BERLIN, "Three master...", p. 376. EFRAÍN CASTRO MORALES, "Los maestros mayores de la catedral de México", p. 142. GUILLERMO TOVAR DE TERESA, *op. cit.*, p. 84. JOAQUÍN BÉRCHEZ, *La arquitectura mexicana de los siglos XVII y XVIII*, p. 151.

[57] HEINRICH BERLIN, "El arquitecto...", p. 76. HEINRICH BERLIN, "Artífices...", p. 35. HEINRICH BERLIN, "Three master...", pp. 375-376. EFRAÍN CASTRO MORALES, "Los maestros...", p. 142.

[58] AGN (Reales Cédulas. Duplicados: 63, ff. 93-94), pp. 83-85. HEINRICH BERLIN, "Artífices...", p. 32. HEINRICH BERLIN, "The master...", p. 376. EFRAÍN CASTRO MORALES, "Los maestros...", p. 142. DIEGO ANGULO ÍÑIGUEZ, *op. cit.*, t. II, p. 526. GUILLERMO TOVAR DE TERESA, *op. cit.*, p. 84.

[59] AGN (Reales Cédulas. Duplicados: 63, ff. 93-94), pp. 83-85. HEINRICH BERLIN, "Artífices...", pp. 32-34. HEINRICH BERLIN, "Three master...", p. 377. DIEGO ANGULO ÍÑIGUEZ, *op. cit.*, t II., p. 526. GUILLERMO TOVAR DE TERESA, *op. cit.*, p. 84. JOAQUÍN BÉRCHEZ, *op. cit.*, p. 151.

[60] *Loc. cit.*, pp. 32-34. HEINRICH BERLIN, "*Three master...*", p. 376.

[61] MARÍA DEL CARMEN OLVERA CALVO *et. al.*, "La importancia de las fuentes documentales...", p. 163. *Apud*: AGN (Bienes Nacionales: 981, exp. 8).

[62] FRANCISCO DE LA MAZA, *El Palacio de la Inquisición*, p. 34. Francisco de la Maza, "Las piras funerarias en la historia y en el arte de México", pp. 57-59.

[63] MARTHA FERNÁNDEZ, *Arquitectura...*, p. 123. *Apud*: AGI (Audiencia de México: 810, ff. 8, vta.-16 vta; 18r.-29r.; 23 vta. 30r.)

Del mismo modo, el 23 de abril de 1700, Felipe de Roa, Juan de Cepeda, Diego Rodríguez y Pedro de Arrieta declararon haber reconocido el estado en el que se encontraban las acequias y calzadas de la Ciudad de México, así como del acueducto de Santa Fe, y calcularon también el costo que tendrían sus reparaciones.[64]

De 1701 a 1704, Pedro de Arrieta llevó a cabo reparaciones en la iglesia de Santa Teresa la Antigua[65] y en 1702 acudió nuevamente a revisar el estado de la Catedral de México,[66] además de determinar las reparaciones que necesitaba la parte antigua del Palacio Real, esta vez en compañía de los arquitectos Diego de los Santos y Marcos Antonio Sabrarias.[67]

La importancia de Pedro de Arrieta crecía y, en 1703, el virrey de la Nueva España envió un mandamiento al Cabildo Catedralicio de Valladolid para que se prosiguiera la construcción del cimborrio de la catedral de aquella ciudad michoacana, de acuerdo con la opinión que habían emitido los arquitectos Felipe de Roa (maestro mayor de la Catedral y del Real Palacio de México), Antonio Jirón, Diego de los Santos y Pedro de Arrieta, a saber, que la cúpula debería realizarse conforme a "...lo dispuesto tan científicamente por Vicencio Baroccio Escallola... quien fue autor de ella y la monteó...".[68]

Entre 1708 y 1710 construyó tres casas en la calle de Montealegre de la Ciudad de México para el convento de la Concepción, al lado del arquitecto Diego Rodríguez.[69] Sin embargo, para el convento de la Concepción trabajó mucho más, pues entre 1708 y 1719 llevó a cabo la construcción de la enfermería, un jardín con su pila en un risco, puso puertas y ventanas en el dormitorio, reparó la cerca del convento dañado por los temblores de 1708, llevó a cabo obras en la torre, en la portería y en la capilla de Guadalupe. Realizó el desagüe y el empedrado del convento, una sala de archivo y dos celdas. Abrió las atarjeas, hizo un albañal y repuso el envigado de la sacristía. Rehizo las rejas de las ventanas de la portería y del coro bajo, así como la reja del templo sobre la calle.[70]

Como maestro examinado de carpintero de lo blanco, en 1718 Pedro de Arrieta presentó un proyecto para construir un colateral para la Sala de Audiencia del Tribunal de la Inquisición. El retablo se realizó y estuvo constituido por cuatro santos de bulto: San Pedro Mártir, San Pedro Apóstol, San Pedro Arbués y Santo Toribio de Mogrobejo. Además, al centro se colocó un lienzo con la imagen de Nuestra Señora de Belén "...y en las dos entrecalles los dos espejos...", que donó el virrey duque de Linares. Don Pedro cobró por esta obra mil doscientos pesos y se comprometió a terminarla para "la Pascua de Navidad"; y, aunque al parecer el artista fue muy formal, todavía en 1719 reclamaba el pago de mil pesos que le debía la Inquisición.[71]

Como podemos darnos cuenta, la actividad desarrollada por Pedro de Arrieta hasta 1720 debió ser mucho más intensa de lo que él mismo declaró en su *Probanza de Méritos y Servicios*, pero de 1720 a 1738 todavía llevó a cabo obras muy importantes. En 1720 comenzó la construcción del convento de Corpus Christi para indias caciques, que fue inaugurado en 1729.[72]

---

[64] *Ibidem*, pp. 174-175. *Apud*: AGI (Audiencia de México: 730).

[65] SERGIO NAVA, *op. cit.*, p. 47.

[66] GUILLERMINA RAMÍREZ MONTES, *op. cit. Apud*: AGN (Reales Cédulas. Duplicados: 63, ff. 53-55).

[67] RAQUEL PINEDA MENDOZA. *Ramo: Obras Públicas. Apud*: AGN (Obras Públicas: 35, exp. 2). MARTHA FERNÁNDEZ, *Arquitectura...*, p. 176. *Apud*: *doc. cit.*

[68] GUILLERMINA RAMÍREZ MONTES, *op. cit. Apud*: AGN (Reales Cédulas. Duplicados: 45, exp. 42, ff. 161-163 v.). GUILLERMINA RAMÍREZ MONTES, *La escuadra y el cincel*, p. 17.

[69] JOSÉ LUIS LÓPEZ REYES, *Templos y conventos*. Segunda Parte. *Apud*: AGN (Templos y conventos: caja 13, vol. 74).

[70] *Ibidem*. *Apud*: AGN (Templos y conventos: caja 12, vols. 72, 74, 100).

[71] HEINRICH BERLIN, "Three master architects in New Spain", p. 377. AGN (Inquisición: 777, ff. 447-450-451), pp. 80-83. GUILLERMO TOVAR DE TERESA, *op. cit.*, p. 84.

[72] JOSEFINA MURIEL, "El convento de Corpus Christi", p. 17. JOSEFINA MURIEL, *Conventos de monjas en la Nueva España*, p. 220. HEINRICH BERLIN, *"Three master..."*, p. 376. DIEGO ANGULO ÍÑIGUEZ, *op. cit.*, t. II, p. 533. GUILLERMO TOVAR DE TERESA, *op. cit.*, p. 84.

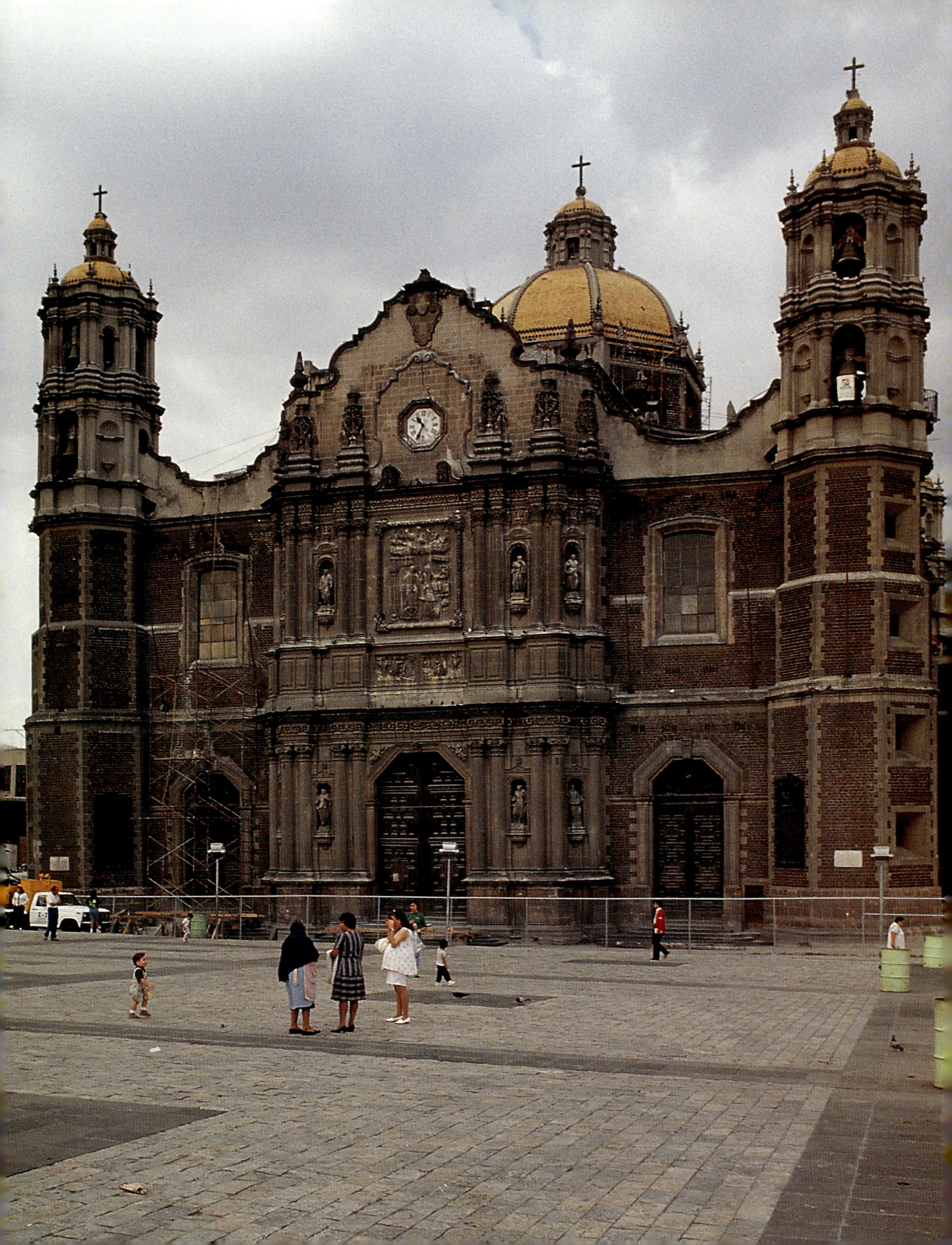

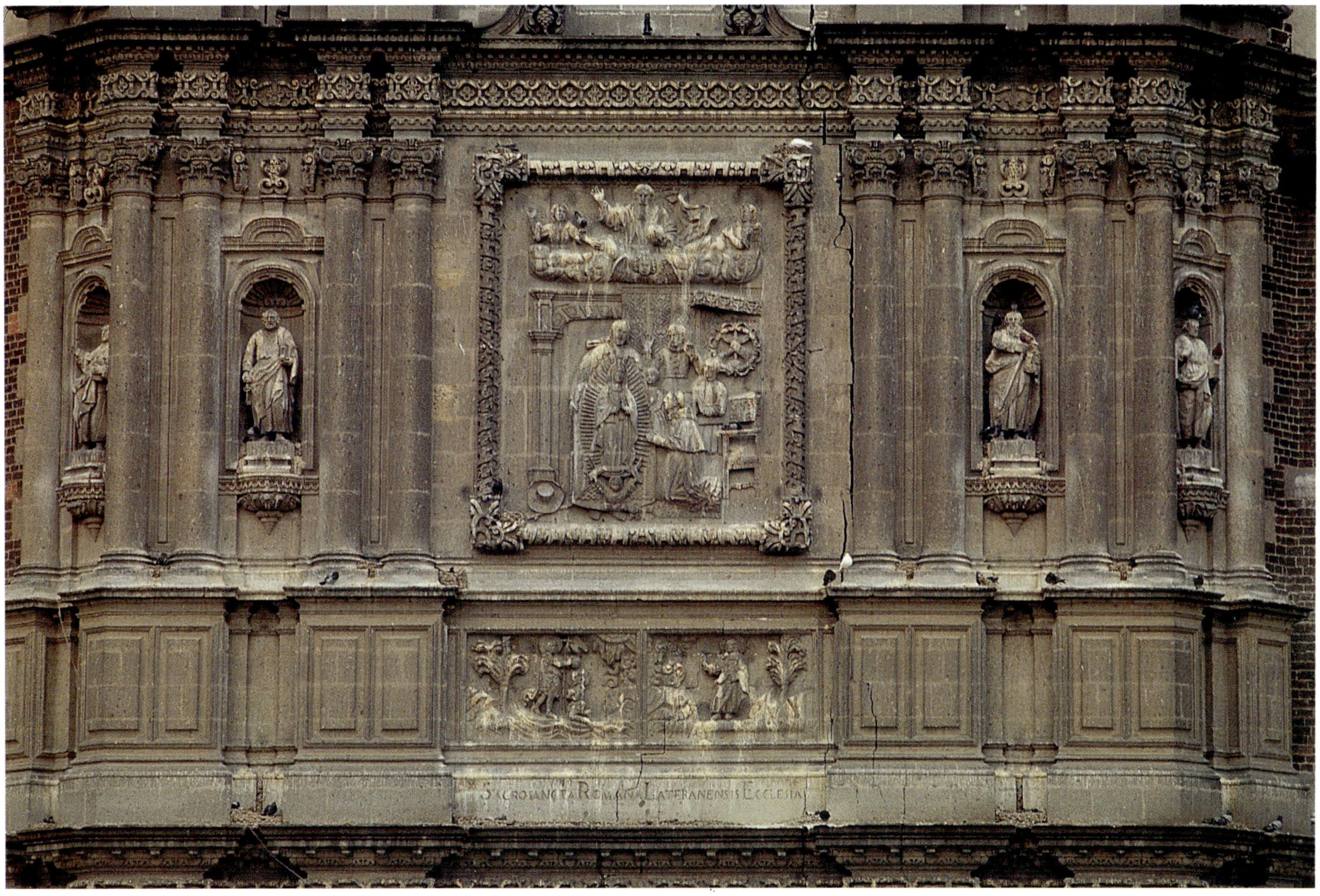

Fachada de la Basílica de Guadalupe

Portada de la Basílica de Guadalupe. Segundo cuerpo

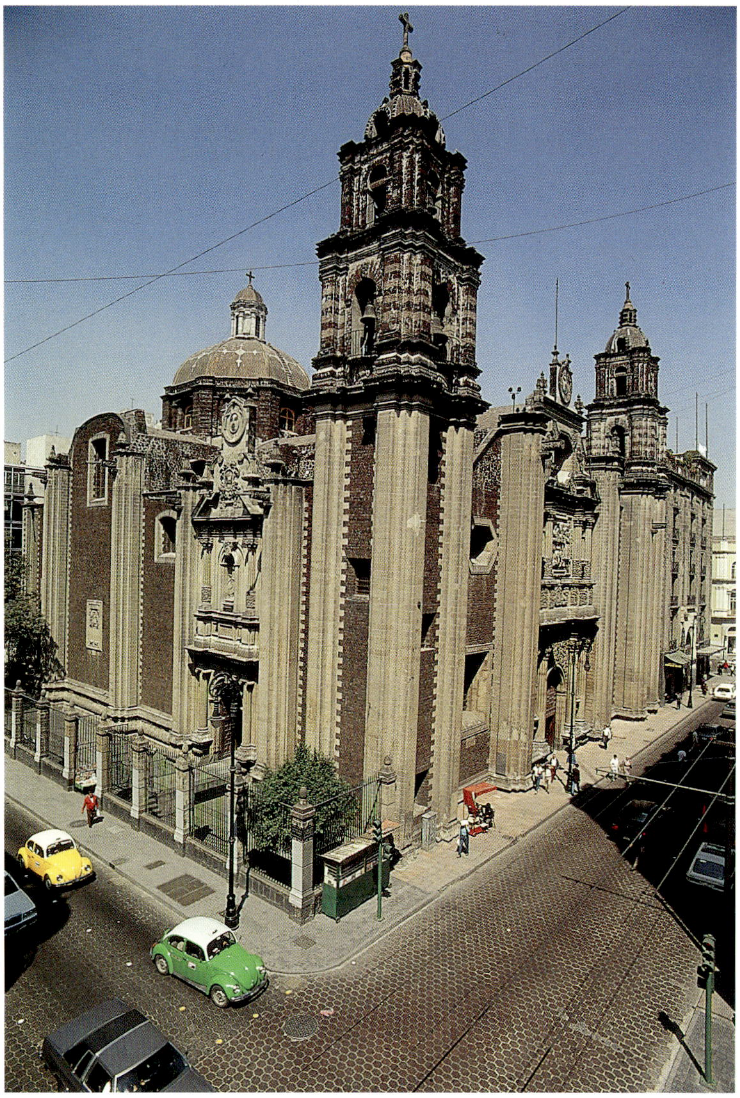

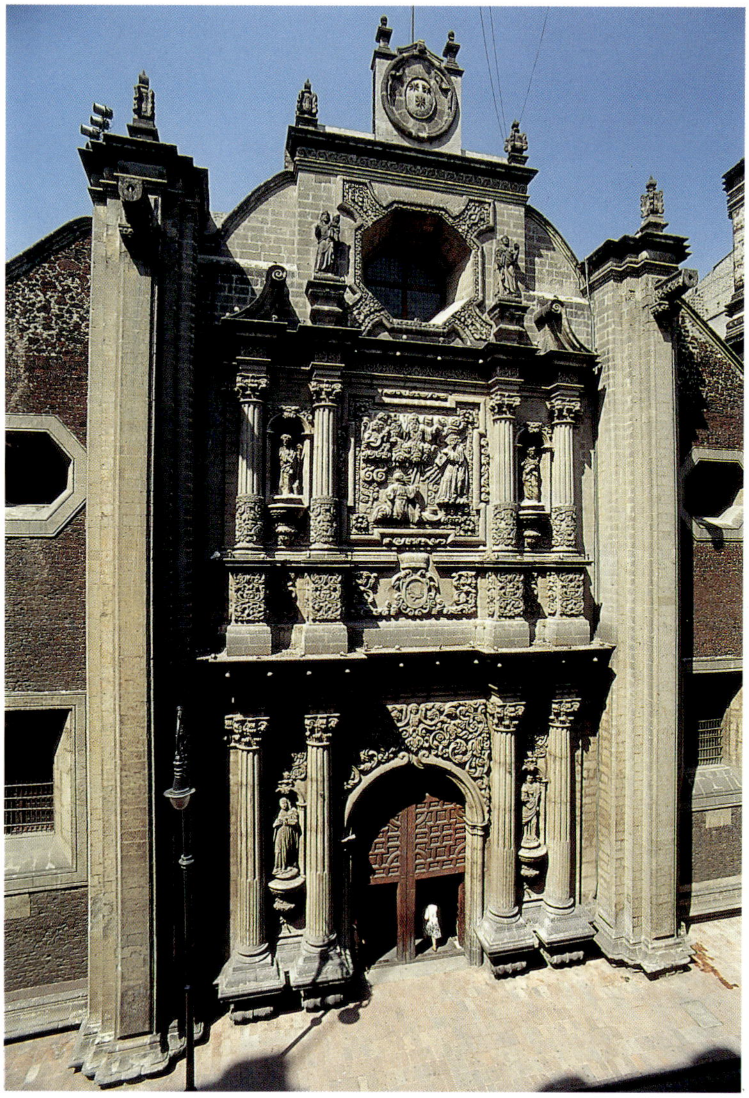

Templo de La Profesa

Portada oriente del Templo de La Profesa

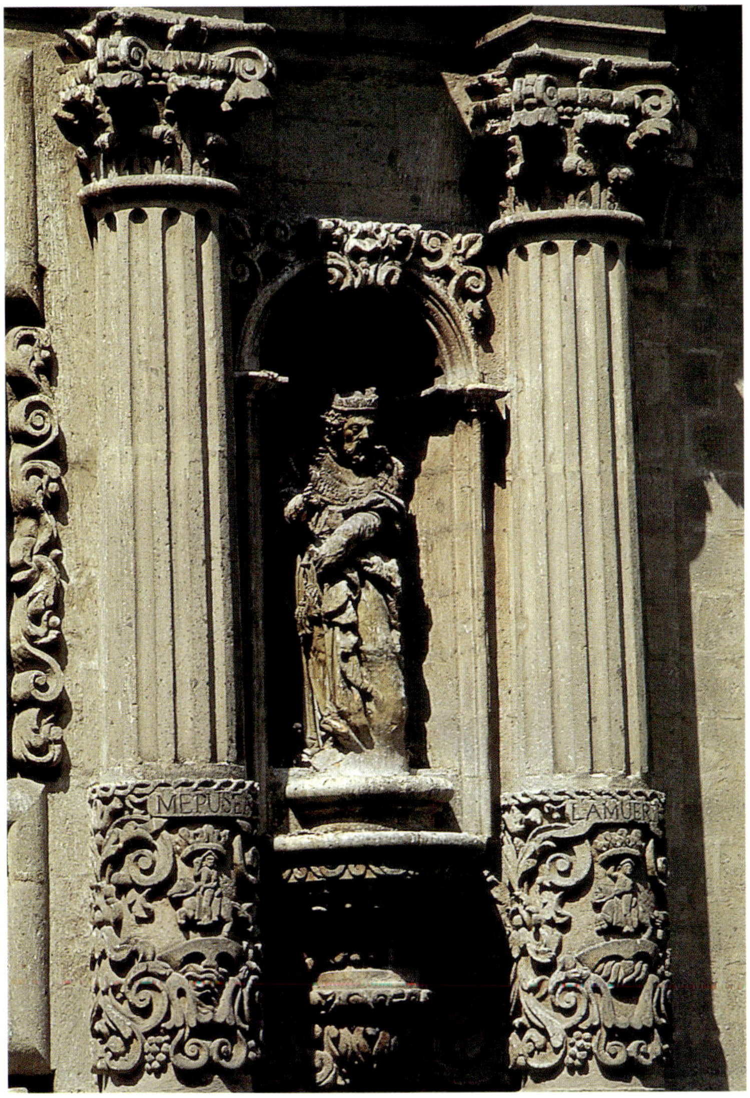

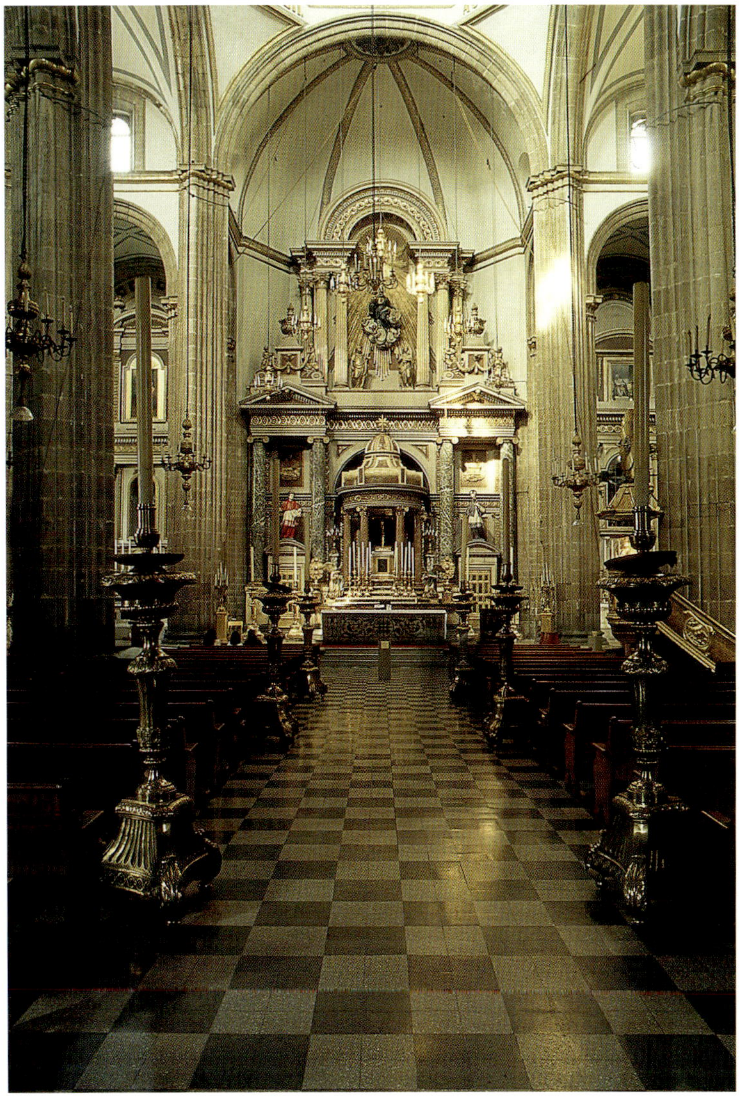

Detalle de la portada oriente del Templo de La Profesa

Interior del Templo de La Profesa

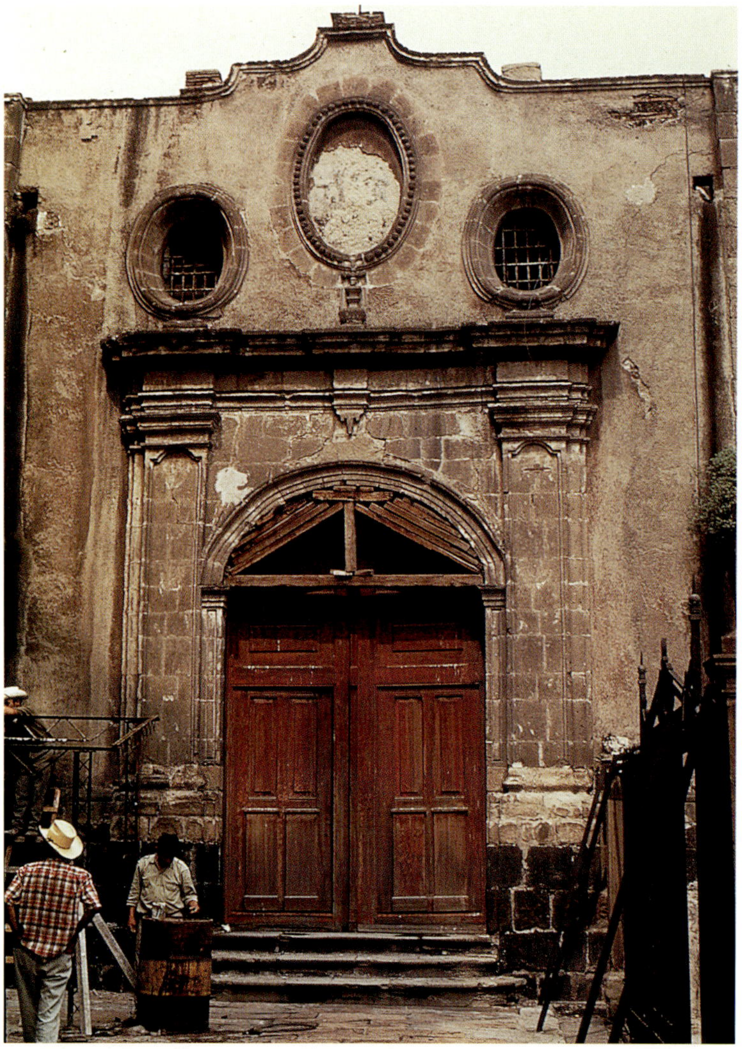

1

1 *Capilla de Ánimas de la Catedral de México*

2 *Portada del Templo de Santa Teresa la Nueva*

3 *Interior del Templo de Santa Teresa la Nueva*

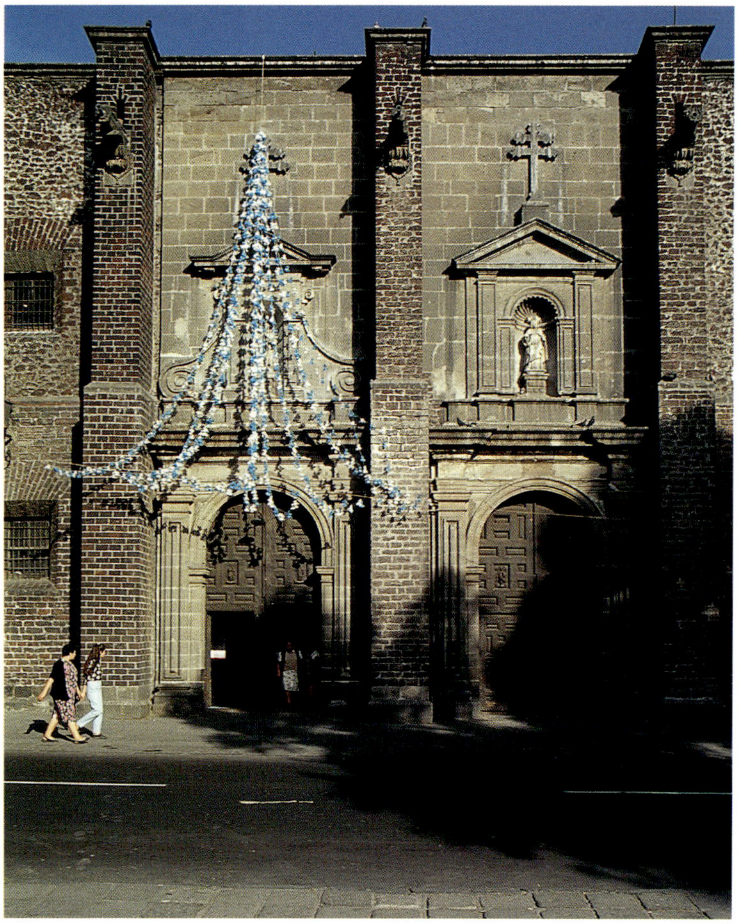

2

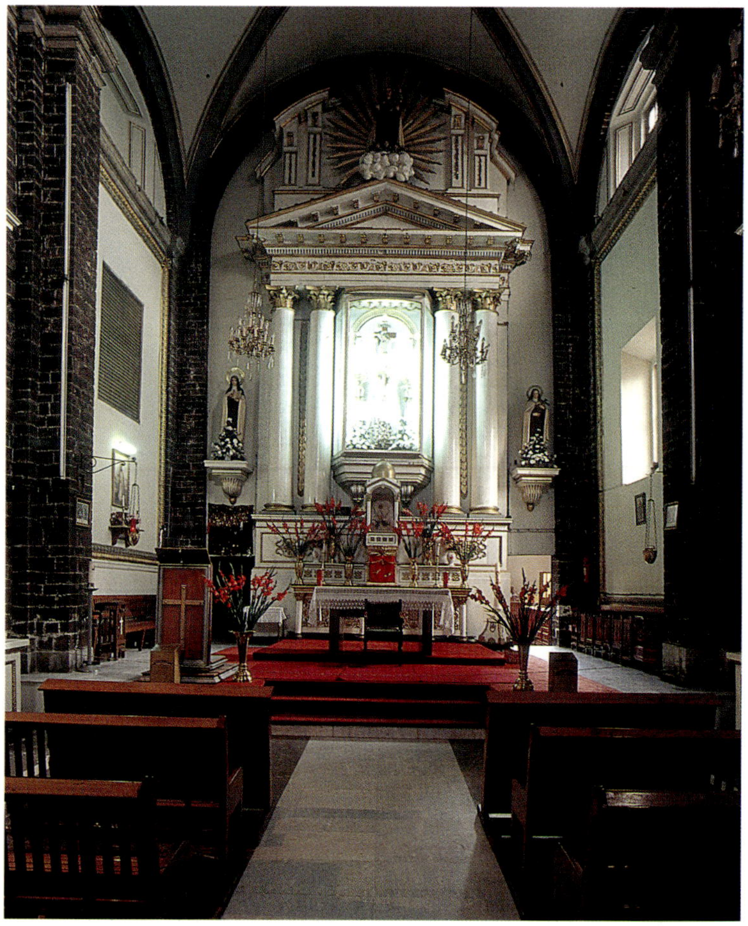

3

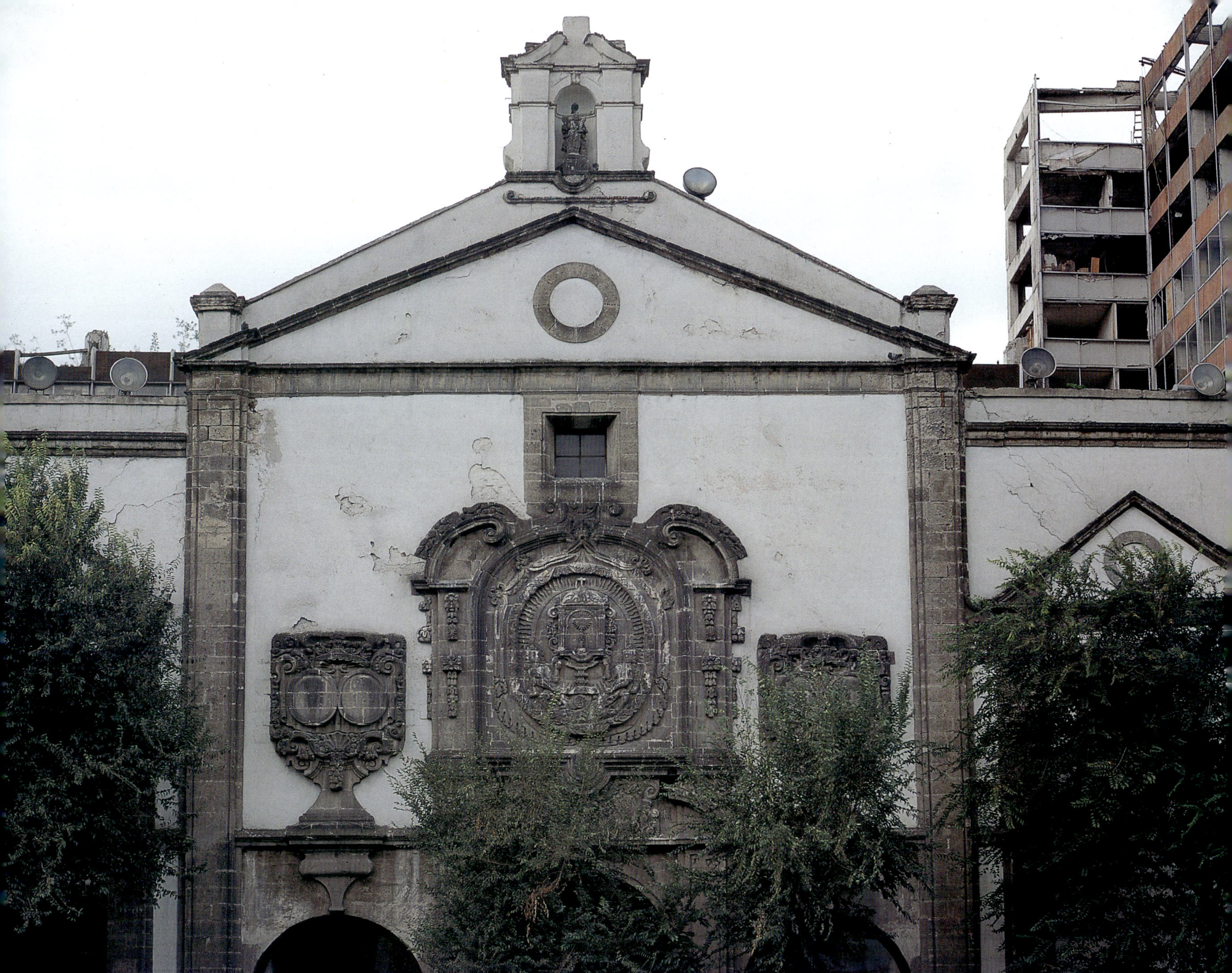

Fachada de la Iglesia de Corpus Christi

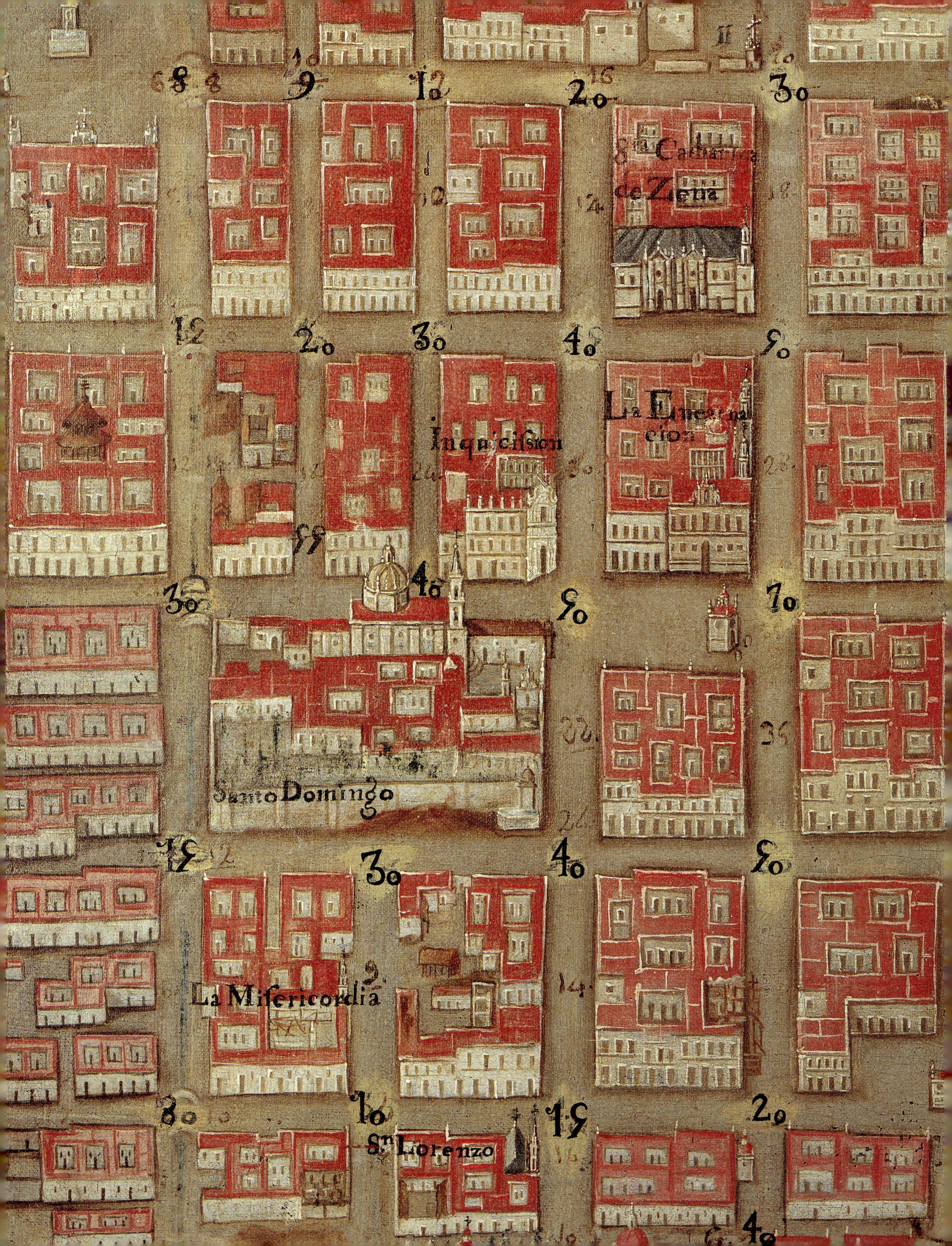
Sta Catharina de Zena
La Encarnacion
Inquisicion
Santo Domingo
La Misericordia
Sn Lorenzo

A fines de 1720 o principios de 1721 realizó el proyecto para levantar la capilla de Ánimas, anexa a la Catedral de México.[73]

En 1721 realizó "...reparos de consideración en Jesús María..."[74] y en 1722 llevó a cabo otros en el Palacio de Chapultepec.[75]

A raíz de una epidemia de peste que se presentó en la Real Cárcel de México, el rey Felipe v envió cédula fechada el 28 de noviembre de 1723 en la cual consideraba la posibilidad de cambiarla de sitio, lo mismo que a la Sala del Crimen. Por tal motivo, el maestro Pedro de Arrieta ejecutó varios reconocimientos al Palacio Real en 1724.[76]

Asimismo en 1723 Arrieta redactó una opinión sobre la forma en que debían continuarse las obras de la Catedral de Oaxaca[77] y el 14 de agosto de 1724 el virrey envió un mandamiento al obispo y cabildo eclesiástico de aquella ciudad para que procedieran a reedificar el templo, según la declaración del maestro de arquitectura Pedro de Arrieta.[78]

En 1725 edificó para la Catedral de México "...la habitación de los Infantes, dentro del edificio del Seminario...".[79]

Para 1731, presentó un proyecto para construir una lujosa celda en el convento de Jesús María que "...debería tener 26 por 24 varas, un patio, oficinas, cocina, cuatro cuartos de mozas, despensa, escalera, segundo patio, corral de gallinas, una pila para agua limpia, horno, lavaderos y dormitorios capaces...".[80]

Del 5 de diciembre de 1732 al 25 de diciembre de 1736 construyó el Palacio de la Inquisición.[81]

El 7 de diciembre de 1735 los maestros Pedro de Arrieta, Miguel José de Rivera, José Eduardo de Herrera, Miguel Custodio Durán, Manuel M. Juárez y Francisco Valdés, realizaron nuevas Ordenanzas del Gremio de Arquitectos para reglamentar su profesión, que presentaron al Cabildo de la Ciudad el 20 de febrero de 1736.[82] Las primeras Ordenanzas databan del año de 1599, y para el siglo XVIII ya resultaban obsoletas. Uno de los aspectos más importantes de estas Ordenanzas es el hecho de que constituyen el antecedente de las Reformas que otros arquitectos propusieron diez años más tarde, preludio de la Ilustración novohispana. Uno de los capítulos más importantes al respecto es el que se refiere a la importancia y responsabilidad de su quehacer artístico, manifiesto en el compromiso que establecieron de

> ...no examinar persona alguna que sea de inferior calidad, sin los que assi quisieren aprender dicho arte, hayan de presentar sus fés de baptizo, informaciones y demás recados de limpieza, calidad, e identidad, para que procedan a examen el cual sea en concurrencia de todos los maestros o de la mayor parte de ellos quienes puedan y deban preguntar al que se examinare todas aquellas preguntas que les parecieren necesarias sin consentir que ninguno sea examinado en secreto sino que hayan de comparecer en público, para que con esto se excusen los daños, perjuicios y menos cabos que de lo contrario se puedan temer...

Finalmente, la última noticia que conocemos hasta ahora de una obra importante de Pedro de Arrieta se refiere al plano de la Ciudad de México, pintado al óleo, que hoy se conserva en el Museo Nacional de Historia y que levantó con los mismos compañeros con quienes elaboró las Ordenanzas antes mencionadas.

Biombo donde aparece marcado con el número 90 el Palacio de la Inquisición. Museo Nacional de Historia del Castillo de Chapultepec

[73] Heinrich Berlin, "Three master...", p. 376. *Apud*: AGN (Clero Regular y Secular: 93). Efraín Castro Morales, "Los maestros..., p. 142.

[74] Heinrich Berlin, "Artífices..., p. 35. *Apud*: AGN (Reales Cédulas. Duplicados: 71).

[75] *Loc. cit.*: (Obras Públicas: 36, exp. 2, ff. 27-38). Raquel Pineda Mendoza, *op. cit.*

[76] Raquel Pineda Mendoza, *op. cit. Apud*: AGN (Obras Publicas: 35, exp. 5, ff. 232-290).

[77] Heinrich Berlin, "Artífices...", p. 35. *Apud*: AGN (Reales Cédulas. Duplicados: 88, f. 49).

[78] Guillermina Ramírez Montes, *op. cit. Apud*: AGN (Reales Cédulas. Duplicados: 88, ff. 49-56 vta.).

[79] Efraín Castro Morales, "Los maestros mayores de la Catedral de México", p. 142.

[80] Guillermo Tovar de Teresa, *op. cit.*, p. 85.

[81] Francisco de la Maza, *El Palacio de la Inquisición*, p. 32.

[82] Manuel Toussaint, *Arte colonial en México*, pp. 148-150.

Pedro de Arrieta y la arquitectura barroca novohispana

De los monumentos realizados por Pedro de Arrieta, los que se conservan y nos reflejan el estilo artístico que tuvo en la arquitectura son: la Basílica de Guadalupe (1695-1709), el templo de Santa Teresa la Nueva (1701-1714), la iglesia de Santiago Tuxpan (hacia 1716), el templo de La Profesa (1714-1720), la capilla de Ánimas de la Catedral de México (1720-1721), la iglesia de Corpus Christi (1720-1724) y, desde luego, el Palacio de la Inquisición (1732-1736).

En cuanto a la solución espacial interior de sus obras, podemos decir que sus plantas no presentan novedad respecto a los modelos desarrollados en el siglo XVII. Las plantas más novedosas quizá sean las de la Basílica de Guadalupe y la del templo de La Profesa, pero, al parecer, ninguna de ellas es suya.

En efecto, existe una planta sin fecha de la Basílica de Guadalupe, firmada por el arquitecto José Durán que, como bien afirma Diego Angulo, de no ser por las bóvedas de nervaduras que en ella se señalan, coincide fundamentalmente con el templo actual.[83] Parece entonces más probable que Pedro de Arrieta realizara el alzado y, desde luego, las portadas.

En cuanto al templo de La Profesa, también posee indicios de que se conservó gran parte de la edificación que se había terminado en 1616;[84] entre ellos, seguramente, la planta, aunque nuevamente sería en la solución espacial del alzado y en las portadas donde Pedro de Arrieta dejaría impreso su sello.

Tal vez, la presencia de esas plantas ayudó al arquitecto a resolver ambos espacios de modo novedoso, respecto a la arquitectura novohispana de aquel momento y también respecto de su propia producción. Ambas iglesias poseen soportes alargadísimos, en cuya cumbre cargan bóvedas de aristas, que en el caso de la Basílica al parecer estuvieron decoradas.

El tipo de apoyo empleado en el templo Guadalupano, consiste en grandes columnas octogonales y en el de la Casa Profesa, grandes haces de columnas, ambos de recuerdo gótico: recursos del pasado que —como vimos en este capítulo—, fueron reutilizados por los arquitectos barrocos de fines del siglo XVII y principios del XVIII.

La Basílica se encuentra cubierta con una gran cúpula octogonal al centro y cuatro cúpulas más que la rodean; en tanto que La Profesa luce a la altura del crucero una cúpula, pero también de planta octogonal.

Ambos templos son de planta basilical. Incluso, La Profesa carece de capillas —de acuerdo al modelo de las iglesias de la Compañía de Jesús—, de manera que su distribución espacial interior manifiesta ciertas similitudes con la Basílica, como las señaladas.

En cuanto a las portadas, es seguro que fue el elemento arquitectónico que más gustó de trabajar a Pedro de Arrieta. En cuanto a sus plantas, sin duda las más interesantes y novedosas son las de la Basílica de Guadalupe y la del Palacio de la Inquisición.

En Guadalupe abandonó la tradición de las portadas al nivel del paramento y las realizó en forma trapezoidal, lo que le confirió una convexidad evidente y por lo tanto volumen. Además supo aprovechar bien las torres en forma octogonal, que ya se encontraban presentes en la planta de José Durán, y logró que la fachada adquiriera una planta de línea quebrada de gran originalidad.

En el Palacio de la Inquisición el problema que planteaba la necesidad de que el Tribunal contara con una plaza, obligó al arquitecto Arrieta a modificar una propuesta que había formulado en el año de 1723.[85]

> ...para lo que se ofrezca en algún día de auto, y para lo mismo y el mayor lucimiento de decencia he discurrido ochavar la equina de hacia la plazuela de Santo Domingo y dar en ella la puerta principal en que podía ostentar y ser cosa notable su arquitectura...[86],

[83] Diego Angulo Íñiguez, *op. cit.*, t. II, p. 528.

[84] Marco Díaz, "El templo de la Casa Profesa", p. 7.

[85] Heinrich Berlin, "El arquitecto Pedro de Arrieta", p. 76. Francisco de la Maza, *El Palacio de la Inquisición*, p. 29.

[86] AGN (Inquisición: 804, ff. 17-18). Heinrich Berlin, "*El arquitecto...*", pp. 85-88.

como en efecto lo fue, pues el hecho de achaflanar la fachada impuso una manera diferente de apreciar el edificio, dándole, por supuesto, una mayor y más contundente presencia en la plaza de Santo Domingo, a la cual también afectó urbanísticamente, dotándola de movimiento.

En cuanto a la composición, en mi opinión, podríamos reunir en tres grupos las portadas de Pedro de Arrieta. El primero, lo constituyen aquéllas que conservan muy claramente la tradición del siglo XVII en su sentido ascensional, logrado a base de los dos recursos ya tradicionales en ese momento: la disminución de elementos estructurales en los registros superiores y los frontones abiertos. A este grupo pertenecerían la iglesia de Santiago Tuxpan, los templos de Corpus Christi (en su portada central), La Profesa y la capilla de Ánimas de la Catedral de México.

En el segundo grupo estarán aquellas portadas que se concentran en el sentido ascensional a base de un peraltado frontón a manera de remate, como se conserva en las portadas laterales del templo de Corpus Christi y en Santa Teresa la Nueva.

El tercer grupo, sin duda, es el más novedoso, pues en él, más que un sentido ascensional, existe el deseo de señalar la importancia de la portada y, para ello, Arrieta prefirió emplear el mismo número de soportes en los dos registros, con la peculiaridad de multiplicar el número tradicional de ellos. Así, en el Palacio de la Inquisición utiliza en el primer cuerpo cuatro columnas colocadas en pares con un mínimo intercolumnio, flanqueando el vano de ingreso, más cuatro pilastras enmarcándolas. En el segundo cuerpo la solución fue utilizar ocho pilastras. En la Basílica de Guadalupe, cinco columnas por cuerpo, distribuidas en pares, dan paso al vano de ingreso, a los nichos y al relieve central.

La planta de ambas portadas y la multiplicación de soportes, producen también efectos de claroscuro, distintos a los conseguidos en la arquitectura barroca seiscentista.

Pero a la originalidad de estos elementos, debemos añadir otros empleados por el arquitecto Arrieta: en primer lugar, el hecho de que nunca utilizó la columna salomónica. Sus portadas son un juego entre columnas y pilastras, preferentemente sin ornamentación; sus pilastras suelen poseer un simple cajeado que a Manuel González Galván le viene muy bien para clasificarlas dentro del barroco tablerado.[87] De ese modo las encontramos en el Palacio de la Inquisición, en la iglesia de Santiago Tuxpan, en el templo de Santa Teresa la Nueva y en la Capilla de Ánimas de la Catedral.

Sus columnas, en cambio, son lisas, con excepción de las del segundo cuerpo del templo de La Profesa, que lucen abundante ornamentación en el primer tercio y son estriadas, como estriadas son también las del primer registro.

Otra característica que identifica la obra artística de Pedro de Arrieta, es el arco semioctagonal. Su antecedente, como vimos antes, se encuentra en el templo de la Concepción de la Ciudad de México, pero en ese caso, era un semihexágono que se encontraba rodeado por un arco de medio punto, lo que en la obra de Arrieta ya no sucede: luce limpiamente el arco semioctagonal, como se aprecia en el Palacio de la Inquisición, en la iglesia de Santiago Tuxpan y, por supuesto, en la Basílica de Guadalupe.

La ornamentación de tipo foliado no parece que haya sido de su agrado ni siquiera en los capiteles, a los que prefirió de orden dórico, como en Santiago Tuxpan, Santa Teresa la Nueva y la capilla de Ánimas; aunque llegó a utilizar el corintio en la Inquisición y Guadalupe.

La iglesia de Santiago Tuxpan, la Basílica de Guadalupe y el templo de La Profesa, son en ese sentido excepcionales en la obra de Arrieta. En las dos primeras, existe decoración en los frisos, en las enjutas y en el arco del vano de ingreso. En La Profesa la apreciamos en las ya citadas columnas tritóstilas, en el banco del segundo cuerpo, en el marco de los relieves, en el del óculo en la parte superior de los nichos, en los frisos, enmarcando el arco conopial de ingreso, y en las peanas. Es és-

[87] MANUEL GONZÁLEZ GALVÁN, *El arte virreinal en Michoacán*, p. 266. Véase también: MANUEL GONZÁLEZ GALVÁN, "Modalidades del barroco mexicano" y "Génesis del barroco y su desarrollo formal en México".

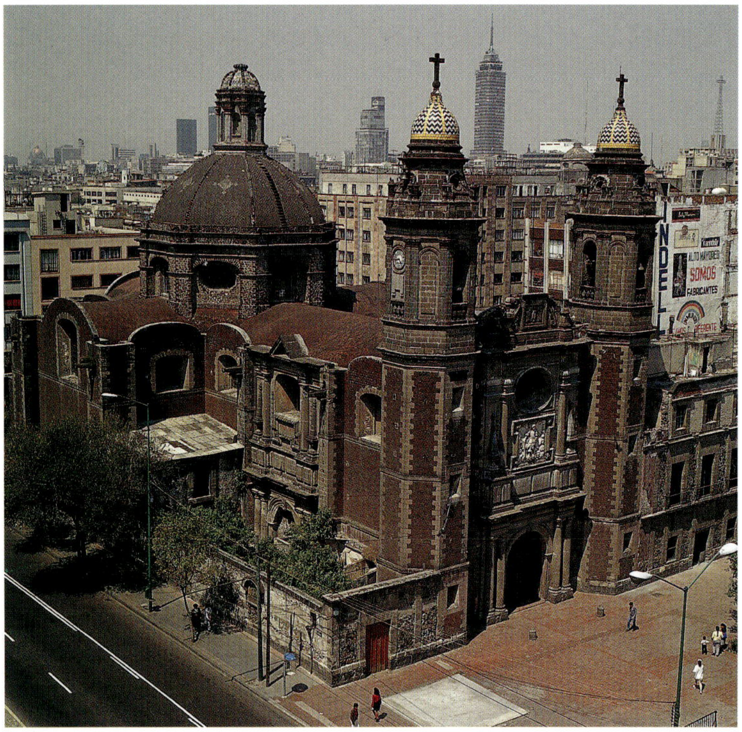

1

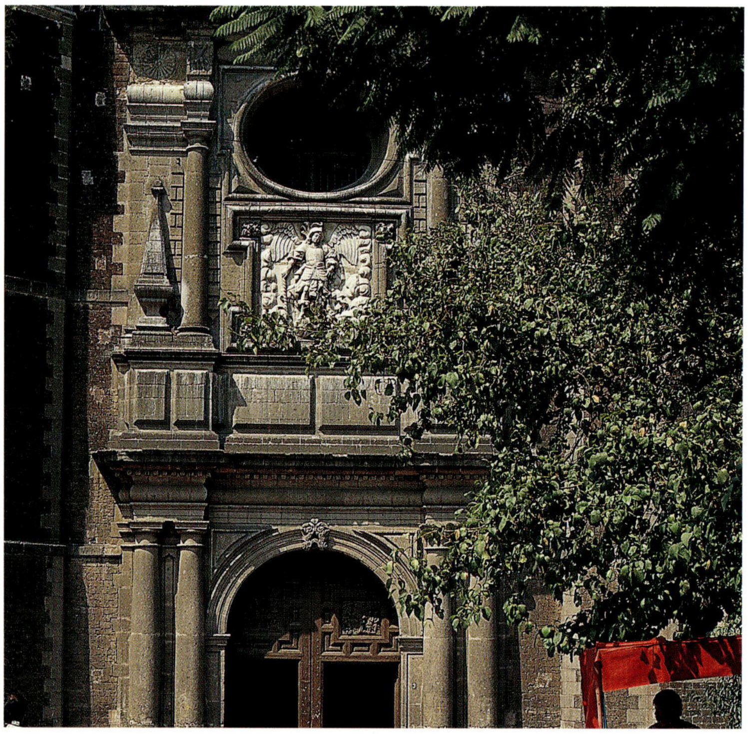

2

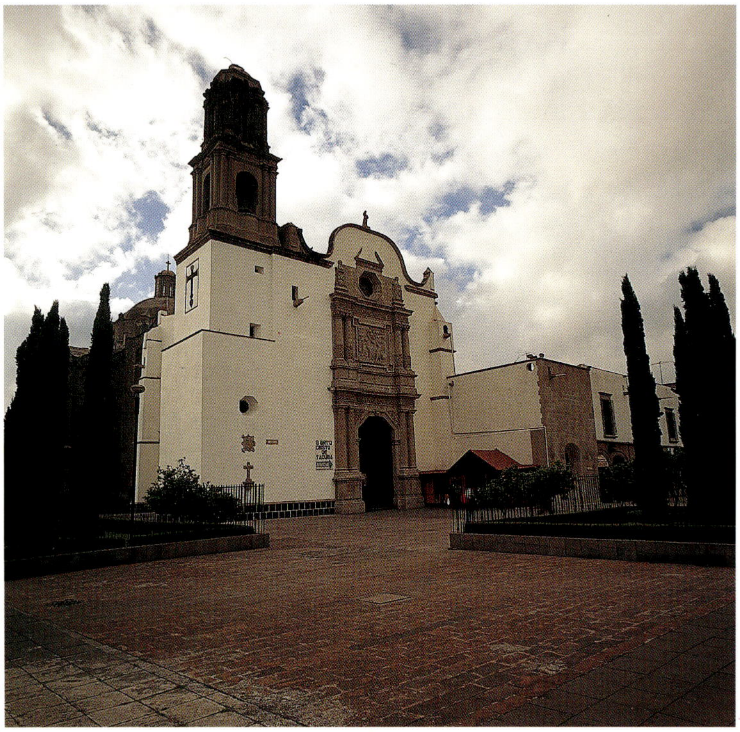

3

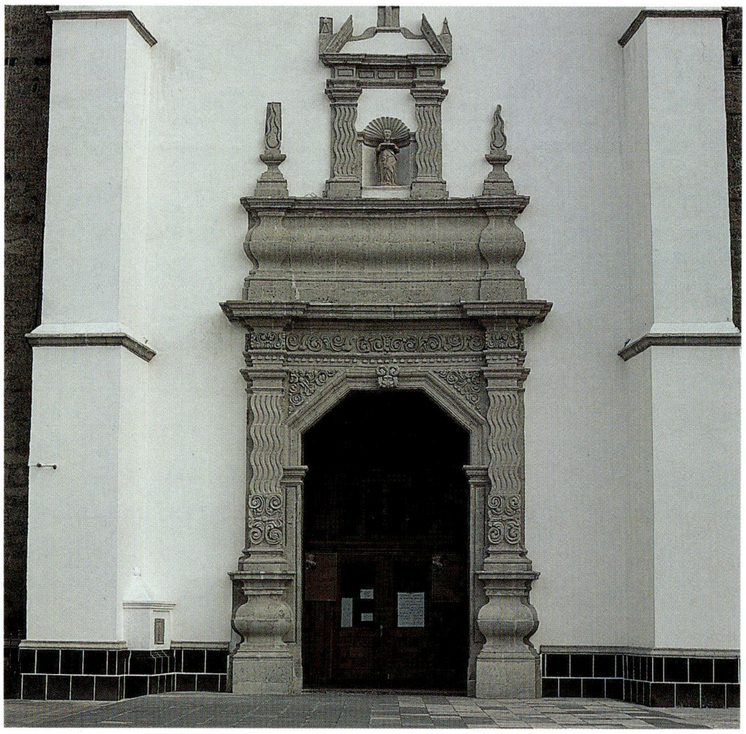

4

1 *Parroquia de San Miguel*

2 *Portada principal de la Parroquia de San Miguel*

3 *Parroquia de Tacuba*

4 *Portada lateral de la Parroquia de Tacuba*

ta la que, en relación al sentido ornamental, más se apega a los cánones del barroco seiscentista, especialmente de la Ciudad de México.

Gracias a todas las características de la obra más o menos documentadas de Pedro de Arrieta, se le han atribuido tres obras importantes de la capital: el templo de Santo Domingo, la parroquia de San Gabriel de Tacuba y la parroquia de San Miguel. La portada principal del templo de Santo Domingo tiene en común con la obra de Pedro de Arrieta, la planta en trapecio similar a la de la Basílica de Guadalupe, además de la multiplicación de los soportes y el tipo de decoración que luce —similar a la empleada en el templo de La Profesa.

La parroquia de Tacuba posee un arco semihexagonal en el vano de ingreso de la portada principal, además de ostentar en ambos cuerpos columnas pareadas, con un mínimo intercolumnio, como las del templo Guadalupano y las del Palacio inquisitorial.

En la parroquia de San Miguel, por su parte, lo primero que llama la atención es el hecho de que su portada principal se encuentra colocada entre dos torres de planta octogonal, como en el templo Guadalupano. A ello se deben añadir las columnas pareadas con el intercolumnio reducido del primer cuerpo y los grandes tableros del segundo cuerpo que recuerdan los que luce en ese sitio la misma Basílica.

Aunque se llegara a probar que esos monumentos no son de Pedro de Arrieta, lo que se demuestra del análisis de sus características formales es la trascendencia de la obra de nuestro arquitecto, que manifiesta una manera de entender y de desarrollar la arquitectura a la que hoy denominamos barroca, de manera muy diferente a la de los maestros que lo antecedieron y en ello radica fundamentalmente la importancia de Arrieta: cambió la concepción tradicional del estilo desarrollado hasta ese momento, abandonó las columnas salomónicas y la exhuberancia ornamental. Su escuela tectónica, claroscurista y de gran movimiento se dejó sentir hasta mucho tiempo después. Pedro de Arrieta fue quien preparó el terreno a los artistas involucrados ya en la Ilustración, que realizarían primero las reformas de sus Ordenanzas y, después, las obras barrocas más desenvueltas de la época virreinal. No por casualidad, el año de su muerte, el ingeniero Luis Díaz Navarro construyó el templo de Santa Brígida de la Ciudad de México, el primero que abandonaba uno de los tradicionales esquemas espaciales de la arquitectura novohispana: el de los conventos de monjas. En él no se construyeron ya dos portadas, sino sólo una, paralela a la nave, cuya planta tampoco fue de cajón, sino de una sola nave con sus extremos redondeados. Y su portada conserva lineamientos precisos heredados de Pedro de Arrieta, como las columnas pareadas sin intercolumnio y el alto frontón triangular.

Pedro de Arrieta es pues el punto de partida para comprender a maestros como Miguel Custodio Durán y Francisco Antonio de Guerrero y Torres; para entender, en suma, la arquitectura barroca del siglo XVIII.

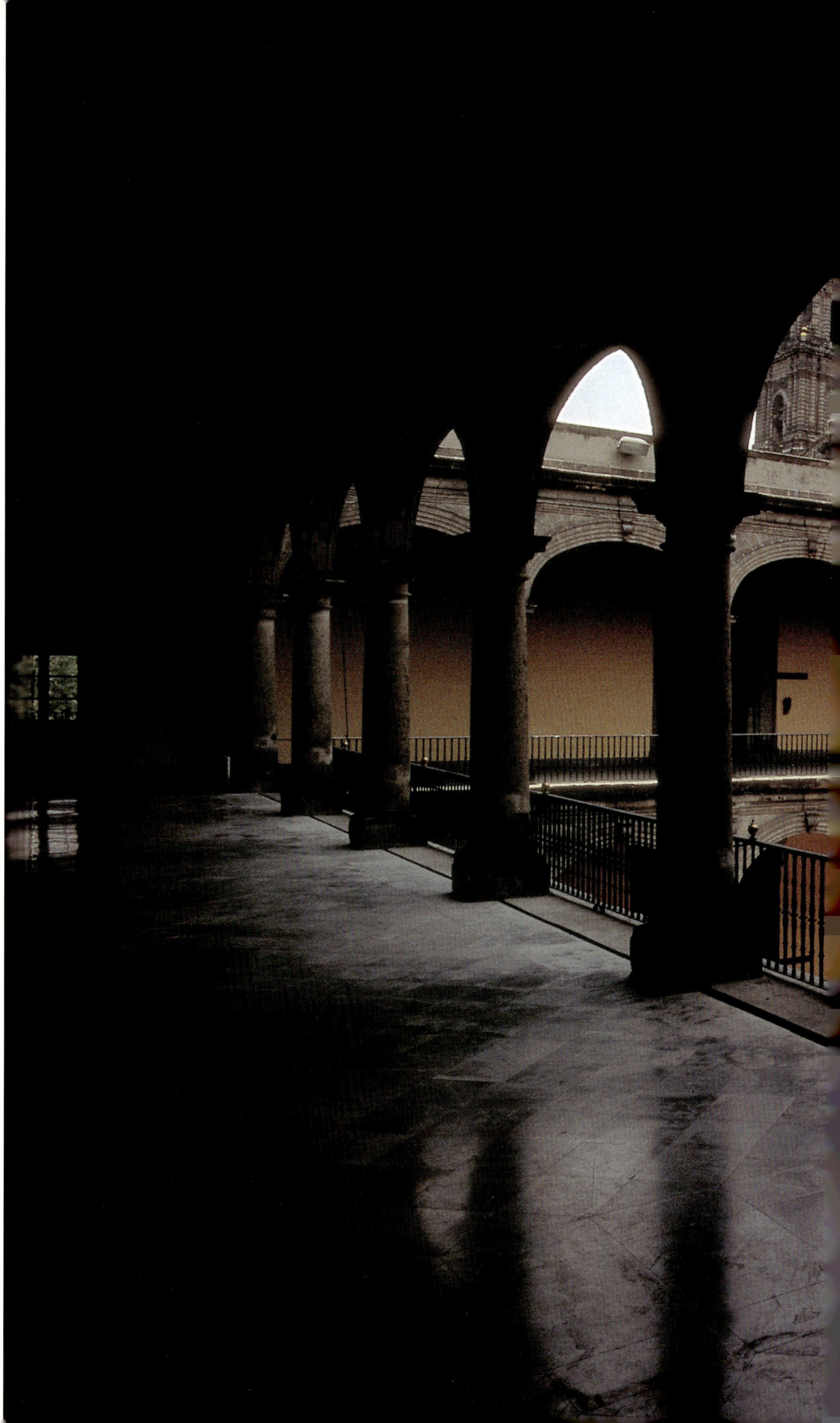

Planta alta del patio principal del Palacio de la Escuela de Medicina

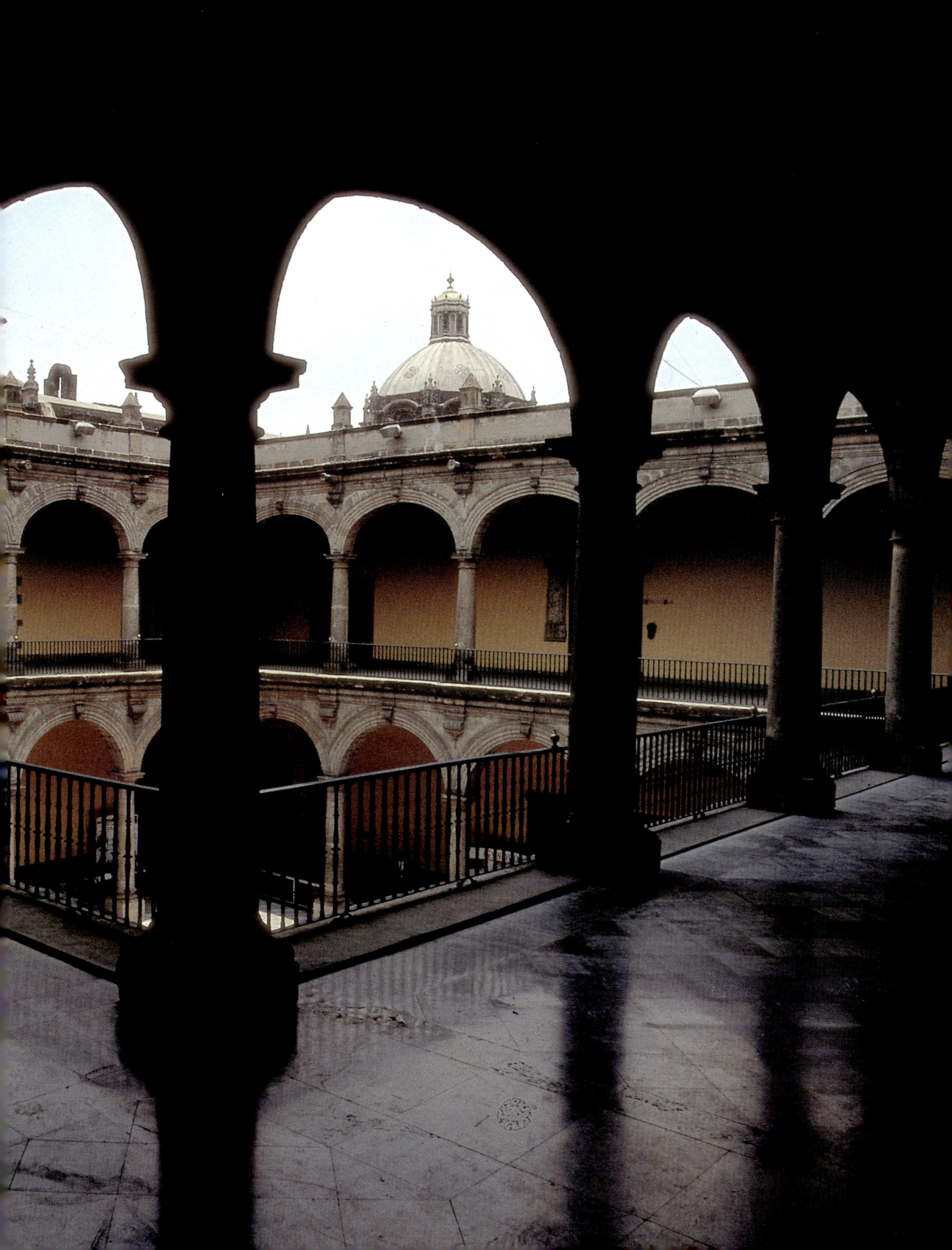

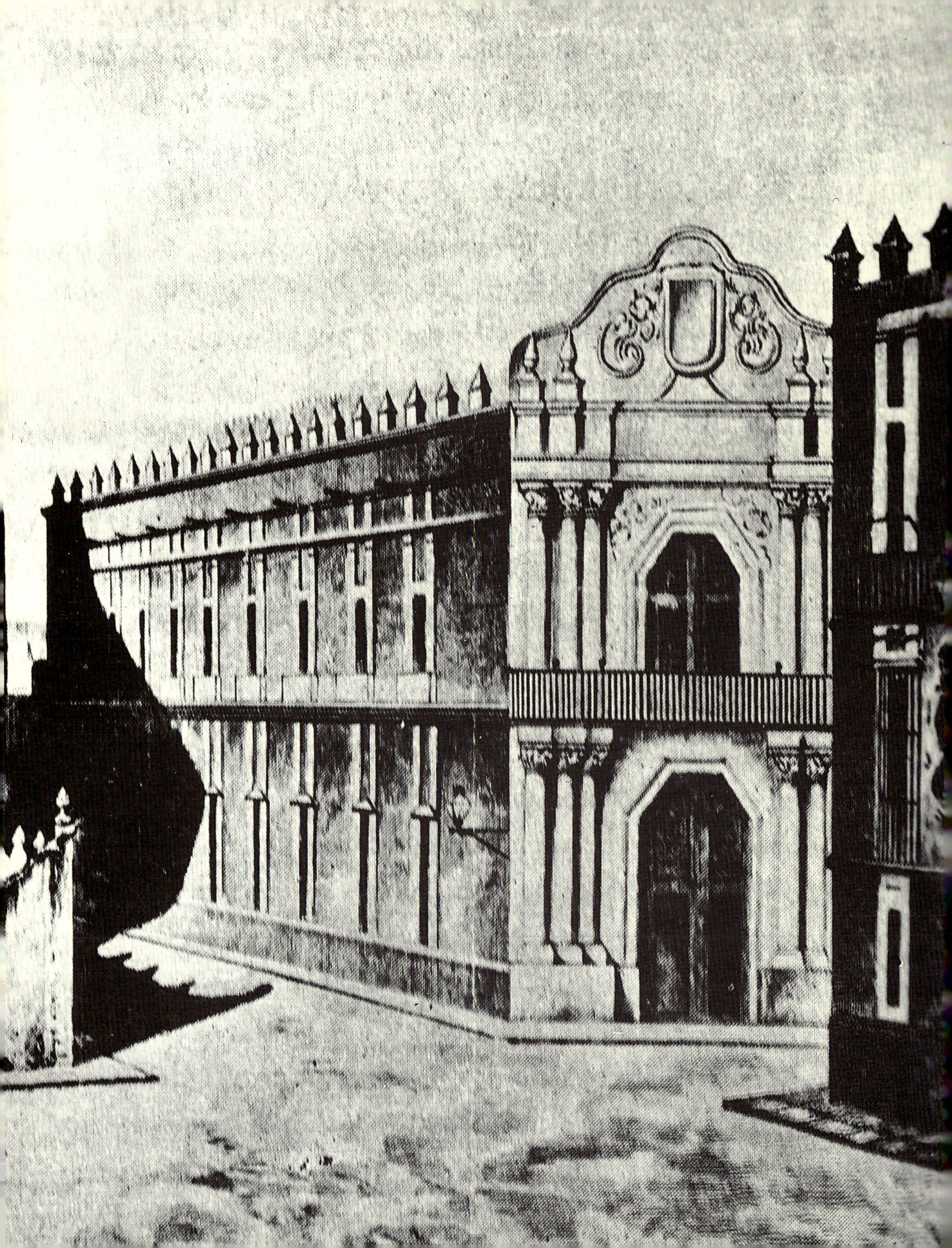

Historia del edificio del Palacio de la Inquisición

Flavio Salamanca G.

Primeras casas ocupadas por el Tribunal

La Inquisición llegó a las Indias Occidentales en 1569, y no es sino hasta el año de 1571 que se establece en la capital de la Nueva España. Los primeros inquisidores llegan a la Ciudad de México y se aposentan en unas casas vecinas al Convento de Santo Domingo, que inicialmente pertenecieron a la familia Guerrero, casas que existían desde 1560, y de las cuales poco sabemos lo que sucedió entre 1560 y 1571, fecha en que se estableció el Tribunal con la llegada de los tres primeros inquisidores.

Según lo asienta un documento del 14 de julio de 1578, estas casas fueron compradas a Juan Velázquez de Salazar para instalar de una forma definitiva las dependencias del Tribunal, las cárceles y, a instancias de ellos mismos, la residencia de los inquisidores.

Sobre la historia de los edificios que el Tribunal ocupaba en esa época, sólo se tienen noticias hasta el año de 1604, cuando el inquisidor don Alonso de Peralta, mandó realizar trabajos, según consta en el documento del 18 de mayo del mismo año, para establecer la huerta de la Inquisición y hacer modificaciones al edificio. Los trabajos principales se realizaron en la Sala y en la Cámara del Secreto del Santo Oficio y consistieron en blanqueado de los muros, cenefas de ornamentación en esta sala y en la de Audiencia, y arreglos diversos. Informa de la compra y confección de telas de terciopelo negro con la cenefa que protegía la misma y de los escudos de la Inquisición hechos de los mismos materiales. En lo que se refiere a los arreglos de la portería del edificio, también se pinta la cenefa alta y baja, con "buena ejecución"; las de la nueva capilla y el retablo, que costó más de 1 500 pesos, son obra de Baltasar de Echave Orio, según lo afirma el doctor Francisco de la Maza. Informa también de los magníficos retablos colaterales de la capilla y el que nos ocupa...

> ...era de madera, con sus columnas de obra corintia revestida de talla, los frisos de dicho retablo también revestido de talla con un banco, figuras de San Ildefonso y su historia en el tablero principal y sobre el otro cuerpo tiene un crucifijo, el cual remata arriba con una tarja y dentro de ella el Espíritu Santo...

Sobre los pasadizos, informa de los trabajos para que los inquisidores pudiesen bajar a las cárceles secretas. Sin embargo, lo que puede descartarse como obra importante es la fabricación de:

> Un escudo grande que ocupa casi todo el ancho del dosel con las armas reales con su corona imperial, y encima de la corona un crucifijo con un cartón revolado que acompaña al crucifijo con hermosura y gracia, con la letra en el que se pone el Santo Oficio en sus armas y a los lados tiene a dos ángeles grandes, el de la mano derecha con un ramo de oliva y el de la mano izquierda con una espada; en una mano tienen estas dos insignias y en las otras dos manos tienen dos rótulos revolados con sus letras. Toda la obra de la que se ha hecho mención, armas, escudos, coronas, ángeles, castillos y leones con todas las demás armas, es bordado de oro y seda con matices de la obra más costosa y perpetua que se hace de este género; costó de todo costo cinco mil pesos.

La suma de las obras que se realizaron por don Alfonso de Peralta hasta antes de la gran inundación de 1629 ascendió a cincuenta y tres mil setecientos veinte pesos, cantidad que si la comparamos con el costo total del Palacio edificado por Pedro de Arrieta 107 años después, que fue de ciento ochenta y siete mil seiscientos sesenta y tres pesos, nos informa de la importancia de los trabajos realizados, pues la erogación, representa 28.4 por ciento del costo del Palacio.

Por esta época el edificio ocupaba ya más de la mitad de la calle de La Perpetua (actual Rep. de Venezuela), casi toda la primera calle de los Sepulcros de Santo Domingo (actual Rep. de Brasil) y buena parte de la de Cocheras (actual Rep. de Bolivia). Las obras se realizaron a mediados del siglo XVII y fueron trazadas por el maestro Bartolomé Bernal.

Grabado de la Escuela de Medicina, realizado hacia 1877

El entorno

Un monumento como entidad aislada tiene un valor en sí mismo debido a sus cualidades artísticas e históricas, lo que representa un valor parcial. Sin embargo, el concepto de plaza, barrio o centro histórico se vincula al monumento como un todo, como conjunto indisoluble. La plaza de Santo Domingo y sus relaciones sociales, económicas y culturales con el medio ambiente tiene una incidencia directa con el Palacio de la Escuela de Medicina, realidades que deben tomarse en cuenta si se pretende obtener una restauración integral.

El esquema racionalista en el trazado de la Ciudad de México, reticular, conforme a su herencia imperial, conservó de la cultura prehispánica solamente las dimensiones monumentales de la Plaza Mayor; en cambio, la plaza de Santo Domingo se identifica mucho más con las de villas y ciudades de Castilla que se construyeron en las postrimerías de la Edad Media. La complementación en el equilibrio de sus volúmenes y su desarrollo rectangular hacia el norte nos hace retener esa serie de valores nominados por la riqueza y sobriedad de sus fachadas, mismas que favorecen la intimidad de sus interiores en la medida que respeta ampliamente la escala del individuo constructor y habitante. La plaza, parte integrante de la ciudad, va gestando una evolución cuyas bases quedan incluidas dentro del periodo barroco, en una época en que la forma de la ciudad cambia más despacio que la mentalidad de sus habitantes.

A través de estos cambios lentos, casi imperceptibles, la sociedad novohispana va a normar el surgimiento de la naciente y nueva conciencia urbana, y se convertirá a la larga en la preocupación central del hombre, hoy estadísticamente urbanizado. El instrumento que le confiere su valor, y que atañe por lo tanto al trazado y a la composición de la plaza, no es otro que el de la perspectiva; en este nuevo concepto, los volúmenes quedan verdaderamente implantados y a la vez unidos por la plaza misma, cuya arquitectura queda incorporada al nuevo sentido espacial del siglo XVIII. El esquema de sus calles y del barrio colonial presuponen la contemplación del mundo desde un ojo único que abarca todo el panorama. Es, por lo tanto, una visión centralista que coincide con el absolutismo político, orden generado que preludia las posteriores luchas de independencia. La ciudad se ha convertido en la expresión de una realidad política, la sociedad la va formando, y su población criolla, nacida alrededor del setecientos, va a construir un medio notablemente homogéneo, representando así esa conciencia colectiva, y según una opinión en el seno de la colectividad: "esta época va a dotar a México de un profundo sentido de identidad nacional, quizá no todavía en la esfera política, pero sí en el plano de lo cultural".

La plaza de Santo Domingo nos parece como el triunfo del conjunto y de la unidad al cumplirse fielmente los tres principios fundamentales de un urbanismo clásico según Pierre Lavedan: línea recta, perspectiva monumental y uniformidad.

De la iglesia y convento de los dominicos, el modesto oratorio llamado Capilla del Señor de la Expiración, la cúpula y linternilla, es el más integrado en el entorno y el único edificio que subsiste del antiguo convento. La barda atrial, en cuyo recinto estaban comprendidas la portería, una capilla y el templo, fue derribada en el año de 1861, perdiendo la continuación de las calles de los Sepulcros de Santo Domingo (República de Brasil) y de La Perpetua (República de Venezuela). La nueva iglesia que conocemos hoy en día fue consagrada el 3 de abril de 1736; la capilla del Rosario terminada en 1690, fue demolida junto con el convento para dar paso a la calle de Leandro Valle, en el mismo año de 1861. La fundación del convento data sin embargo del año de 1539 y era uno de los más grandes y suntuosos de la época: la primera iglesia fue dedicada al culto en 1565, pero después de la inundación de 1716 la iglesia se hundió y tuvo que ser reconstruida.

Igualmente, el edificio porticado que se encuentra en la acera poniente de la plaza de Santo Domingo corresponde a su época más antigua. En la acera oriente digno es de destacar el edificio de la Aduana Nueva o Aduanal Real construido por el arquitecto Joseph Eduardo de Herrera, y desde luego el edificio que nos ocupa: el antiguo Palacio de la Inquisición.

Para estas épocas, mediados del siglo XVIII, la plaza de Santo Domingo era muy importante, siempre llena de coches de sitio y de carruajes que se enfilaban hacia el camino de tierra adentro

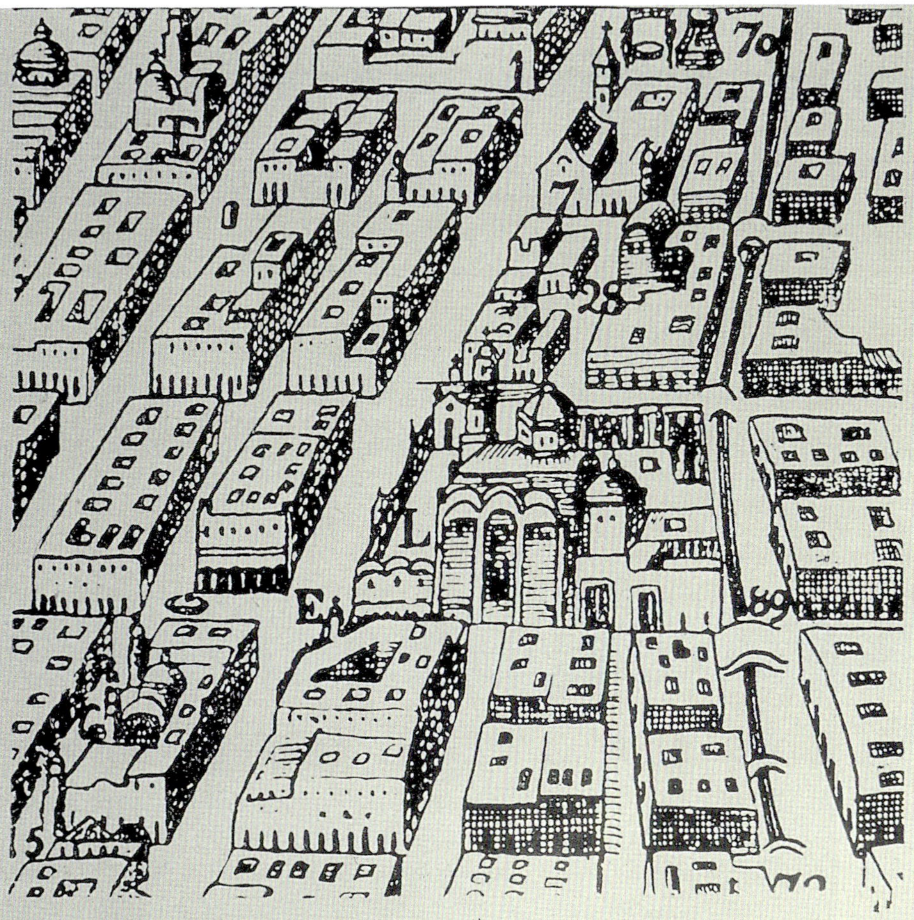

8. El edificio de la Inquisición (letra E), según el plano de 1749, de Carlos López.

1

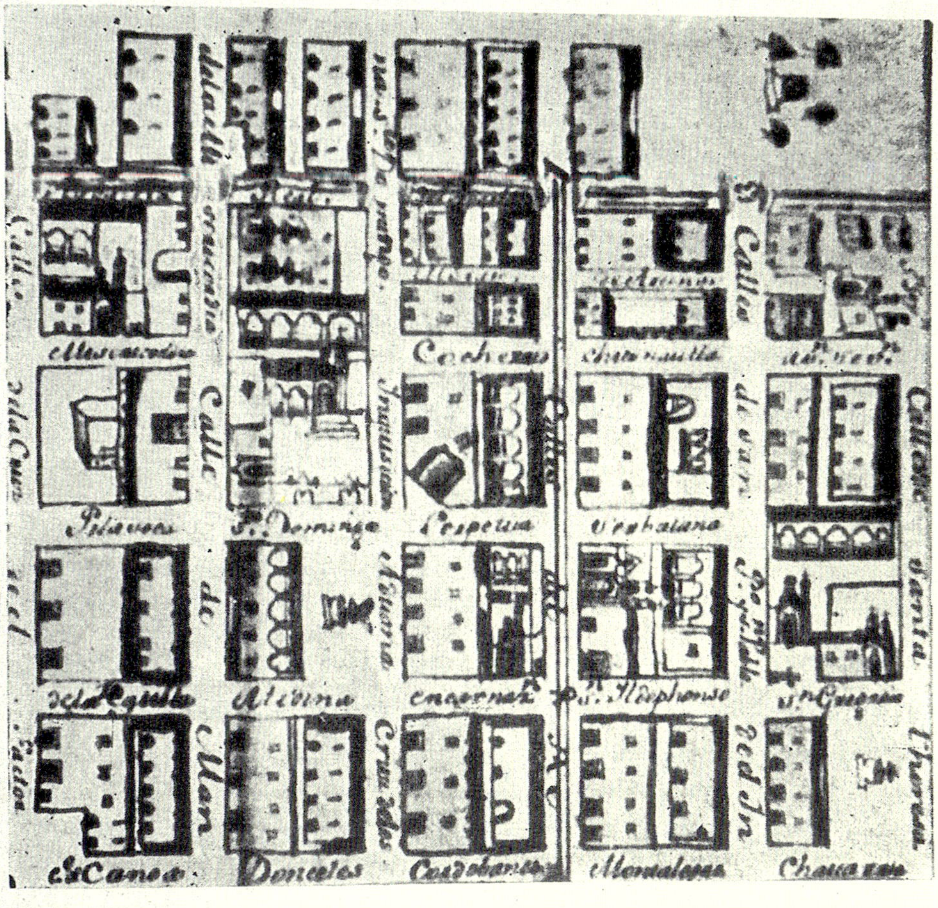

9. Fragmento del plano de José Villaseñor y Sánchez. Año de 1750.

2

1 *Detalle del plano de la Ciudad de México de Carlos López, 1749. El Palacio de la Inquisición se encuentra marcado con la letra 'E'*

2 *Detalle del plano de la Ciudad de México de José Villaseñor y Sánchez, 1750*

(rumbo a los reales de minas) o a los de ultramar (hacia Veracruz y Acapulco). Las carretas que se alquilaban para mudar muebles y los carretones que llevaban las mercancías a la aduana multiplicaban el número de carros que venían de un lado para otro. La plaza de Santo Domingo era desde el punto de vista civil, la más importante de la Nueva España. Otro aspecto considerable es que era la única vía de acceso a la Villa de Guadalupe, tan concurrida siempre por los devotos. Además, los virreyes hacían su entrada por esa calzada cuando venían a tomar posesión del mando, de ahí que también se le llamase "calle real". A principios del siglo XVII, el desarrollo urbano de la ciudad es testimonio de cómo el auge colonial ha enriquecido su propia sociedad. Bernardo de Balbuena habló de su grandeza, describiéndola como una ciudad construida en una delgada capa de tierra sobre el agua de los lagos, que la refrescaban con su brisa y hacían agradable el clima, a pesar de estar asentada en el trópico. Acerca de su sociedad, enumeró y detalló a cada uno de los grupos sociales que la constituían, encomiando la opulencia, el colorido y detalles de los jinetes y sus cabalgaduras. Asimismo, describió la variedad de mercancías que llegaban a ella procedentes de todo el mundo y elogió la dichosa paz en que se vivía.

En cuanto a su arquitectura, las calles bien trazadas y los templos eran comparables a los de una ciudad renovada, de formas clásicas; elegante, con edificios, torres y calzadas amplias, cruzadas por gentes de remotos países y diferentes lenguas.

La construcción del Palacio por Pedro de Arrieta (1732-1737)

En los inicios del siglo XVIII, comenzaba a prepararse el terreno a grandes acontecimientos dentro del marco cultural de la Ilustración mexicana, debido a la eficaz explotación de los recursos económicos de la Colonia y a una nueva fase de recuperación demográfica. En este periodo se verá reflejada la conciencia colectiva y la opinión de una sociedad de cuyo desarrollo fueron testimonio sus propias obras arquitectónicas como, por ejemplo, las importantes transformaciones que tuvieron lugar en la plaza de Santo Domingo.

La Inquisición participó plenamente de la expansión en que se vieron envueltas todas las instituciones del virreinato. Su florecimiento se multiplicó en dicho periodo y fue en ese momento cuando, después de sucesivas adaptaciones de las viejas instalaciones y ante las crecientes necesidades de la institución (reformas, algunas de ellas realizadas por el maestro Bartolomé Bernal, quien terminó las cárceles llamadas de penitencia, con 18 celdas y vivienda del alcaide), el Tribunal del Santo Oficio solicitó al arquitecto criollo don Pedro de Arrieta, los primeros planos para construir un edificio.

Los letrados inquisidores don Juan Gómez de Mier y don Juan de Armento solicitan al Maestro Mayor del Tribunal el desarrollo de un proyecto para reemplazar a las varias veces modificadas casas inquisidoras. El proyecto presentado queda sin efecto. Arrieta, el 16 de junio de 1732, hace referencia a él al presentar un nuevo proyecto que mejora al anterior:

> Que el mucho tiempo que ha pasado me ha dado un campo a discurrir los inconvenientes que resultaban de la primera planta y que está hecho como requiere el arte y el gobierno de vuestra señoría, procurando que la casa del alcalde y proveedor y la cocina de proveeduría esté con inmediación a las cárceles secretas, la de ayudante de alcalde cerca de la puerta principal de la calle y así respectivamente los demás. Que el patio principal goce de un cuadro perfecto, pues en la primera planta no lo gozaba, quedaba en figura prolongada y con ninguna perfección. Para lo mismo y el mayor lucimiento de decencia he decidido ochavar la esquina de hacia la plazuela de Santo Domingo y dar en ella la puerta principal en que podía ostentar y ser cosa notable su arquitectura, gozándose así de por esquina como por la parte del poniente y parte del sur que son las dos calles que ocupa dicha Inquisición y por la inmediación de la puerta principal de Santo Domingo donde se celebran todas las funciones de este Tribunal y al mismo tiempo desembocará derechamente en dicha plazuela de Santo Domingo con lo que parecerá que el Tribunal está en dicha plazuela y esto subsanará en parte el defecto de no haber comprado estos años pasados la casa contigua a la Aduana Nueva que compraron y están al presente fabricando las monjas de la Encarnación.

En los planos de 1723, Arrieta había decidido seguir el lineamiento del edificio anterior abriendo la puerta principal hacia la calle real de Santo Domingo, hoy República de Brasil. En los de 1732, la co-

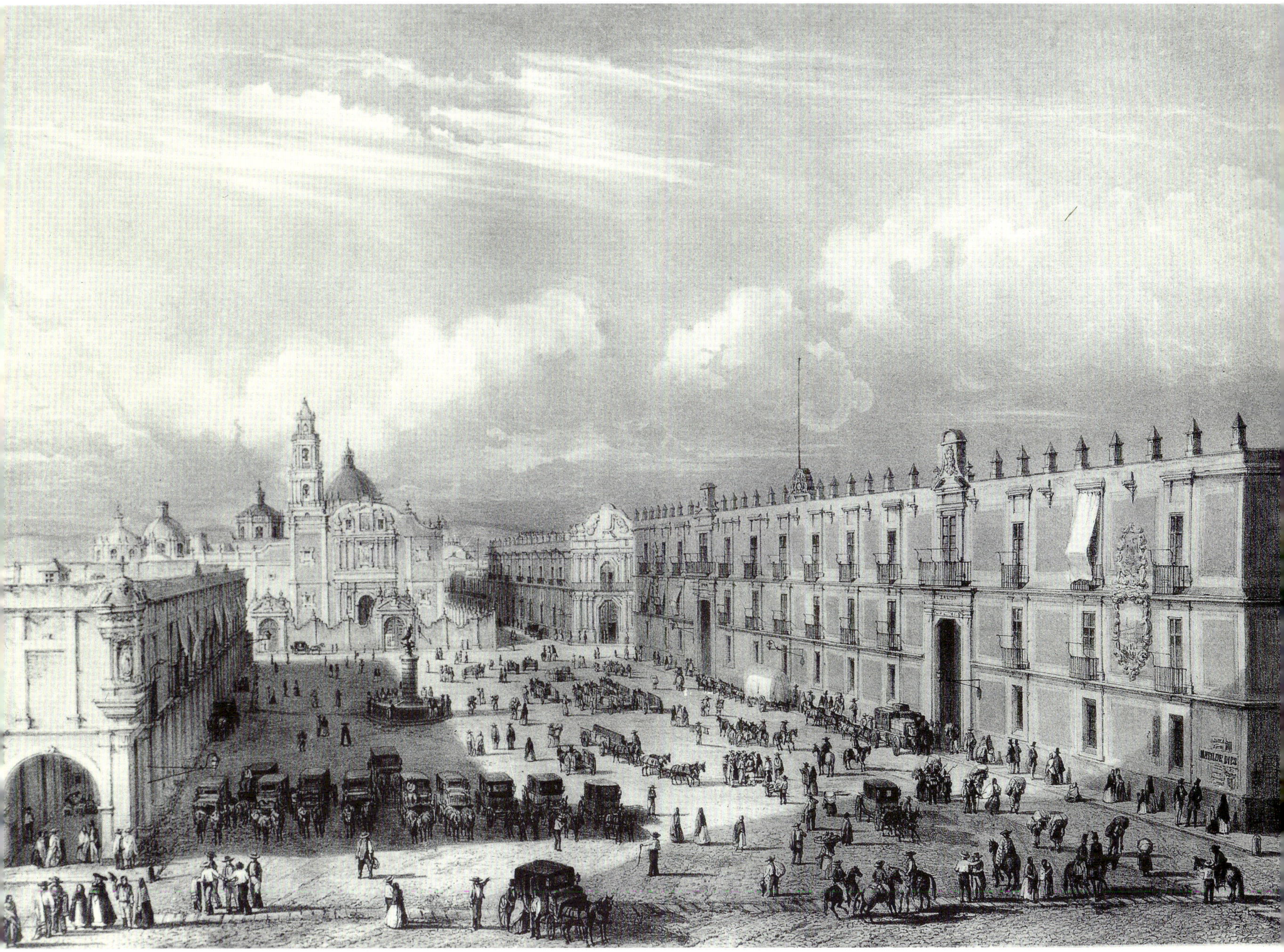

Vista de la plaza de Santo Domingo en todas sus dimensiones, a mediados del siglo XIX. En esta litografía se aprecian los muros del antiguo atrio del templo, derribados en 1861, la fuente del "aguilita" y el sitio de carros de alquiler para servicio público

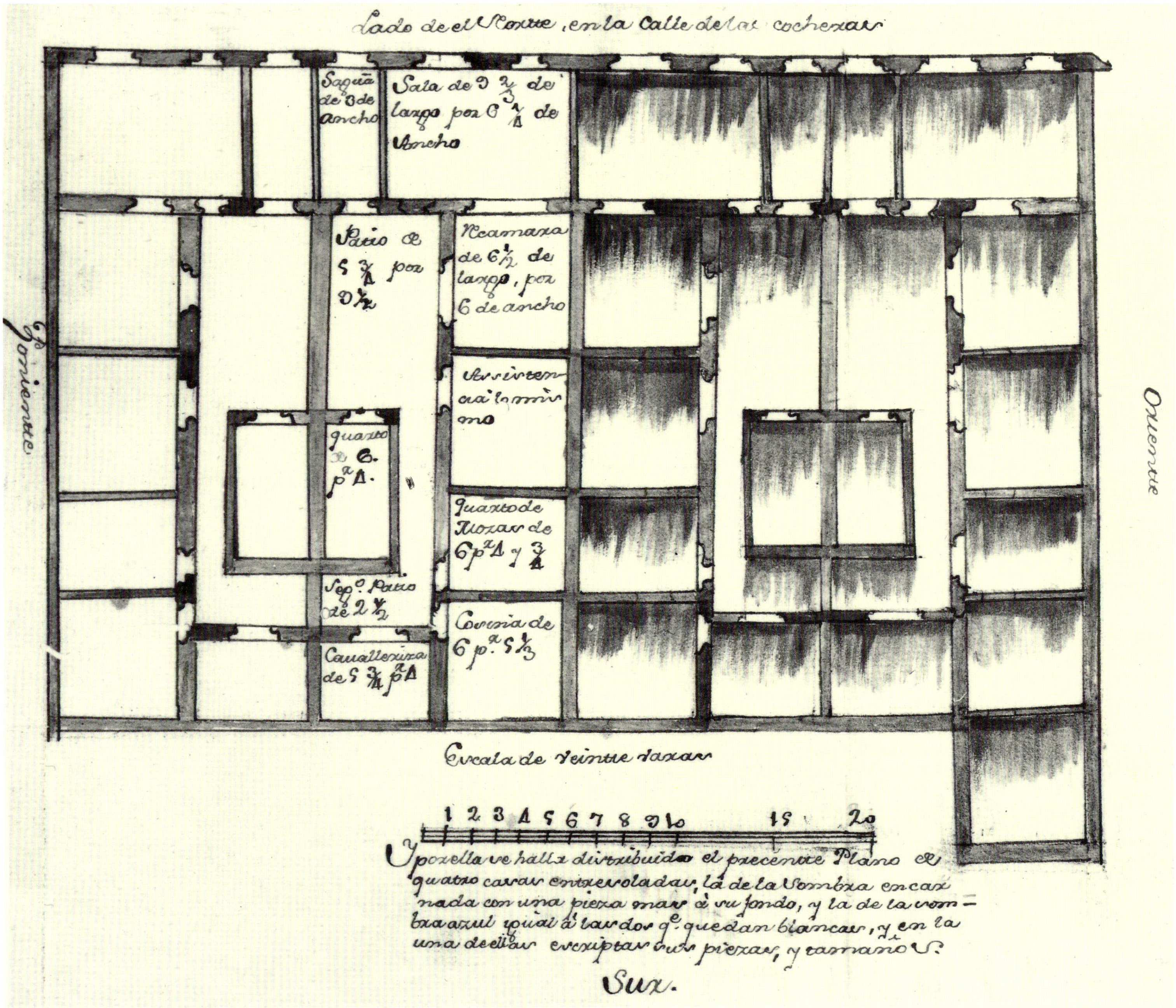

1

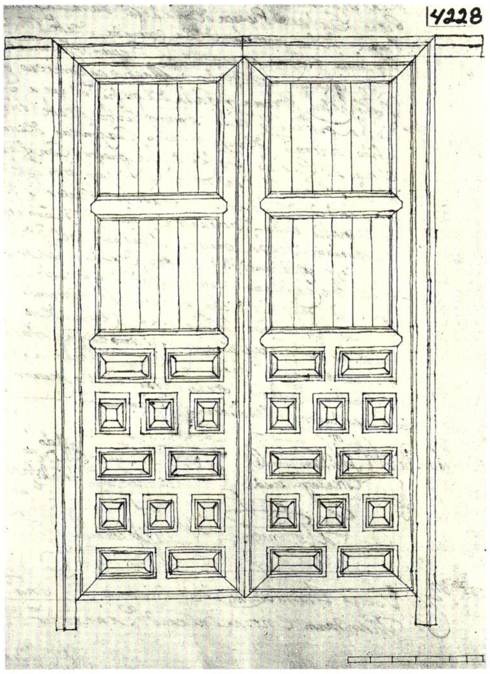

2

1 *Proyecto del arquitecto Lorenzo Rodríguez para la construcción de cuatro casas en la calle de Cocheras (hoy República de Bolivia), 1756. El proyecto se modifica para edificar en total seis casas, que se terminan en 1765*

2 *Proyecto de puerta, destinado al edificio de la Inquisición. Antonio de Mijas, 1652*

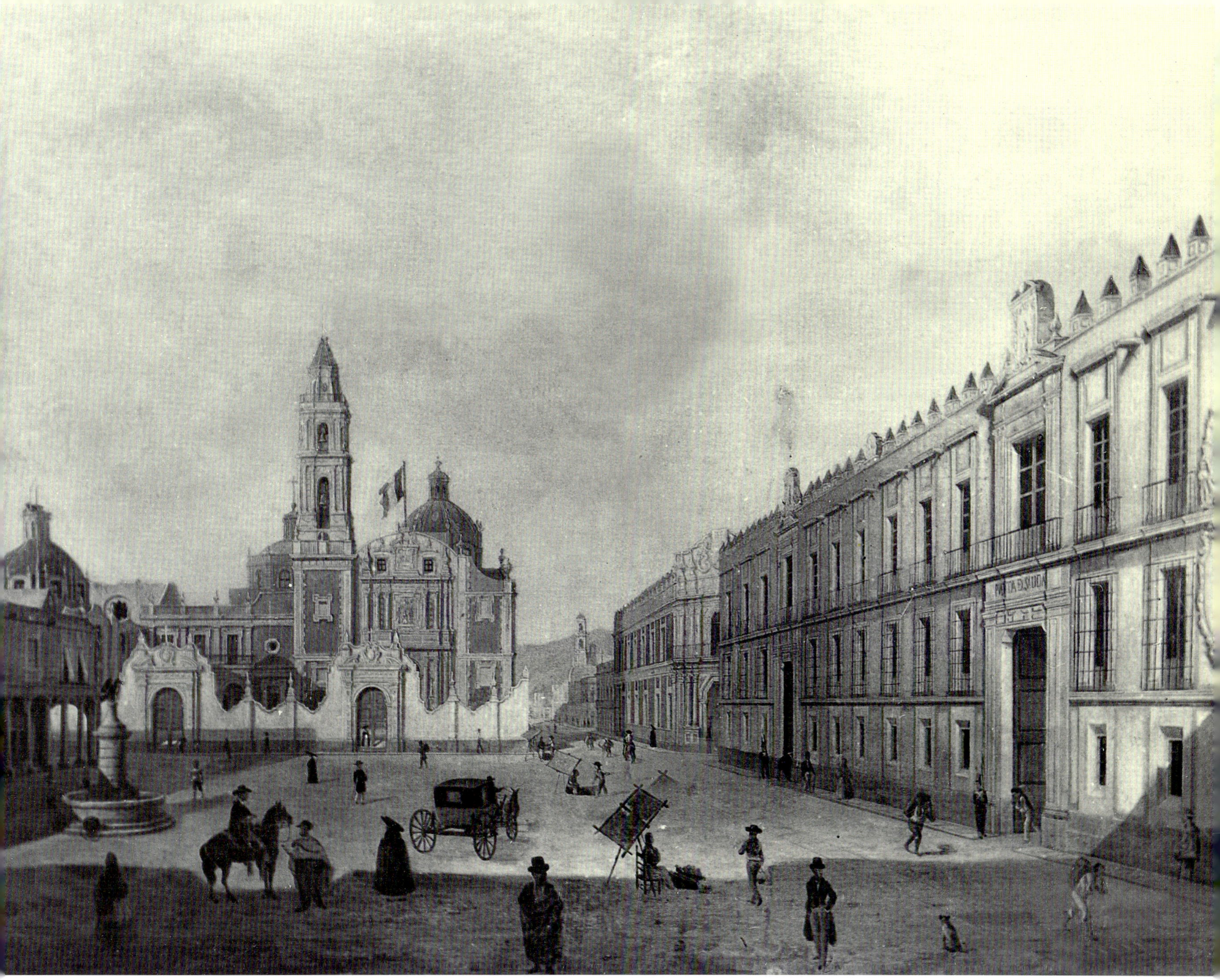

locó en la esquina que mira hacia la plaza de Santo Domingo, ochavando la fachada. El mismo estilo de puertas había usado antes en la obra de la Basílica de Guadalupe.

Del mismo documento se desprende que Arrieta tenía previsto en un principio cerrar la calle, hoy República de Venezuela, para poder tener la entrada al Palacio de la Inquisición directamente sobre la plaza:

> Con lo cual, de haber conseguido cerrar la calle de la Perpetua respecto de no ser ya la calle principal cuya circunstancia prometía su logro, hubiera aventajado esta Inquisición pasarse a la plazuela como parecía conveniente a su desembarazo y mayor distinción sin estar atareadas sus entradas y salidas a las estrecheces y angustias de una calle.
>
> Sin embargo me someto a lo que vuestra señoría en su vista acordase, o a lo que dijesen sobre cuanto llevo expresado otros peritos y maestros de arquitectura, pues mi ánimo no ha sido ni es otro, que el mayor lustre y bien del Tribunal y el que no se me eche la culpa de no haber desengañado a tiempo, como es mi obligación por haber estimado y servido al Tribunal tantos años, hace con el esmero y fineza que es patente y notora.

Plaza de Santo Domingo, 1841. Óleo sobre tela por Pedro Gualdi

Arrieta sometió su proyecto a otros peritos y maestros de arquitectura

El dictamen de sus colegas, los arquitectos Miguel Joseph de Rivera y Antonio Álvarez, maestros en el arte de la arquitectura y alarifes mayores de esta ciudad, es el siguiente:

> Hace expresión de la nueva planta corregida y emanada con las amplitudes que ha discurrido y habiéndosenos mostrado así la que tenía ejecutada el año de 1723 como la que nuevamente tiene presentada, adjunta con dicha relación para ver y reconocer, aprobar y reprobar lo que dicho maestro propone y demuestra así en su escrito, como las dos plantas que tiene ejecutadas demostró el sitio de que necesita para las utilidades y conveniencias que tiene por precisas y necesarias, somos de parecer en la proporción que hace dicho maestro de la amplitud del sitio por la parte del norte para que quede el patio principal de este Santo Oficio con la perfección que pide semejante fábrica, en figura cuadrada gozando la utilidad de que las salas de audiencia y secreto, gocen de las luces de oriente que antes tenían al lado poniente.

Los ilustres dictaminadores enumeran y relatan las ventajas y cualidades de este nuevo proyecto, haciendo hincapié en la ubicación de la puerta, pues goza de ambas calles, proximidad de media cuadra a la entrada del atrio y posteriormente a la iglesia de Santo Domingo; y al formar un ochavo se hace singular, así como única en el reino de la Nueva España. Encomian igualmente la amplitud de las piezas y el costo reducido que tendría el nuevo proyecto, concluyendo con el dictamen aprobatorio.

Al día siguiente y en la audiencia de la mañana, los señores peritos arquitectos informaron a los miembros del Tribunal que consideraban con la debida reflexión el estado actual de ese Real Fisco y que aprobaban la nueva planta que presentaba el maestro Arrieta, lo cual sugerían se pusiese en limpio y con toda perfección para poderla ejecutar.

Treinta y seis años dura Pedro de Arrieta como maestro mayor de las obras del Tribunal del Santo Oficio de la Inquisición. Durante ese lapso numerosas son las modificaciones y adiciones al antiguo edificio en donde el Tribunal había funcionado durante 139 años.

El señorial edificio que construye Arrieta funcionó como sede del Tribunal solamente 83 años, que deben confrontarse con los 100 que tuvo como Escuela de Medicina. La construcción duró escasos cinco años. Para desarrollar los trabajos, era necesario cambiar las salas de audiencia, tribunal y oficinas, a la antigua Casa de los Inquisidores, en los edificios que miraban hacia la calle de Cocheras, actual República de Colombia. Los trabajos de obra se iniciaron el 1o. de diciembre de 1732; sin embargo, el Tesorero del Real informó a los señores inquisidores que, desde el 4 de septiembre del mismo año hasta la fecha del inicio de la obra, habían reunido materiales y herramientas consistentes en piedra de chiluca, piedra dura, cal, estacas, 3 docenas de cubos, 3 docenas de huacales, escaleras, andamios, etcétera, cuyo importe ascendía a la cantidad de 1 314 pesos.

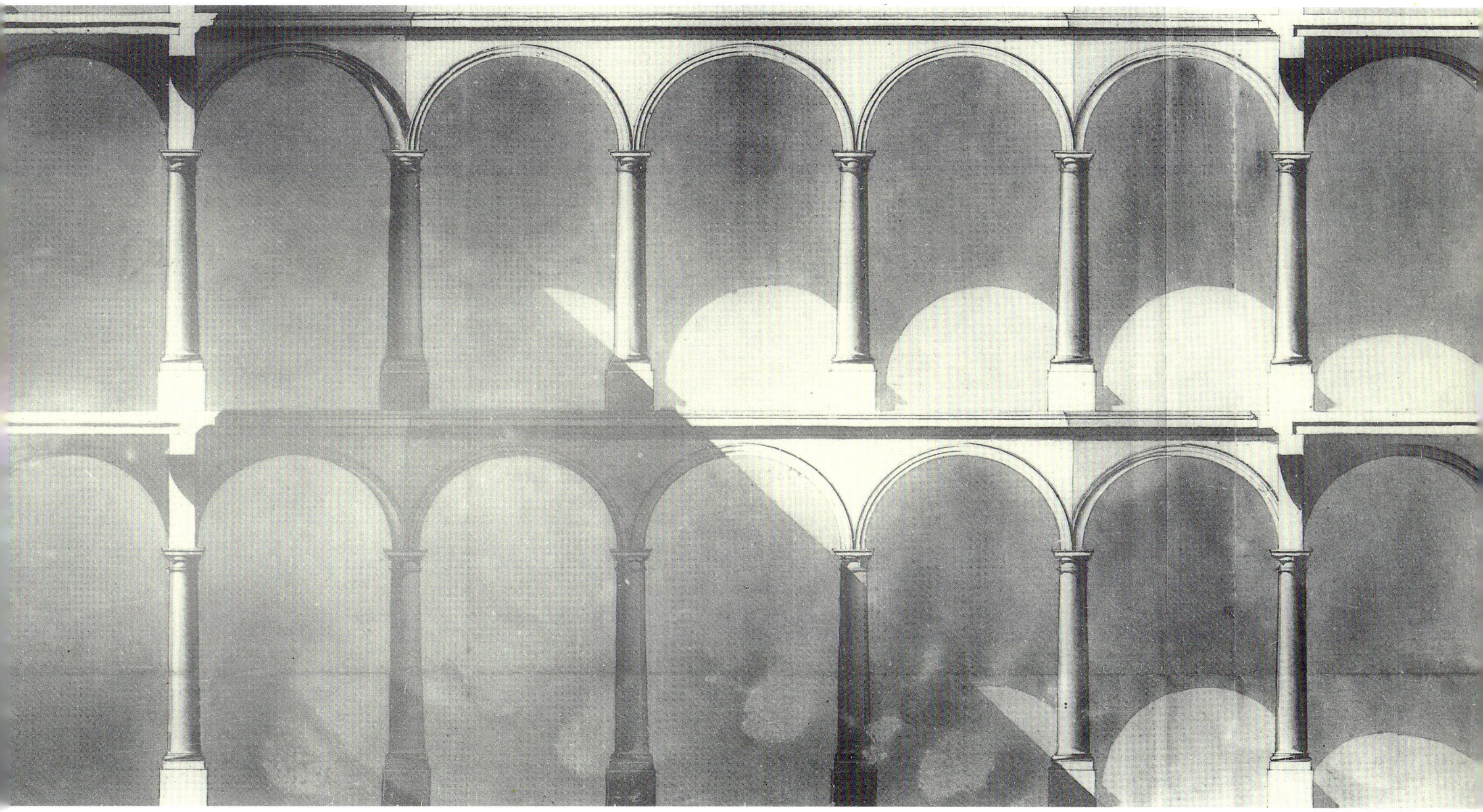

1

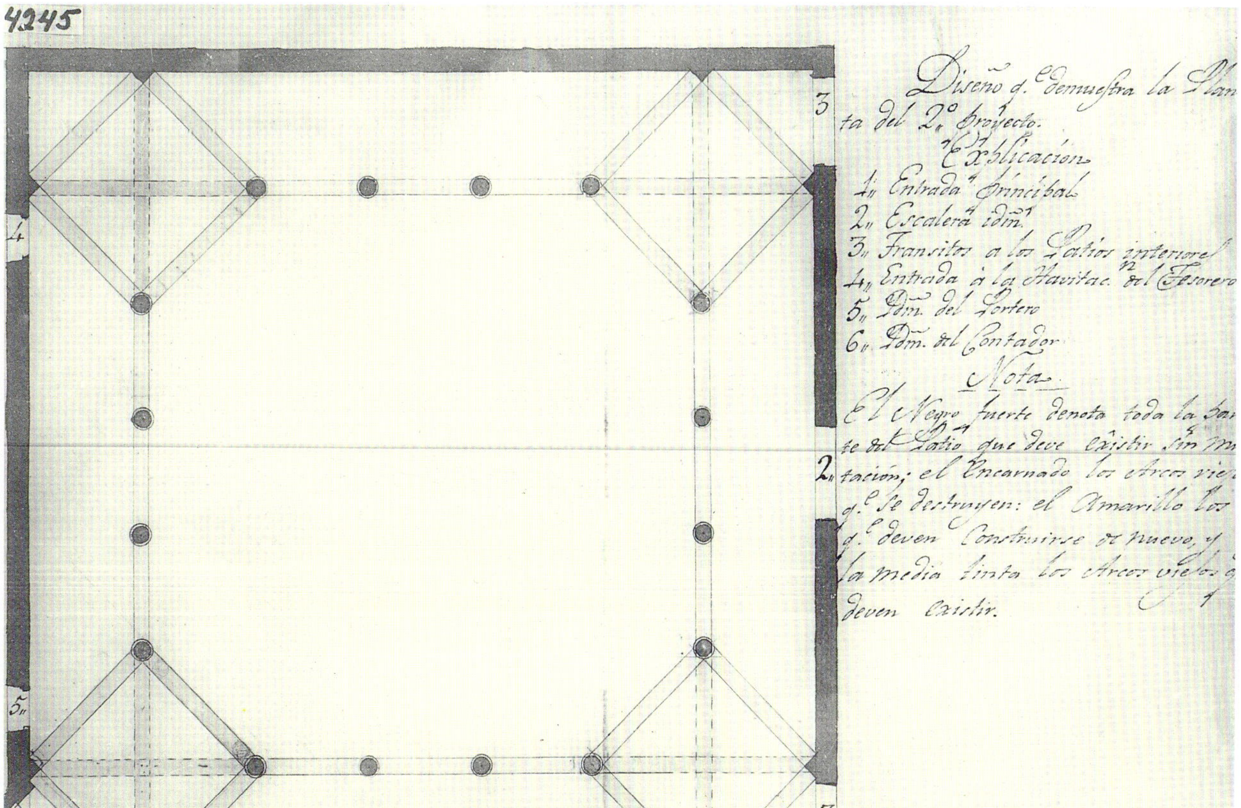

2

1 *Alzado de uno de los lados del patio principal del edificio de la Inquisición. Arquitecto Antonio Velázquez, 1792. Proyecto para transformar el patio en sus cuatro ángulos*

2 *Planta del patio principal del edificio de la Inquisición. Arquitecto Antonio Velázquez, 1792. Este arquitecto propone ochavar el patio en sus dos pisos, derribando los arcos angulares y edificando otros de medio punto*

Decadencia y supresión del Tribunal de la Inquisición

Desde su inauguración hasta el año de 1793, el Palacio no tuvo mantenimiento alguno, de manera que para esta fecha se requiere hacer reparos en varias partes del edificio. El primer director de arquitectura de la Academia de San Carlos, don Antonio González Velázquez, es requerido por los inquisidores de entonces, señores Mier, Bergora y Prado, para dictaminar sobre los requerimientos del edificio. La disposición precisaba que el reconocimiento de los trabajos debía de hacerse en presencia del señor tesorero. El costo estimado para los trabajos urgentes, por el director de Arquitectura, ascendía a 11 000 pesos, según consta en un documento del 6 de febrero de 1793. Cinco años después, los señores inquisidores solicitan nuevamente al arquitecto Antonio González Velázquez, "reconozca el estado de los arcos del Tribunal y exponga en su informe, con juramento, si éstos amenazan ruina del edificio".

La importancia del neoclasicismo, que como una revolución destruyó altares barrocos e impuso una nueva moda, obligó a los principales artistas de la época a no sustraerse al movimiento. De la misma manera, en un animoso deseo de notoriedad, el primer y flamante director de Arquitectura dictamina bajo juramento:

> Ilustrísimo Señor: Consecuente del anterior discurso hecho del Santo Tribunal de la Inquisición por el Tesorero, y lo decretado por Usted, he pasado a reconocer con la mayor atención el claustro alto y bajo que circundan el patio principal del Tribunal, y en efecto he advertido las coarteaduras que expresa el Tesorero, las que provienen de la ridícula forma de los arcos, siendo tan precisa su ruina como extraño el que hayan resistido desde su construcción hasta el día, lo que se debe a que algunos de ellos tiene por casualidad las paredes interiores del edificio favoreciendo su empuje, pero como esto no es en todos, ni puesto de propósito; y como comvendría que estuviese, debe esperarse, que pues ya se insinuó (con cuarteaduras fijas de un asiento extraordinario por falta de estribos) siga hasta su total exterminio, y en su consecuencia no sólo todo el claustro entero alto, y bajo, padecerá notablemente, sino parte de las habitaciones, pues faltando a el claustro sus apoyos angulares o de los extremos, es indispensable su ruina por ser la naturaleza de una serie de arcos contenerse naturalmente unos a otros, y resultar su fuerza total en el último por lo que siempre a éste se le da un pilar más robusto que los intermedios, y siendo aqui todo lo contrario, pues ninguno tiene, se infiere por consecuencia precisa la enunciada ruina.
>
> Propúsose el arquitecto Pedro de Arrieta hacer una cosa nueva, dando la entrada por un ángulo, pero en el claustro la faltó el arte, y le consiguió no sólo ridículo, sino poco firme habiendo seguramente invertido en ello un doble de lo que costaría una buena construcción y mejor forma por lo desmedido de las piedras que en consecuencia necesitó, y se deja de manifiesto en la composición.

El dictamen del director de Arquitectura de la Academia es demoledor, pues acusa a don Pedro de Arrieta de ser el culpable de las grietas existentes en el edificio, debido a su mal diseño. Con seguridad, el académico recién llegado de España desconocía por completo el comportamiento del subsuelo de la ciudad, con mayor razón, setenta años después de su construcción.

González Velázquez hace dos proyectos para, según él, reparar el daño. Sobre el primero afirma que quedaría siempre ridículo, asimétrico y no con la seguridad que se requiere. El segundo, un poco más costoso (4 500 pesos), consistía en ochavar todo el patio en lo alto y lo bajo, "presentando un aspecto noble, simétrico y hermoso en todas sus partes, en cuyo caso desaparece todo defecto y ridiculez".

Por fortuna ninguno de los dos proyectos fue aceptado, y solamente se le despachó libramiento por 300 pesos, correspondiente a los honorarios de los últimos tres años.

La decadencia en que cayó el Tribunal de la Inquisición al finalizar el siglo XVIII fue tal, que los propios inquisidores ignoraban por completo el estado de las construcciones y en particular de las cárceles. En virtud de reparaciones indispensables realizadas en 1803, durante una visita que tuvo lugar el primero de julio del mismo año, los mismos inquisidores expresaron que "han quedado asombrados al reconocer el martirio en que han vivido los miserables encarcelados".

Diez años después, las presiones insurgentes se hacían cada vez más intensas con todo lo que esto implicaba: una mayor madurez política de la Nueva España, debido a una creciente participación de la sociedad mexicana en su gobierno. Como consecuencia de las reuniones de las Cortes de

Cádiz, se le comunicó al virrey Félix María Calleja un manifiesto y le fue extendido el decreto del 6 de marzo de 1813 para ser impreso y leído tres domingos consecutivos en todas las parroquias de todos los pueblos de la Nueva España. En él se informaba de las indagaciones hechas por las Cortes españolas sobre la historia de los tribunales de la Inquisición y su manera de enjuiciar, y se aclaraban los fundamentos y razones que se tenían para abolir la Inquisición. Ya es tiempo, expresaron las Cortes, "de que os diga sin rebozo la verdad, y que se corra el velo con que la falsa política cubre sus designios". En el decreto se daba a conocer la sustitución de la Inquisición por los "Tribunales Protectores de la Religión".

Esta acción correspondió a la primera clausura formal del Tribunal. Sin embargo, ya desde antes, la mala conciencia del gobierno real que presidía Fernando VII ordenó por decreto del 22 de febrero de 1813, quitar, borrar o destruir todos los cuadros, pinturas e inscripciones en las iglesias, claustros y conventos, o en otro cualquier paraje público de la monarquía, en que estuvieran consignados los castigos, ya que "estos medios con que se conserva la memoria de los castigos impuestos por la Inquisición, irrogan infamia a las familias de los que los sufrieron, y aun dan ocasión a que las personas del mismo apellido se vean expuestas a mala nota".

Desde la clausura definitiva de la Inquisición el 31 de mayo de 1820, hasta el año de 1854, el edificio se sujetó a diversos usos: en el cuerpo principal del Palacio, antes destinado a residencia de los señores inquisidores, salas de audiencia y de juzgados, fue establecida la Renta de la Lotería. El Departamento de Cárceles se convirtió en cuarteles. Posteriormente, el inmueble sirvió de Cámara del Congreso General y en 1833 funcionó como Tribunal de Guerra y Marina. Posteriormente albergó al Palacio de Gobierno del recién fundado Estado de México; más tarde funcionó en él la Escuela Lancasteriana denominada "El Sol" y en 1841 el Seminario Conciliar.

Las luchas de independencia proporcionaron un receso en los atavares históricos del Palacio, y precipitaron su caída en el abandono. Lo que en el Palacio había sucedido en los años anteriores, así como la fantasía popular que hacía exagerar su vergüenza, motivaron que el gobierno de la naciente república lo pusiera en venta por almoneda.

Varios fueron los avisos publicados por el gobierno. El 15 de diciembre de 1838 salía a remate, junto con una hacienda que había sido propiedad de la Compañía de Jesús, ubicada en el municipio de Chalco. Posteriormente se publicaron otros: en el quinto, aparecía por primera vez el valor estimado del Palacio, cuyo precio era de 112 231 pesos, para rematarse el 18 de diciembre del mismo año. Al no haberse presentado postor alguno, se volvió a practicar un avalúo cuyo precio anunciado era de 215 470 pesos. Se volvió a anunciar en cuatro ocasiones más; la última, el 18 de febrero de 1839. Así salió a remate al día siguiente con el anuncio del precio del inmueble de 116 258 pesos, 4 reales y 7 granos, como base de la puja; el ofrecimiento sólo fue de 77 505 pesos, 5 reales, 2 granos, o sea, dos terceras partes.

En 1841 el arzobispo Manuel Posada y Garduño compra el edificio al gobierno "en muy bajo precio"; instala en él el Seminario Conciliar, hasta que nuevamente es vendido por el propio arzobispado a la Escuela de Medicina.

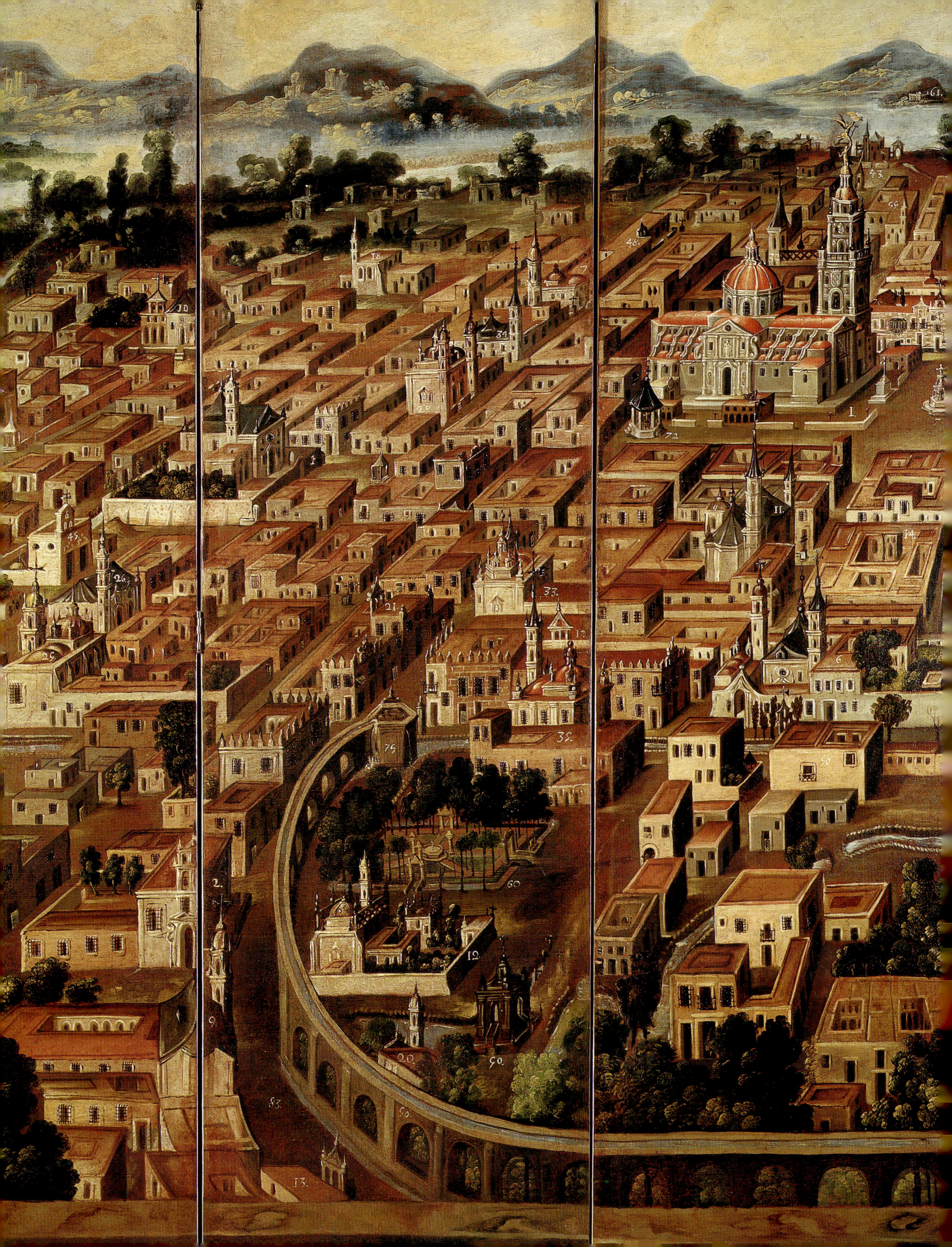

El Palacio de la Inquisición (1732-1820)

Manuel González Galván

Puede decirse que el actual Palacio de la Inquisición, por los años en que fue construido (1732-1737), resultó ser la obra civil –aun con las implicaciones religiosas que conlleva–, más importante no sólo de la Ciudad de México, sino de toda la Nueva España. Lo construyó el arquitecto más notable y prolífico de ese momento, Pedro de Arrieta, y, en cuanto a su amplitud, sólo lo supera el Palacio de los Virreyes.

El gran Palacio, dentro del trazo de la ciudad, era vecino a la iglesia y convento de Santo Domingo, ya que la Orden Dominicana fue la principal gestora de la Inquisición. Hacía esquina con el muro atrial del templo, siendo a la vez proa volumétrica que aspiraba asomarse al vacío de la plaza. Estas circunstancias definieron la solución arquitectónica que finalmente el genio de Arrieta encontró para la portada, las fachadas sur y poniente y el patio mayor.

En planos antiguos, pero especialmente en el óleo que perteneció a los condes de Moctezuma, conservado en el Museo de Historia, se consigna el aspecto que presentaba el edificio en el siglo XVII. Al parecer, la esquina se elevaba con un torreón almenado de dos niveles –fórmula frecuente en palacios y grandes casonas de la ciudad–, que proveniente de un preventivo temor, propio del siglo XVII, se fue suavizando y prolongándose hasta el XVIII, en que por obra y gracia del barroco devino en festiva decoración y entrega.

En la misma pintura antes citada, se apunta que las fachadas no tenían balcones, sino tan sólo altas ventanas enrejadas de arriba a abajo, con un aspecto de jaula carcelera. El edificio de Arrieta, pese a las remodelaciones, ha dejado huella en los enmarcamientos de balcones y ventanas donde se anclaban estas rejas.

Otro problema que debió inquietar al arquitecto fue el de la portada de acceso principal y su digno aprecio, ya que si hubiera aplicado la solución usual en ese tiempo, de colocar la portada como eje óptico y de circulación que dividiera en dos el espacio y la distribución del patio, ésta hubiera quedado semioculta en la calle, viendo al muro del atrio y al costado oriente del templo. Y peor hubiera sido el abrirla sobre la calle de La Perpetua por ser secundaria y angosta. Por ello tenía que acercarse a la esquina mostrando una gran puerta y sobre ella el respectivo escudo del Santo Oficio.

Así coloca la gran portada en la esquina, pero en esbiaje o, como él mismo dice, que para "mayor lucimiento de decencia, he discurrido ochavar la esquina de hacia la plazuela de Santo Domingo y dar en ella la puerta principal", cita que aclaro más adelante.

Pero lo que esto le ocasionó fue otro problema y éste era el de que si bien la portada luciría mejor, el acceso no se podría hacer franco ni en lo visual ni como circulación, ya que la columna esquinera sur-poniente de la ronda de arcos del patio estorbaría. Esto lo solucionó de una manera admirable y atrevida suprimiendo las cuatro columnas angulares en la planta baja, de manera que con hábil y correcta estereotomía, lo que serían cuatro arcos esquineros, se convierten en dos, con la clave colgante o en pinjante.

Otra observación digna de hacerse, fuera o no intencional en Arrieta, pero que confirma su sensibilidad como arquitecto, consiste en que si el visitante o espectador se coloca en el extremo sur de la columnata del portal de la plaza, la rasante visual que pasa por la esquina norte de la Aduana de Santo Domingo permite apreciar completa la portada inquisitorial, como si este punto fuera el mejor aglutinante para admirar la secuencia de los tres grandes monumentos: Aduana, Inquisición y Templo dominicano, a lo que se puede añadir, con un leve giro hacia el poniente, el ritmo disciplinado y austero de la columnata toscana del portal.

Detalle del biombo de los condes de Moctezuma. Museo de Historia del Castillo de Chapultepec, siglo XVII

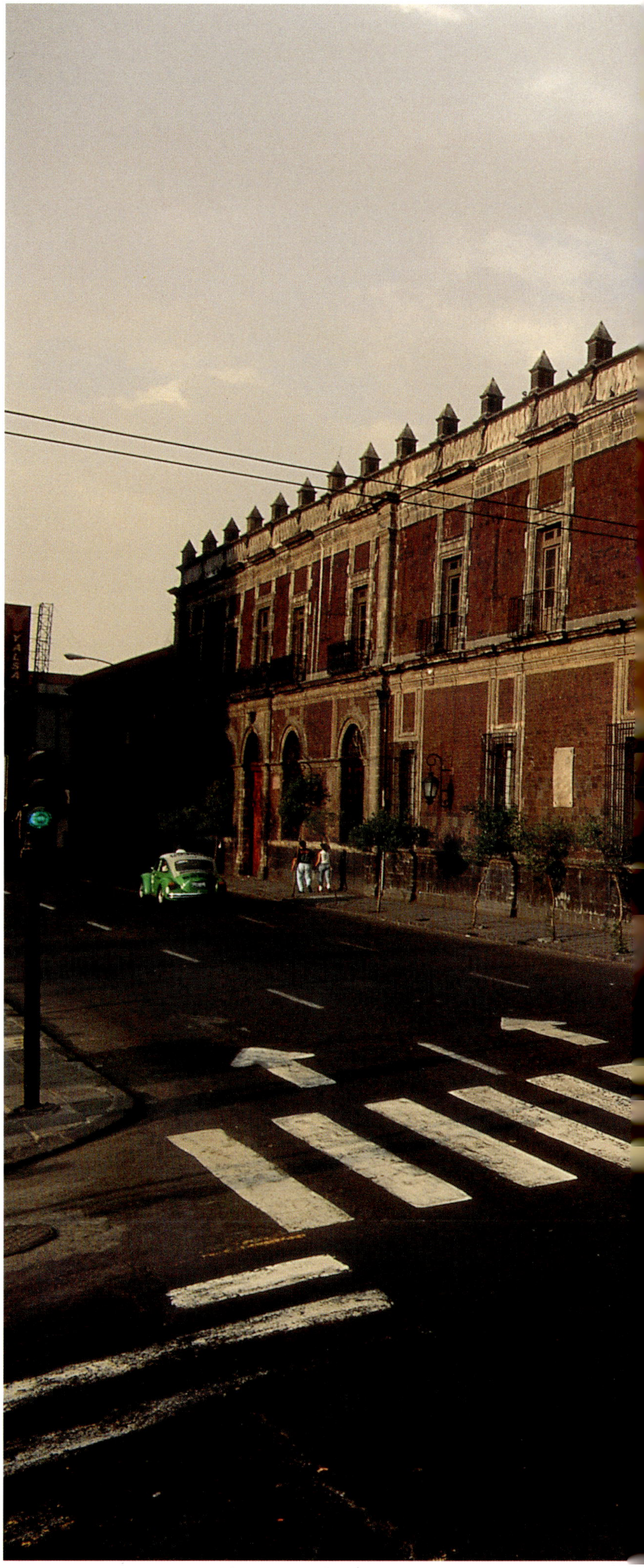

El Palacio
de la Escuela
de Medicina

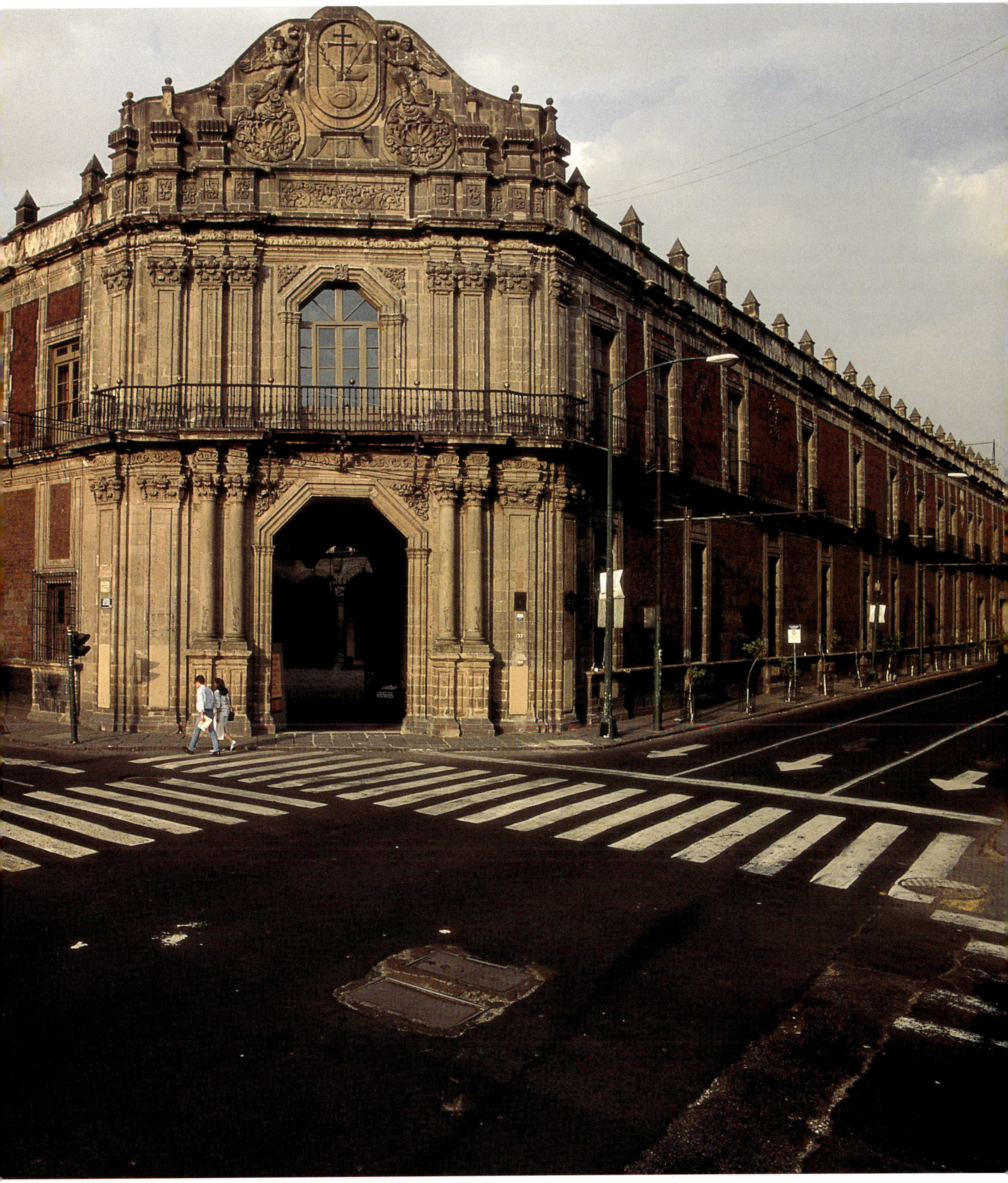

La portada

El acucioso investigador del arte colonial Enrique Berlín descubrió una serie de documentos sobre la relación de Arrieta con el Palacio Inquisitorial, que dio a conocer en el *Boletín del Archivo General de la Nación*, tomo XVI, número I.

De ahí los toma Francisco de la Maza para elaborar parte de su hermoso estudio sobre el Palacio de la Inquisición.

Transcribo ahora algunos párrafos de una *Comunicación* que el propio Arrieta dirigió a los inquisidores en 1732, dando razón de algunos cambios que hacía a su propio proyecto presentado en 1723, justificando especialmente su nueva idea para la portada. Así nos enteramos de que:

> Pedro de Arrieta, Maestro Mayor de las obras materiales de este Santo Oficio, en obedecimiento del decreto de V.S. de veintiséis del pasado y debajo del juramento que se me manda y a mi leal saber y entender digo: que las ventajas de la traza que nuevamente tengo ideada se pueden conseguir sin más costo que el de la antigua y cuatro mil pesos más,...
>
> ...tomando unas doce varas de los corrales de dicho mayorazgo para poder ampliar dicha planta segunda, y que el patio principal goce de cuadrado perfecto, porque en la primera planta no lo gozaba, pues quedaba en figura prolongada, incógnito y con ninguna perfección, quedando sin arte como pide semejante fábrica,..."
>
> ..., y para lo mismo y mayor lucimiento de decencia, he discurrido ochavar la esquina de hacia la plazuela de Santo Domingo y dar en ella la puerta principal, en que podría ostentar y ser cosa notable su arquitectura, gozándose así por la esquina como por la parte del poniente y parte del sur, que son las dos calles que coje dicha Inquisición y por inmediación a la puerta principal de Santo Domingo, donde se celebran todas las funciones de este Santo Tribunal, y al mismo tiempo (sobre ser cosa muy segura), desembarcará directamente en dicha plazuela de Santo Domingo, con lo que parecerá que el Tribunal está en dicha plazuela, y se subsanará en parte el defecto de no haber comprado estos años pasados la casa contigua a la Aduana Nueva, que compraron y están al presente labrando las monjas de la Encarnación,...

El proyecto fue sometido a la aprobación de los arquitectos Miguel de Ribera y Antonio Álvarez, quienes dijeron que les parecía excelente, y sobre todo la colocación de la portada, que les llenó de admiración, "pues goza de una y otra calle y de toda la plazuela", y añaden: "quedará con notable hermosura y con la novedad de singulizarse por lucir, en este reino".

Esta última frase decidió a los inquisidores, que, sin más trámite, dieron la obra a su Maestro Mayor, comenzándose el día 5 de diciembre de 1732 y acabándose en Navidad de 1736, dos años antes de la muerte de su autor.

Hasta aquí la transcripción de Francisco de la Maza. Ahora queremos añadir, que sólo se conservan en México cinco ejemplos de portadas coloniales de este tipo; todas barrocas y todas del siglo XVIII. La primera y más grandiosa es la de este Palacio, y sin duda la que sirvió de ejemplo y antecedente a las otras cuatro.

Le seguirán la Real Casa de San Luis Potosí, atribuible al arquitecto Felipe Cleere, ya en la segunda mitad del siglo XVIII, en un barroco elegante y discreto con un par de columnas corintias de fuste clásico en el primer cuerpo y dos más en el segundo, en cuyo fuste vigorosa filatería se enrosca a la manera salomónica y nos trae el mensaje de *plus ultra*, correspondiente a nuestras tierras. Otra es la mansión palaciega del Conde de Súchil, en Durango, de 1770, "churrigueresca", por la presencia en ella de cuatro ricas pilastras estípites en su segundo cuerpo; la "Casa Chata" de Tlalpan, de aspecto más doméstico y, finalmente, el Colegio de San Nicolás, de Pátzcuaro, a cuya portada lo que más anima es la luz y sombra que produce el juego de volúmenes de la espadaña que la corona.

Volviendo a la portada inquisitorial es de considerarse el apelativo más conveniente para referirse a este singular tipo de colocación en esquina. Su autor le llamó "ochavado"; pero también se le podría llamar "en esbiaje", o bien, como es tan popular, "en chaflán". Lo que ya empieza a ser desagradable, es "chata", y, lo inadmisible, es el galicismo de *pancoupé*.

Es indudable que a la gran portada la podemos clasificar estilísticamente de barroca, pero dentro de ese barroco mesurado que manejaba Arrieta: sin excesos ornamentales, estructuración y molduración afiliados a lo clásico y hasta cierto gusto anacrótico gotizante en los enmarcamientos,

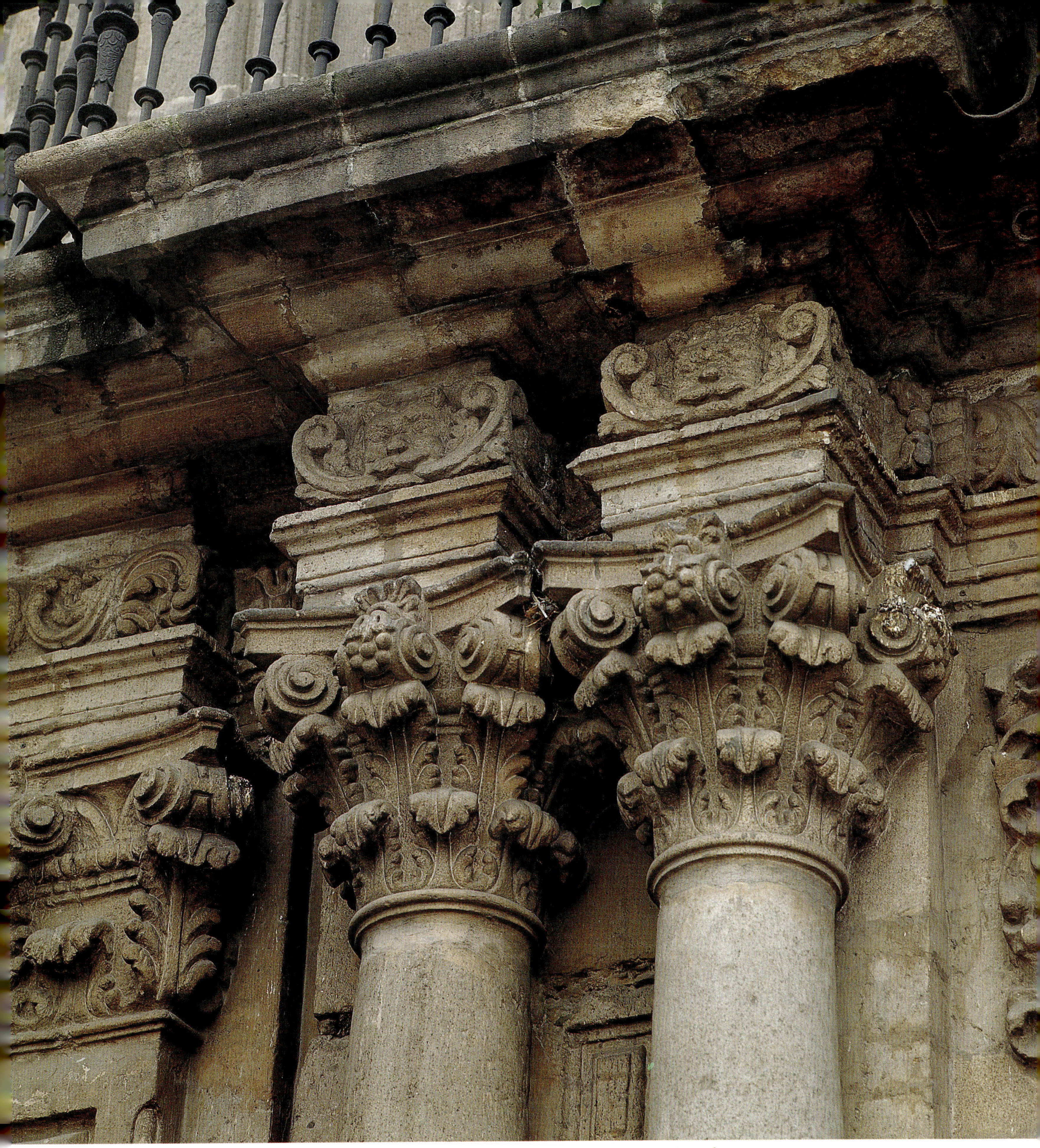

Capiteles corintios de las columnas adosadas que flanquean la entrada

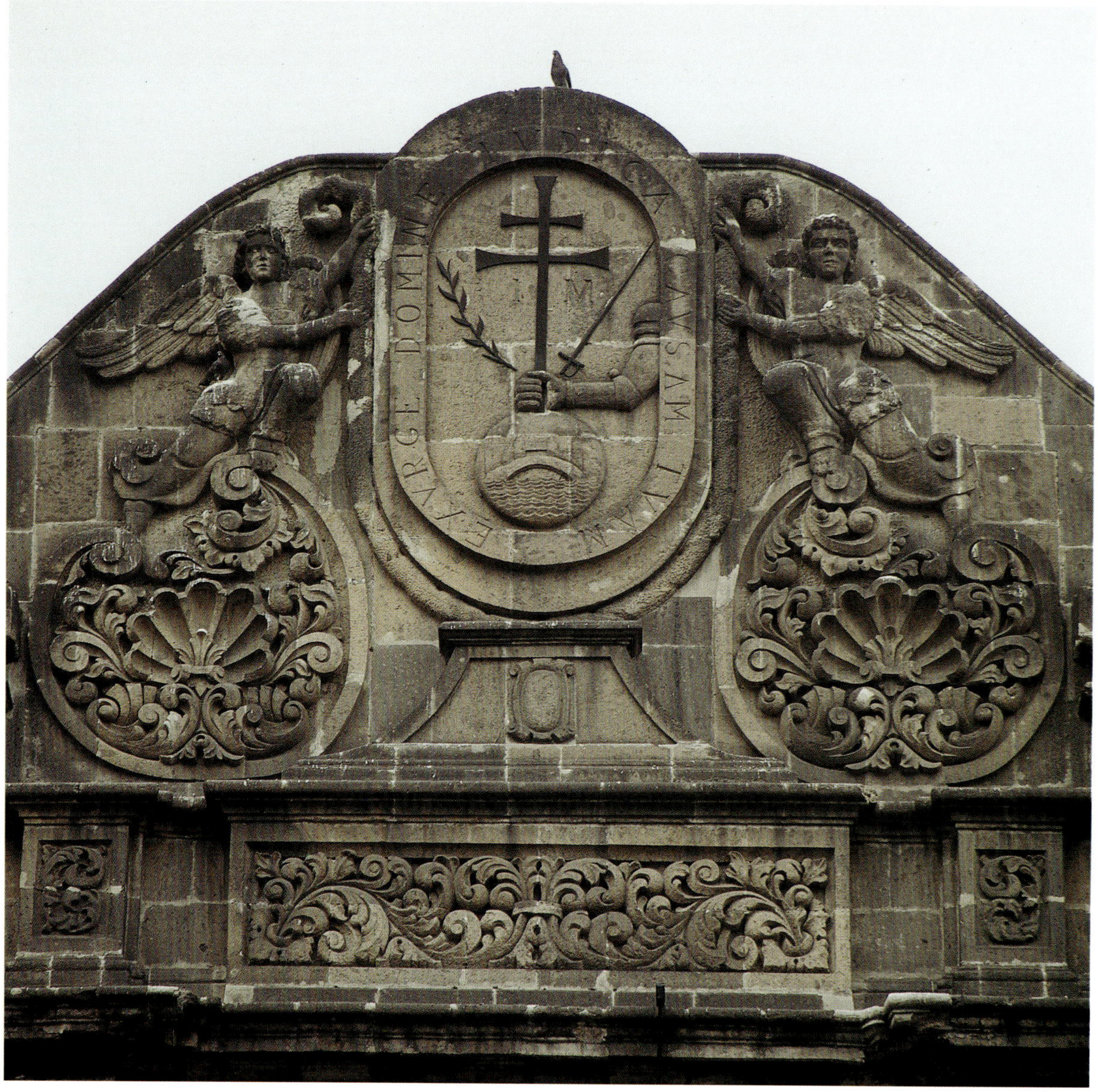

que llegó a mostrar, abiertamente, en algunas obras como la estructura interior de la iglesia de La Profesa.

Otro rasgo peculiar en las obras de Arrieta lo constituye un bien logrado juego y equilibrio entre columnas de fuste liso y pilastras tableradas. Generalmente son pares. La discresión decorativa se concreta a poner ricos capiteles compuestos en las cuatro columnas y las doce pilastras tableradas, y otros elementos como en los frisos y en las enjutas de puerta y balcón semiochavados. Donde más abunda decoración es en el imafronte de remate con dos ángeles tenantes del escudo, parte que ha sido repuesta procurando acercarse lo más verazmente al original que hubo. Lo gotizante se muestra claro en la molduración de jambas y cerramientos de puerta y balcón, en tanto que el gusto por el ochavamiento no sólo es en éstos, sino en el voltear las cuatro pilastras extremas, dos a dos, hacia las fachadas laterales.

No se pueden pasar por alto, al admirar esta portada, la belleza del diseño y la calidad de factura de los hierros del balcón, con las tres vigorosas y preciosas "patas de gallo" que sostienen su vuelo sobre la puerta, la que a su vez se cierra con el robusto zaguán de grandes tableros chapetoneados.

La portada remata con el gran escudo de la Inquisición

El escudo

Para la restauración del monumento fue un acierto la demolición del tercer nivel añadido en la segunda mitad del siglo XIX, pues con esto no sólo el edificio recuperó su volumetría original, sino toda la armonía de la plaza.

También ha sido afortunada la reposición del imafronte con su escudo inquisitorial en base a litografías y fotografías antiguas. Esto no fue fácil, debido a que en ellas tan sólo aparece el lugar y proporción del escudo, pero ya no él, pues debió desaparecer por causa del torpe decreto del Congreso de la Nación del 22 de mayo de 1826 que ordenó se rasparan y suprimieran todos los escudos de nobleza, especialmente el de España. Fue por eso que centenares de monumentos sufrieron serias mutilaciones, pues estos escudos se ponían en las partes más vistosas de los edificios.

Pero, lo que para nuestro caso resulta un tanto problemático, son ciertas incongruencias en varias representaciones del escudo y en el origen de su lema y su traducción del latín. De la Maza, en su estudio de *El Palacio de la Inquisición* publica un hermoso grabado tomado del libro *Auto de la fe...* de 1649, donde el escudo está enmarcado por una preciosa tarja todavía de sabor manierista, donde se inscribe el lema *Exurge, Domine, Iudica, Causam, Tuam.*

La esfera inferior, con un lago, una ciudad y tres calzadas, representa a la Ciudad de México; un brazo derecho armado sostiene, sobre la esfera, una cruz de Calatrava o de doble travesaño que alude a lo patriarcal; está resplandeciente y de ella pende un Cristo y a sus lados la I y la M mayúsculas de Inquisición Mexicana. Pero no aparecen la Espada de la Justicia ni la Rama de Olivo de la Misericordia, usuales posteriormente. En cambio ya en las representaciones del siglo XVIII sí están presentes, aunque desaparecen el Cristo y el resplandor, permaneciendo la cruz. ¿Será que hubo cambios por alguna razón heráldica?

En cuanto al lema de *Exurge, Domine, Iudica, Causam, Tuam,* que sí permanece inalterado en el tiempo y que se puede traducir como Levántate. Señor. Juzga. Tu causa, algunos historiadores y documentos aseveran que está tomado del Salmo 72 (V. 71); pero, consultada la *Biblia Nacar Colunga,* no encontramos en este salmo exclamación semejante; tan sólo en el Salmo 76 (V. 75), leemos algo ligeramente parecido en el versículo décimo:

"Cuando se levanta Dios para hacer justicia, / para salvar a los oprimidos de la tierra".

Fachada poniente

Esta fachada es la más corta del edificio, pero es curioso observar en ella que su longitud es sensiblemente mayor que la del atrio de la iglesia en su dimensión frente a ella. Es más, observada desde el ángulo sur-poniente de lo que fue el total del atrio y hoy es una simple explanada, llana, limpia, hace monumental la perspectiva, formando ángulo con la fachada del templo.

Sin embargo, esta fachada, sin perder unidad, está dividida en dos paramentos de similares dimensiones pero distinto ritmo, por medio de un resalte a manera de contrafuerte, con una pilastra tablerada en cada nivel.

El tramo del lado norte tiene una portada en que ha sido modificada la molduración del arco y la imposta del mismo en la parte inferior, para ponerla acorde con las cuatro grandes ventanas, también cerradas en arco. Esto alteró la apariencia del primer cuerpo y debió suceder cuando se remodeló el edificio a fines del siglo pasado. El zaguán, y toda la herrería, incluyendo los barandales de los balcones superiores, pertenecen a esta remodelación, sin que dejen por ello de ofrecer un excelente diseño y factura. También es de observarse cómo esta alteración inferior, en composición esquemática y número de vanos, se asemeja a la parte superior original quedando así cinco vanos por nivel y todos al mismo eje. Por cierto, y como aprobación de la autenticidad de este acceso, el balcón central en la parte superior es más ancho que los otros cuatro, como señal de distinción.

Debemos apuntar que, conforme a lo que hoy llamaríamos señal de sinceridad estructural, los acodos o "echados" que se requieren para que la alternancia de las piezas de cantería requerida para armar los enmarcamientos de los vanos queden bien travados con el muro –lo que los canteros

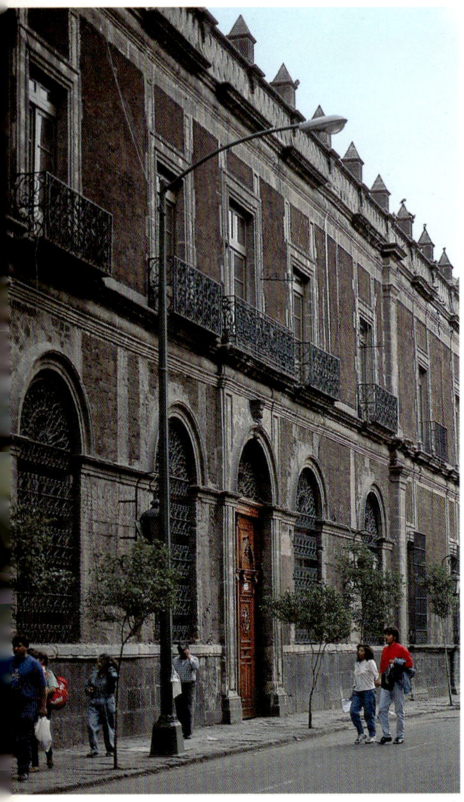

1

llaman también "amarres"–, aquí han sido estéticamente delatados, al hacer que una franja de tezontle negro los perfile, a la vez que también se delimitan y encierran los paños de tezontle rojo que quedan entre los elementos de cantería. Esto sucede en todo lo alto y largo del segundo nivel, en ambas fachadas del Palacio.

Detalle alegórico que no puede pasarse por alto es el que se muestra entre los dos balcones hacia el sur de este tramo de la fachada. Destaca como dibujo vivo en tezontle negro sobre el rojo una parrilla sobre la que se entrecruzan a manera de símbolos de la pasión de Cristo la escalera con que lo suben y descienden de la cruz, la lanza con la esponja donde le dieron a beber hiel y vinagre y la lanza de Longinos con que se le atravesó el costado.

En el tramo sur, con cuatro ventanas en el primer nivel y cuatro balcones en el segundo, los vanos no siguen un orden ni simetría rigurosos y tan sólo los dos próximos a la portada apenas se ajustan al mismo eje. No obstante, todos parecen permanecer en su lugar original, aunque tres de los inferiores muestran haber sido alterados alargándoseles hacia arriba, por lo que a sus rejas hubo de añadírseles posteriormente una franja en su parte baja.

La ventana que resulta más interesante es la inmediata a la portada, por la proporción y elegancia de su diseño.

Lleva un antepecho en saliente como un gran pedestal de basa, orillas y cornisuelo de cantera, con un paño central de piedra negra volcánica, modelo que al extenderse a todo lo largo de las dos fachadas les sirve de lambrín o zócalo. La proporción del hueco es sensible uno a dos y el marco, duplicado también, alcanza el entablamento superior, por lo que el cerramiento va por la parte media del paño de tezontle.

La reja responde a la unidad, encajando con una transparente pero bien delineada sección áurea. Así que en esta ventana es de considerarse el fragmento más sutil de ambas fachadas a más de que es ¡la única ventana que sin duda se conserva con toda su integridad original!

Como expresiones alegóricas, en esta parte de la fachada poniente son de primordial importancia los dos diseños que, como el anterior descrito, están dibujados, o incrustados, si se quiere, en tezontle negro sobre los dos paños de rojo, en el nivel superior y a continuación del ya descrito. Uno es la cruz de doble travesaño, pontificia y patriarcal, que es emblemática de la Inquisición. El otro es una parrilla sobre la que se levanta una columna rematada por un gallo. Estos emblemas pasionarios son sumamente importantes, porque obviamente aluden a la traición de Pedro, cuando estando calentándose ante el fuego de una parrilla mientras flagelaban a Cristo atado a una columna, lo negó tres veces y entonces cantó el gallo como el mismo Cristo se lo predijo. Como Pedro es cabeza de la Iglesia instituida por Cristo, a pesar de su traición representa con esto al papado y a toda la cristiandad, que no debe por lo tanto ni traicionar ni falsear la doctrina, cosa a la que está abocado y encargado el Santo Oficio de la Inquisición.

Como última observación de la fachada podemos ver que, con excepción del balcón de portada, los otros ocho muestran huella de haber tenido rejas totalizadoras aunque voladas hasta los repisones, y que las mismas huellas se perciben en todos los balcones de la fachada sur. Si arriba las había para que nadie escapara, ¿o se suicidara?, con mayor razón las hubo en la parte baja, con excepción de balcones y accesos de portadas. De esta manera el Palacio debió presentar en sus tiempos inquisidores un aspecto, aunque hermoso, de enorme jaula.

Vista general de la fachada poniente 1

Puerta sobre la fachada poniente. Revela un fino trabajo de finales del siglo pasado 2

2

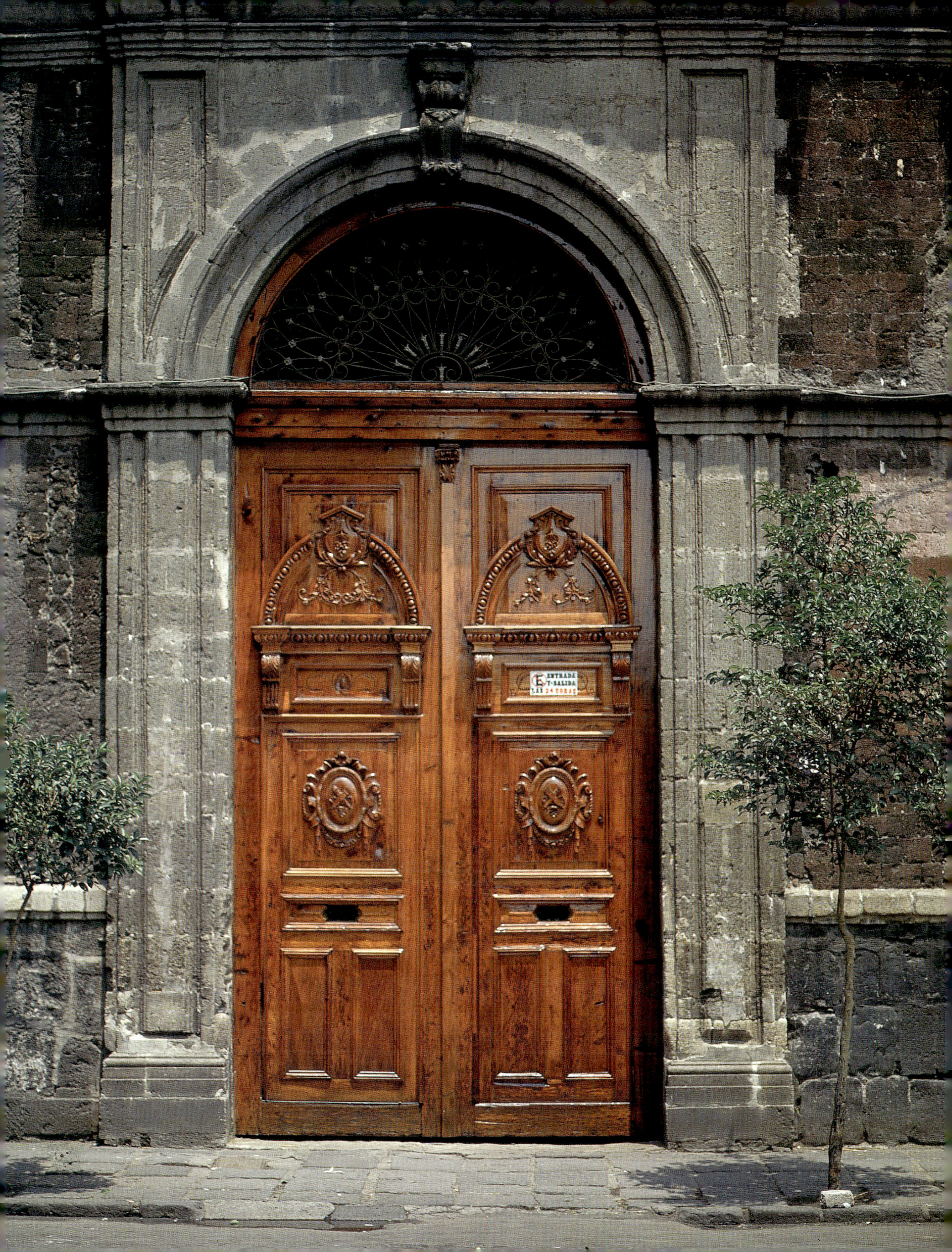
E
ENTRADA
Y SALIDA
LAS 24 HORAS

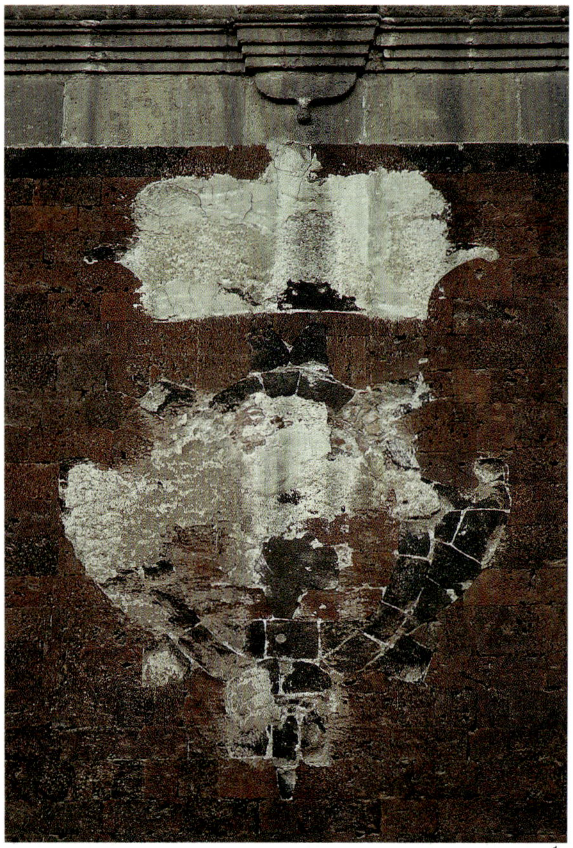

1

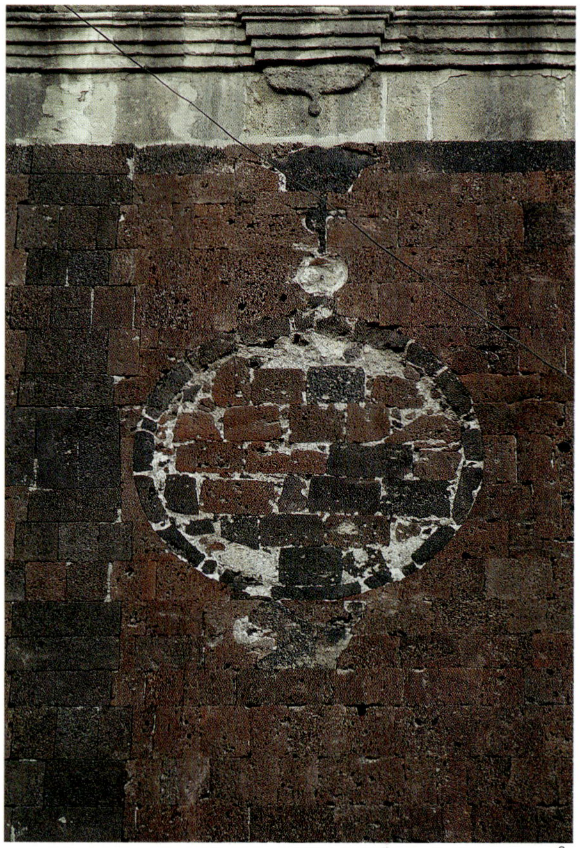

2

Fachada sur

La más amplia de las fachadas es la que ve al sur, y es la que da rostro a todo lo que propiamente ocupa el gran predio y su laberíntica distribución interior. Dolorida fachada, como todo el ambiente urbano que la rodea, abre nada menos que veintiocho vanos en el primer nivel, en caótico desorden, más diecinueve en el segundo que muestran más regularidad y carácter de originalidad. Pero todos abiertos como ojos asombrados ante lo que ha discurrido y discurre ante ellos.

En el primer nivel, las primeras diez ventanas, a partir de la gran portada hacia el oriente, muestran un alargamiento hacia la parte superior. Aun conservando el ancho original de su parte inferior, esta prolongación llega a tener hasta cuatro veces el alto, cosa insólita en los conceptos coloniales. La típica prolongación de las jambas en los cinco primeros casos, coincide con los resaltes del entablamento que los deben recibir, no siendo así en los restantes, lo que indica una indudable alteración compositiva de este primer cuerpo.

Es más, prosiguiendo hacia el oriente, resulta difícil entender qué ha pasado. Con excepción de los ocho vanos distribuidos a los lados de la portada de acceso lateral, éstos sí colocados armónicamente, cuatro en cuatro y dos sobre dos, indican el entresuelo y a la vez tienen reclamo de originalidad al responder y corresponder con los resaltes del entablamento sobre ellos. Los seis huecos del extremo oriente no niegan su más reciente y pobre existencia.

La portada que destaca su prestancia en esta parte es, sin duda, como su equivalente en la fachada del poniente, un acceso original pero alterado en la parte del arco, con modillones neoclásicos a los lados y en la clave del mismo; pero, las grandes jambas tableradas no desdicen su origen barroco.

El nivel superior se conserva de mejor forma. La proporción de sus balcones, excepto los primeros seis de la portada mayor hacia el oriente, los define como originales, a más de que muestran, como sus correlativos de la fachada poniente, huella de haber tenido reja total y no sólo barandal como ahora.

Hay, también, la total coincidencia de la prolongación de jambas con los resaltes del entablamento superior, con su friso abombado o convexo. La gruesa y volada cornisa sobre los balcones ritma en claroscuro todo lo alto de la fachada.

Escudos semiborrados sobre la fachada sur 1/2

Fachada sur 3

3

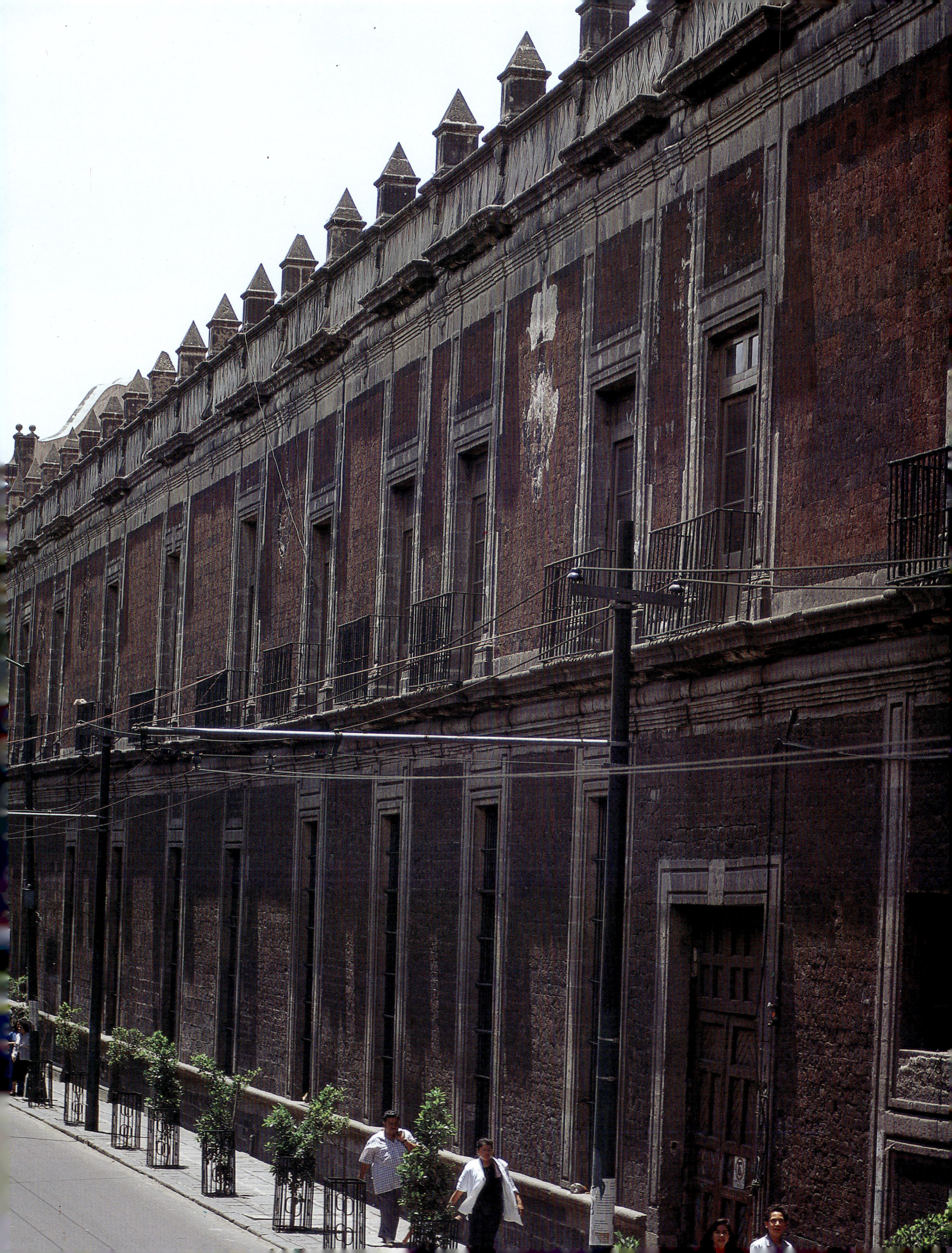

En el mismo entablamento, diecisiete breves resaltes entre la balconería y a la altura de la cornisa, aunque rasurados, en forma callada o enmudecida nos dan cuenta de otras tantas gárgolas suprimidas.

Existen veintiún almenas, mientras otras once esperan su reposición completa.

Los escudos, así como en la fachada poniente las aplicaciones alegóricas son básicamente de alusión religiosa, en ésta del sur tienen un carácter más claramente de orden laico o civil.

Hay cuatro escudos que se pretendió hacer desaparecer, quizá, a raíz del mismo decreto de mayo de 1826. Fueron raspados y ocultos hasta con aplanados, pero ahora, con mejor comprensión restauradora, pugnan por ser entendidos a la luz del día, ser redescubiertos y hablarnos de nuevo con balbuceante heráldica por estar mutilados. A medida que avanzamos frente a la fachada hacia el oriente, se hace más difícil su identificación.

El primero, entre el segundo y tercer balcón, es claramente el de la Inquisición, y precisamente el de la Inquisición Mexicana, pues a los lados del mundo que en él se ostenta, una M y una I obviamente aluden a la Mexicana Inquisición. El siguiente escudo, entre el tercero y cuarto balcón, todavía es reconocible como el escudo de España. Coronado y enmarcado con las columnas hercúleas del *plus ultra* y los respectivos cuatro campos internos con sus dos torres y dos leones, esto último sólo considerable por deducción debido a lo maltratado de las figuras. Del tercer escudo, entre el sexto y séptimo balcón, ya no se puede hablar con certeza; tan sólo puede decirse que se encierra en un círculo o medallón sobre el que aparece el mundo coronado por la cruz redentora. Y del cuarto y último, entre el noveno y décimo balcón, mucho menos, pues aquí sí se logró la casi total desaparición. Apenas, y como en silueta, se aprecia una gran corona real en lo alto y, bajo ella, en una especie de tarja mixtilínea que encierra un óvalo, se adivinan fragmentos de una figura informe hecha de tezontle negro. Aquí sí, la memoria heráldica se ha esfumado, y sólo queda su fantasmal huella.

Patio mayor

En el perfectamente cuadrado patio mayor, cabalgan sus arcadas sobre dieciséis columnas que debieran ser veinte si se añadieran las cuatro angulares, suprimidas por la consabida original solución de arcos cruzados y en pinjante de los cuatro extremos. En el nivel superior sí se cuenta con las veinte columnas correspondientes al número de arcadas, al incluirse las cuatro angulares. Los arcos en el primer nivel son prácticamente de medio punto, en tanto que los del segundo son todos de tres puntos.

Pero, lo que sorprende, admira y da originalidad a este patio, como sabemos, son los arcos cruzados de los ángulos. Observados éstos con cuidado, se percibe que su trazo es de medio punto hasta las claves que los configuran, para de ahí conjuntarse en una sola clave, que es el pinjante, de manera que cada uno de los cuatro arcos adquiere un trazo irregular que afecta la forma.

Esta solución en pinjante, que de primera impresión admira que no se desplome, debe su firmeza y seguridad a una acertada estereotomía o corte de la piedra, donde la transmisión de las cargas por medio de las dovelas, se hace desde las dos columnas exentas del patio hasta sus correspondientes pilastras adosadas a los muros, haciendo del pinjante una sola gran clave unitaria.

Pero, aunque todo esto es fácil de explicar y entender como razón constructiva, no deja de ser un alarde y atrevimiento hacerlo en una ciudad, como lo es la de México, donde el subsuelo fangoso, al permitir hundimientos y movimientos estructurales, estará siempre amenazando la delicada estabilidad de este tipo de soluciones.

Al remitirnos al nivel superior, donde sí se encuentran las columnas angulares, y al observar justamente la estereotomía de los cuatro arcos que a cada una de ellas convergen, se puede afirmar y confirmar, también con asombro, que la intención y diseño de Arrieta es ¡que no las hubiera!, dejando libres estos espacios angulares de igual manera que los de la planta baja.

Es posible que al considerar posteriormente lo innecesario de suprimir los apoyos superiores, dada su situación en planta alta, se le haya colocado despuntando el pinjante, como se puede observar, para que se concentrara sobre el *salmer* o primera piedra de desplante arriba del capitel.

Con esta subsecuente solución sucede que se aumenta la carga concentrada sobre el pinjante inferior, lo que, si a primera vista podría parecer peligroso, no lo es, debido a que, por esta carga, el pinjante clave aumenta su compresión lateral a las dovelas y, por tanto, su estabilidad.

Con este fino acabado constructivo quedó definido el carácter estructural angular del gran patio.

Que sepamos, la única solución similar se dio en las Casas Reales de Valladolid, en la actual Morelia, edificio que actualmente es sede del poder Judicial del Gobierno del Estado de Michoacán. Los cuatro ángulos del patio principal de ese Palacio de Justicia moreliano, muestran en todo igual sistema constructivo y compositivo que el de este Palacio de la Inquisición; sólo que en aquél se aprecia que, sin titubeos, se calculó que llevaran apoyo directo los arcos del nivel superior, y así lo acusa su estereotomía.

Estilísticamente, el gran patio del Palacio inquisitorial, aunque considerado barroco, muestra, a nuestra manera de ver, una mayor aproximación, tardía si se quiere, hacia el manierismo.

La pureza de sus columnas toscanas con sus lisos fustes inalterados y bien proporcionados en ambos niveles, así como la discreta molduración así nos lo indican; pero sobre todo lo hace su singular y única decoración aplicada en claves y enjutas de los arcos.

Ésta consiste, en ambos niveles, en la colocación de volutas estriadas vistas de canto, recibidas por florones abstractos, siendo de menor tamaño en las claves de los arcos y de mayor dimensión en las enjutas. Todas ellas están sensiblemente a la misma altura, lo que provoca una rítmica alternancia que juega con el macizo de las enjutas y el vacío de los arcos. Esto es de una sutileza plástica tan especial que no podemos dejar de calificarla más que de manierista.

Además, sobre todos y en cada uno de esos elementos, se provoca un resalte de los entablamentos, resaltes que a su vez siguen en su ancho las dos dimensiones de las volutas, o sea, menores sobre las claves y mayores sobre la enjutas. De modo que, este ritmo alterno se prosigue, siendo de admirar cómo los más gruesos y vigorosos de las enjutas, en el primer nivel, necesariamente quedan bajo el eje de las columnas del segundo, para que, finalmente, este impulso columnario se manifieste con estas mismas volutas mayores recibiendo las gárgolas y, por último, sobre ellas, las almenas de remate. Mayor euritmia y tan de buen gusto dentro de su sobriedad, parece ser muy difícil de encontrar.

Cabe anotar que el hermoso y fino barandal perimetral en todo el segundo nivel parece, muy gentilmente, respetar la estructura de piedra a la vez que desentenderse de ella, pues tan sólo se ancla al fuste de cada columna, indicando cada espiga con una perilla de bronce. Por lo demás, realmente queda exento y corre libre y recto por todo lo alto, sin ocuparse del ritmo de entrantes y salientes que se encuentran bajo él.

Arrieta gustaba, muy especialmente, de combinar las columnas de orden clásico y fuste totalmente liso, con pilastras tableradas y así lo hace en muchas de sus obras, como en la Basílica de Guadalupe. Lo hace marcadamente en la portada de este edificio, y lo reitera en su patio. Todas las pilastras perimetrales adosadas a los muros, como son las ocho que reciben los correspondientes arcos cruzados, son de este tipo de barroco, mostrando su fuste como un gran tablero de rica molduración mixtilínea incidida. Y no se diga las pilastras de muro y los pilastrones de la escalera cuya rica textura se logra justamente a base de grandes tableros moldurados, iguales en diseño a los de la portada en su segundo cuerpo.

De esta manera, así como en el primer cuerpo de la portada, cuatro columnas de fuste liso avanzan al frente y, a sus lados, cuatro pilastras tableradas las enmarcan como trasfondo. Aquí, en el patio, las columnas son el frente y las pilastras tableradas el fondo, fórmula que casi podría considerarse como firma plástico-estética del estilo de Arrieta.

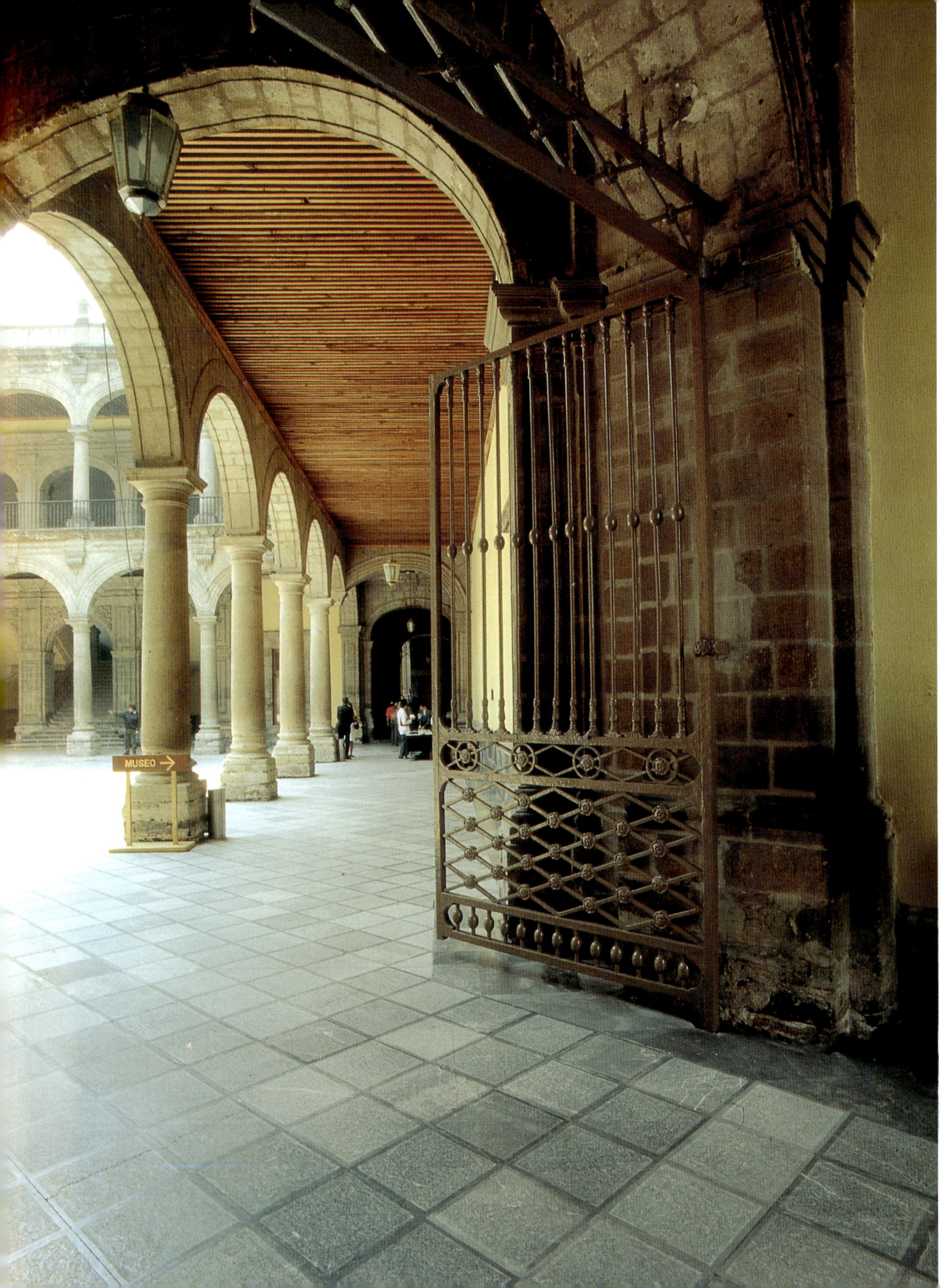
MUSEO

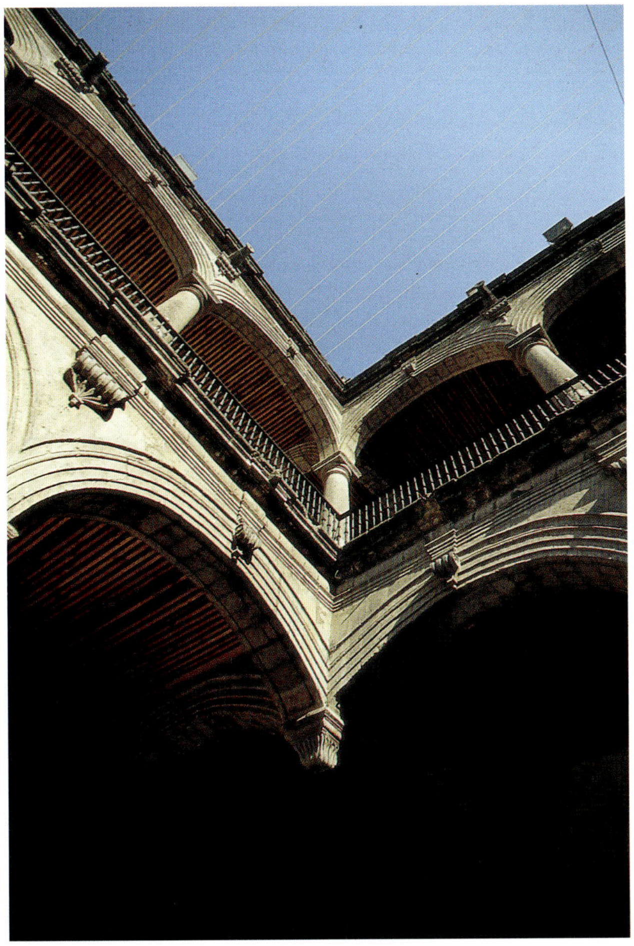

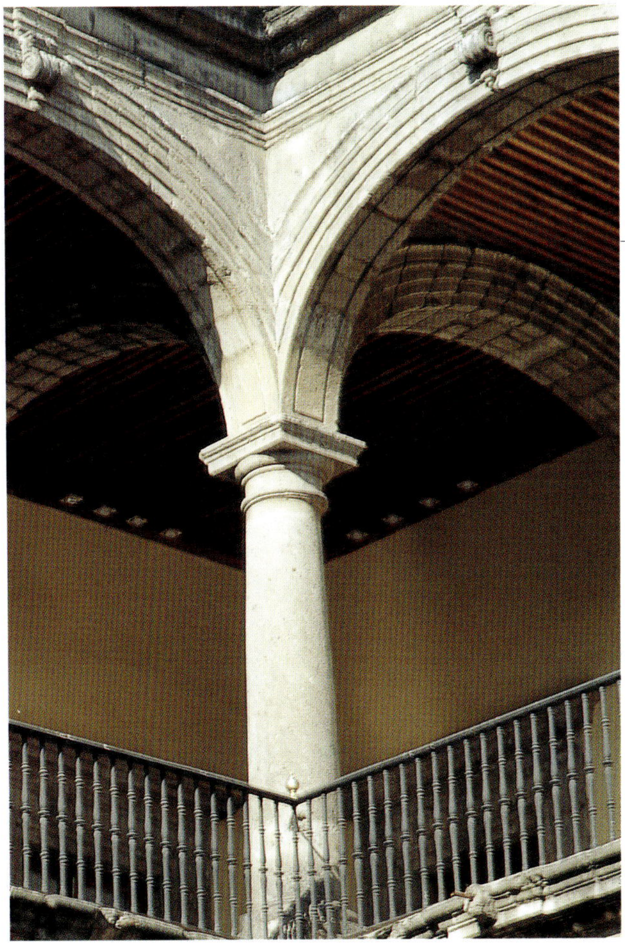

1 *Vista del corredor sur del patio principal. En primer plano, la reja de hierro forjado*

2/4 *Ángulo del patio principal. Se muestra la falta de la columna angular y la solución empleada por Arrieta para distribuir el peso del piso superior*

3 *Columna angular del corredor del piso alto. Patio principal*

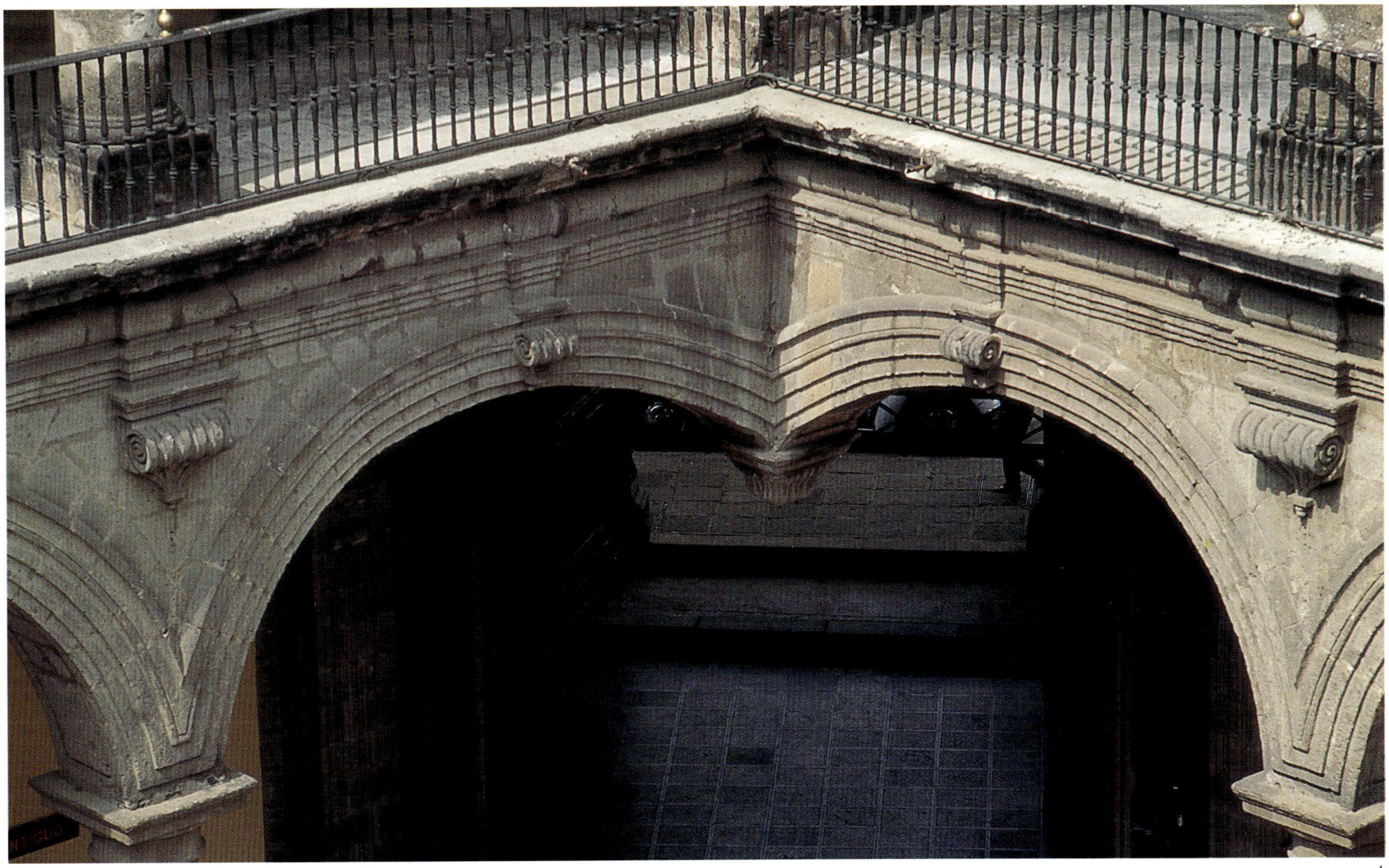

4

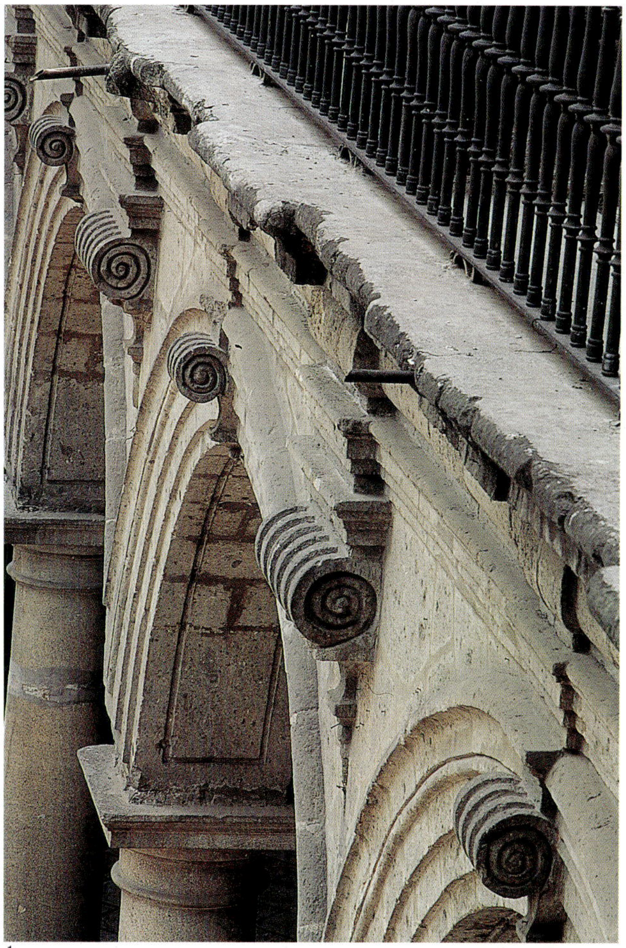

1

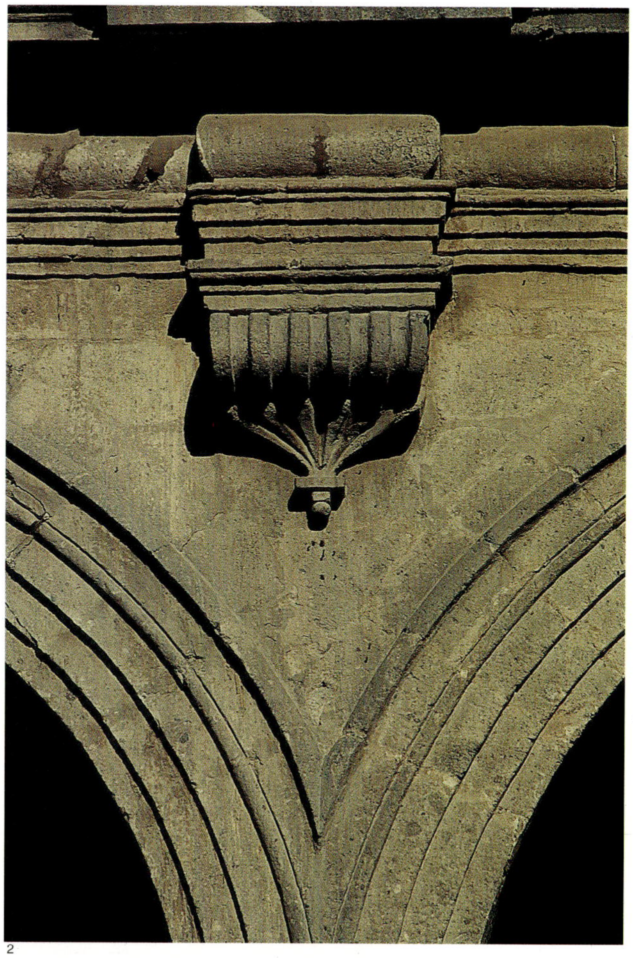

2

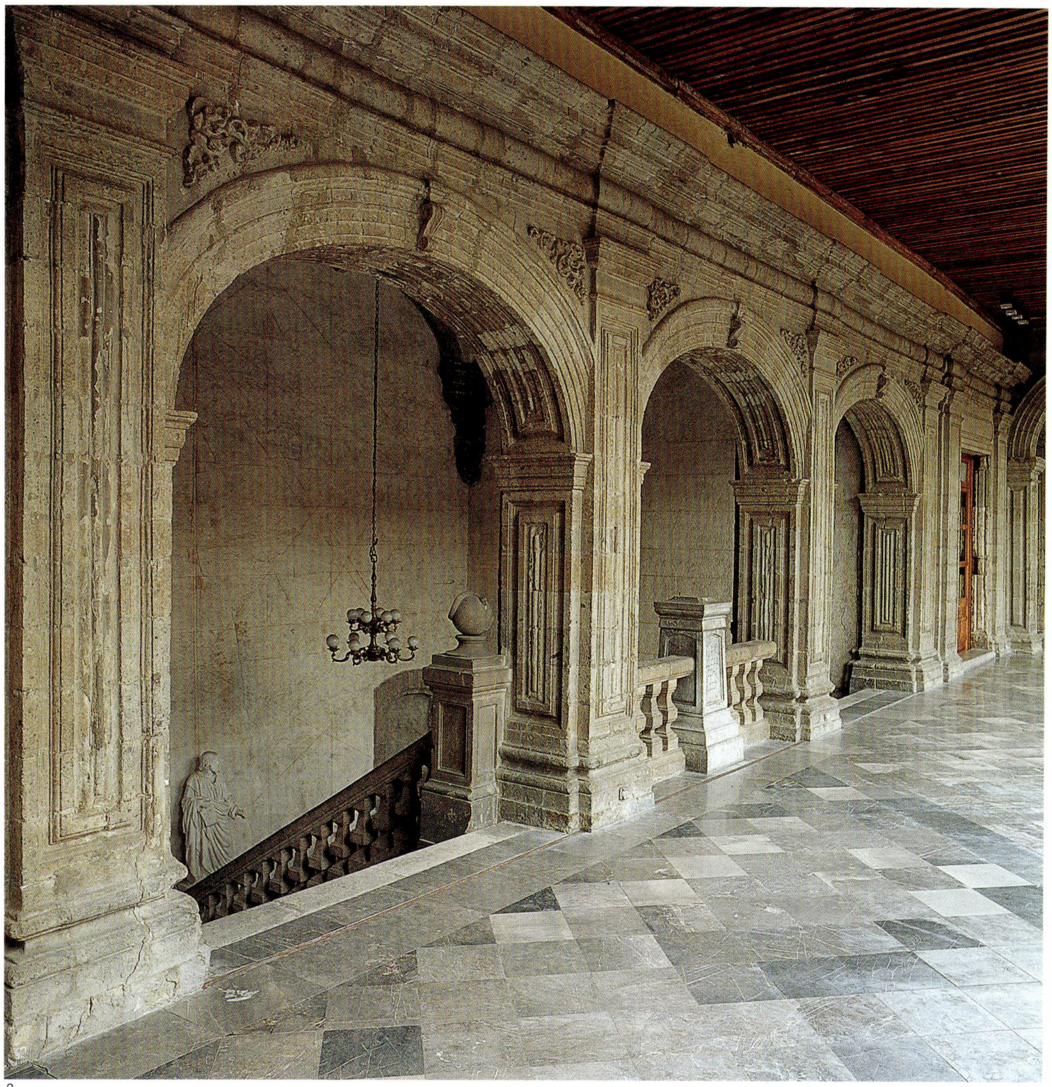

3

1
2
Patio principal. Vista de las volutas estriadas sobre las que descansa la cornisa del corredor alto

3
La escalera monumental, desde la planta alta

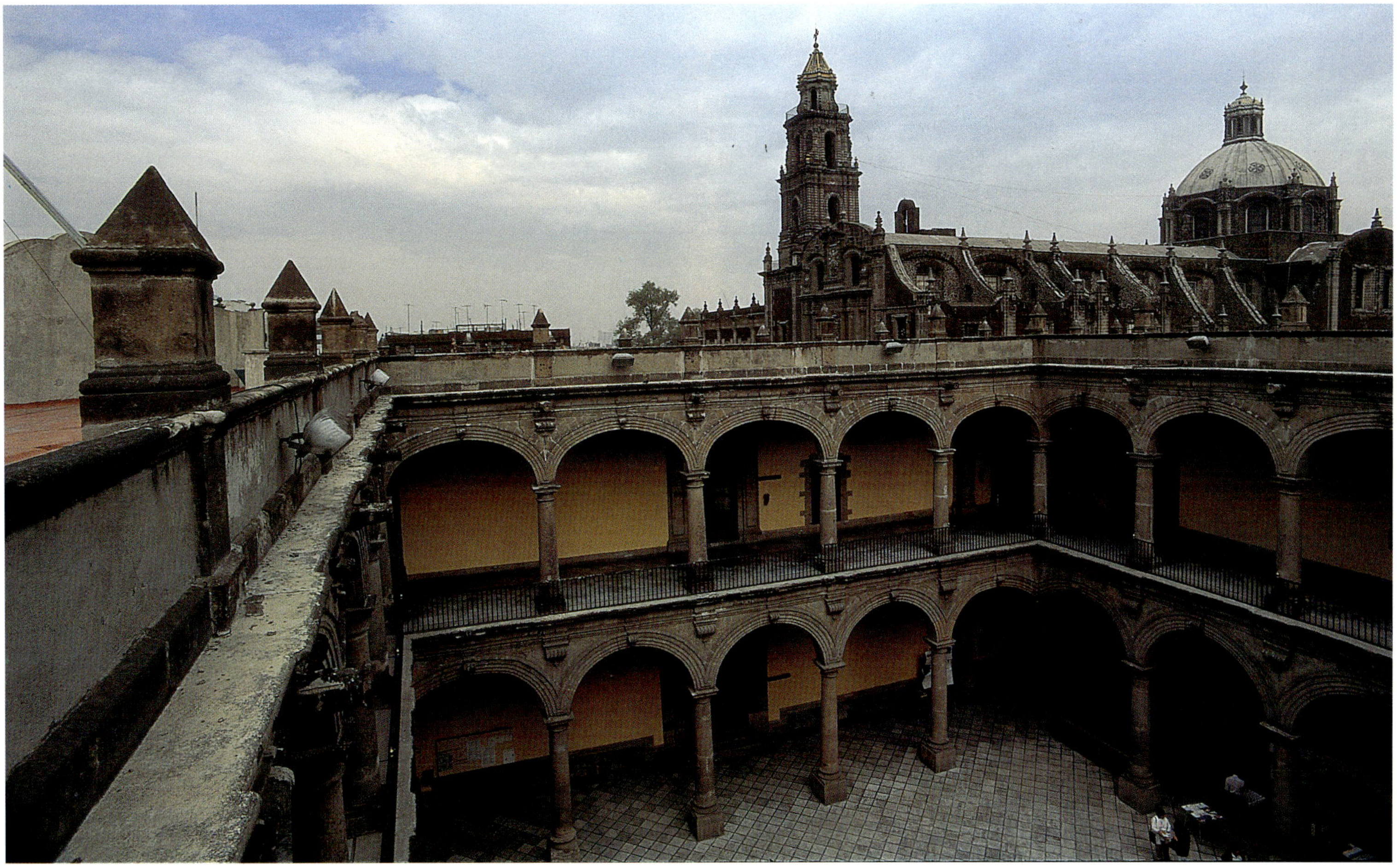

Patio principal. El corredor del piso superior.
Al fondo, la Iglesia de Santo Domingo

Vista de conjunto del patio principal

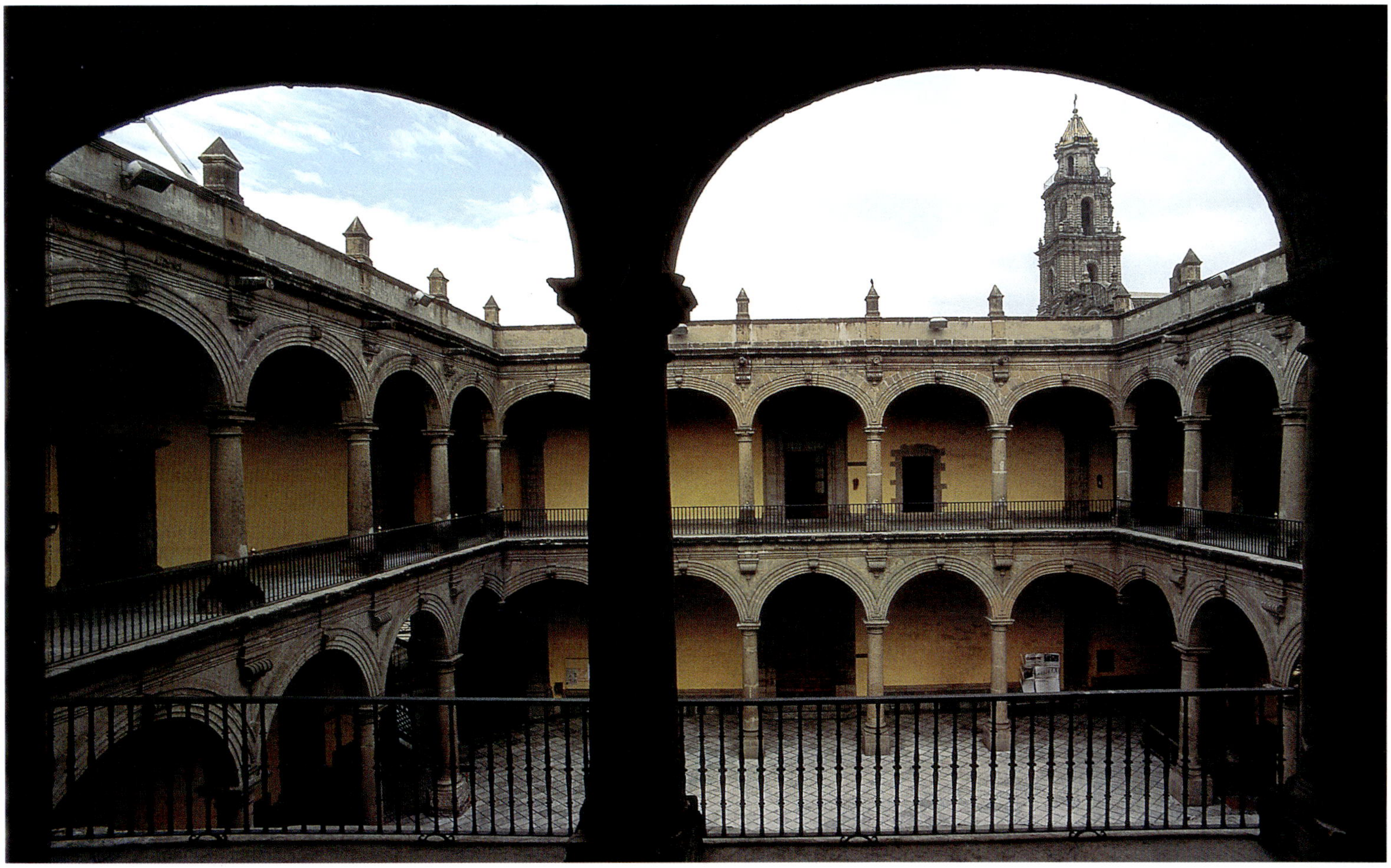

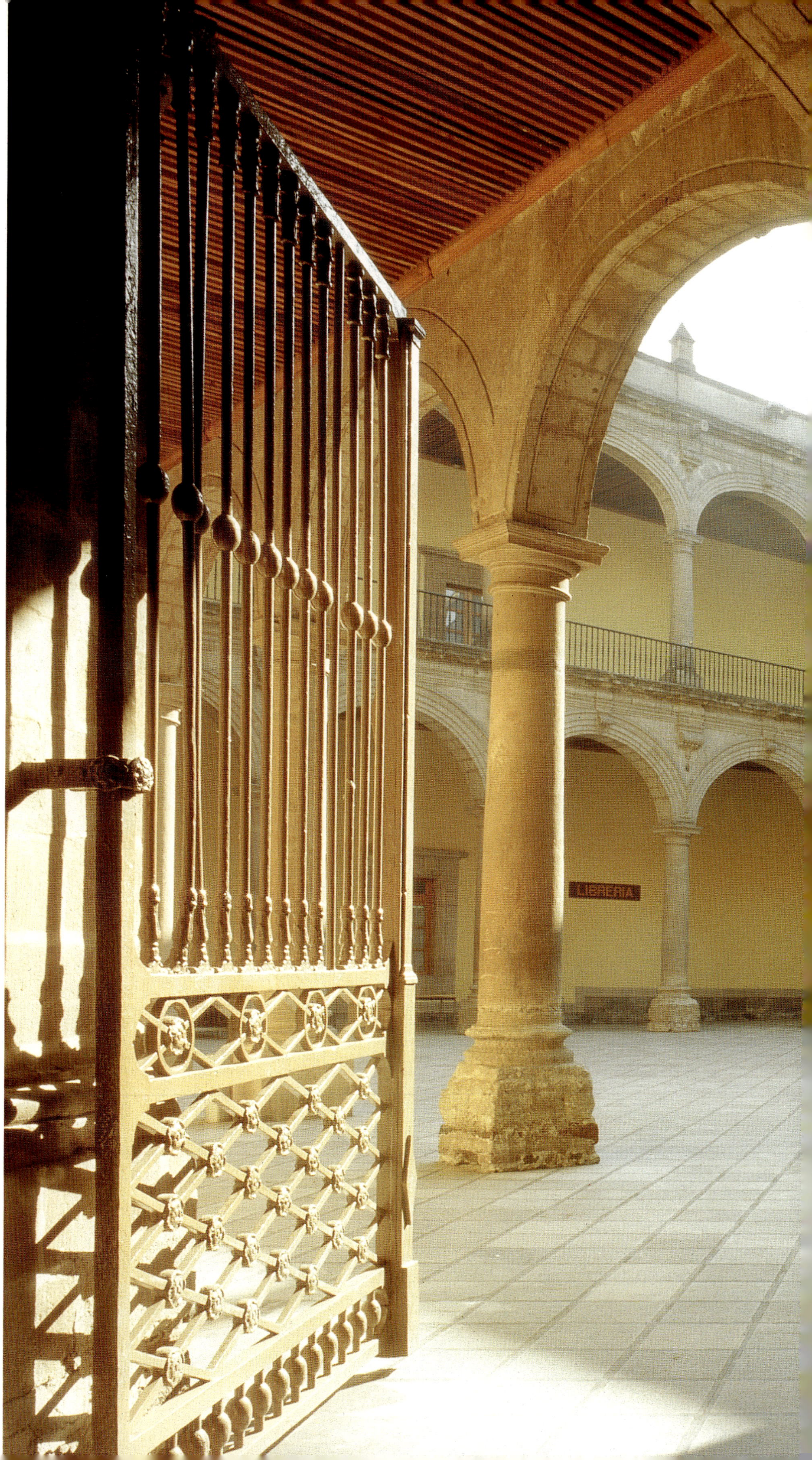

Vista axial del patio principal

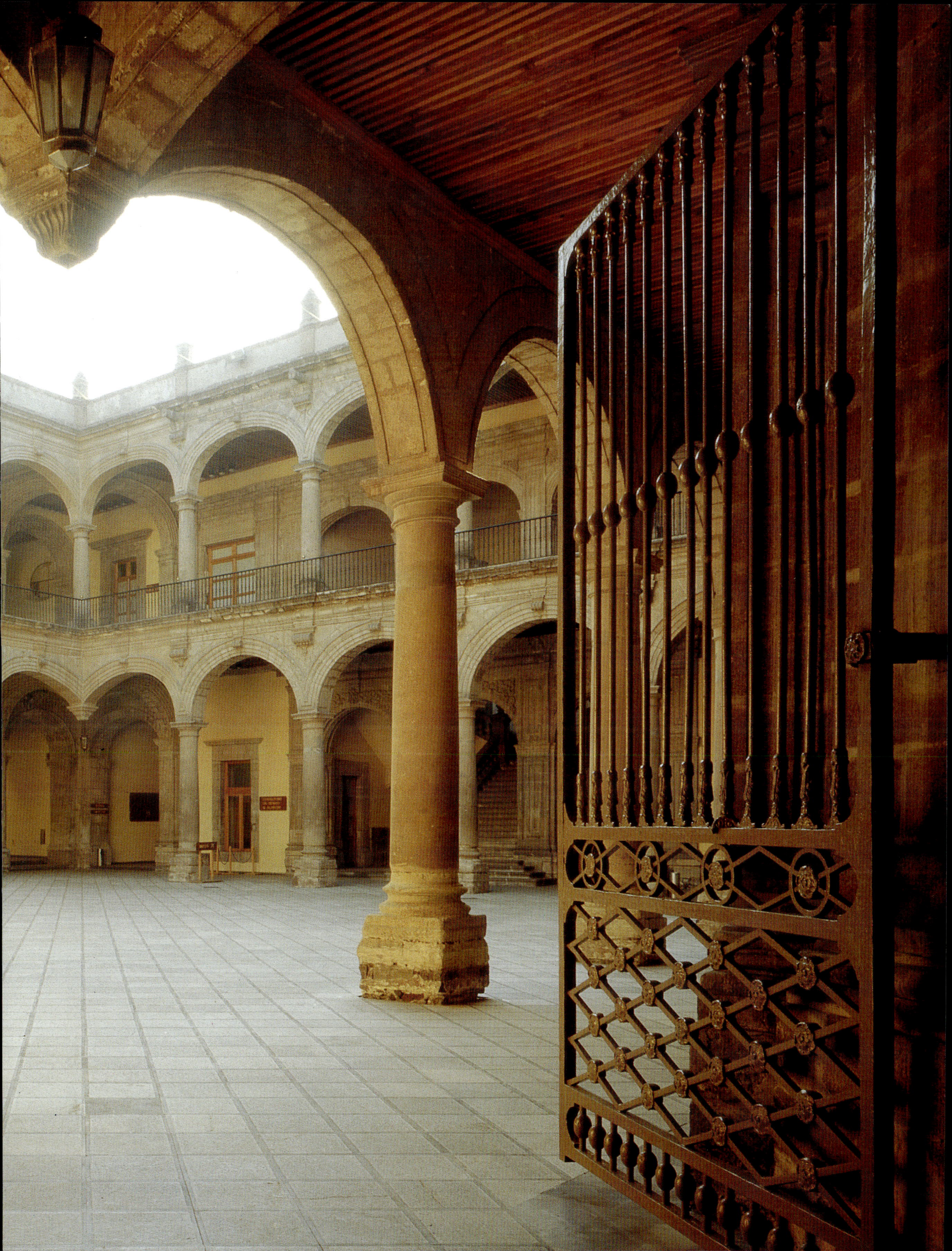

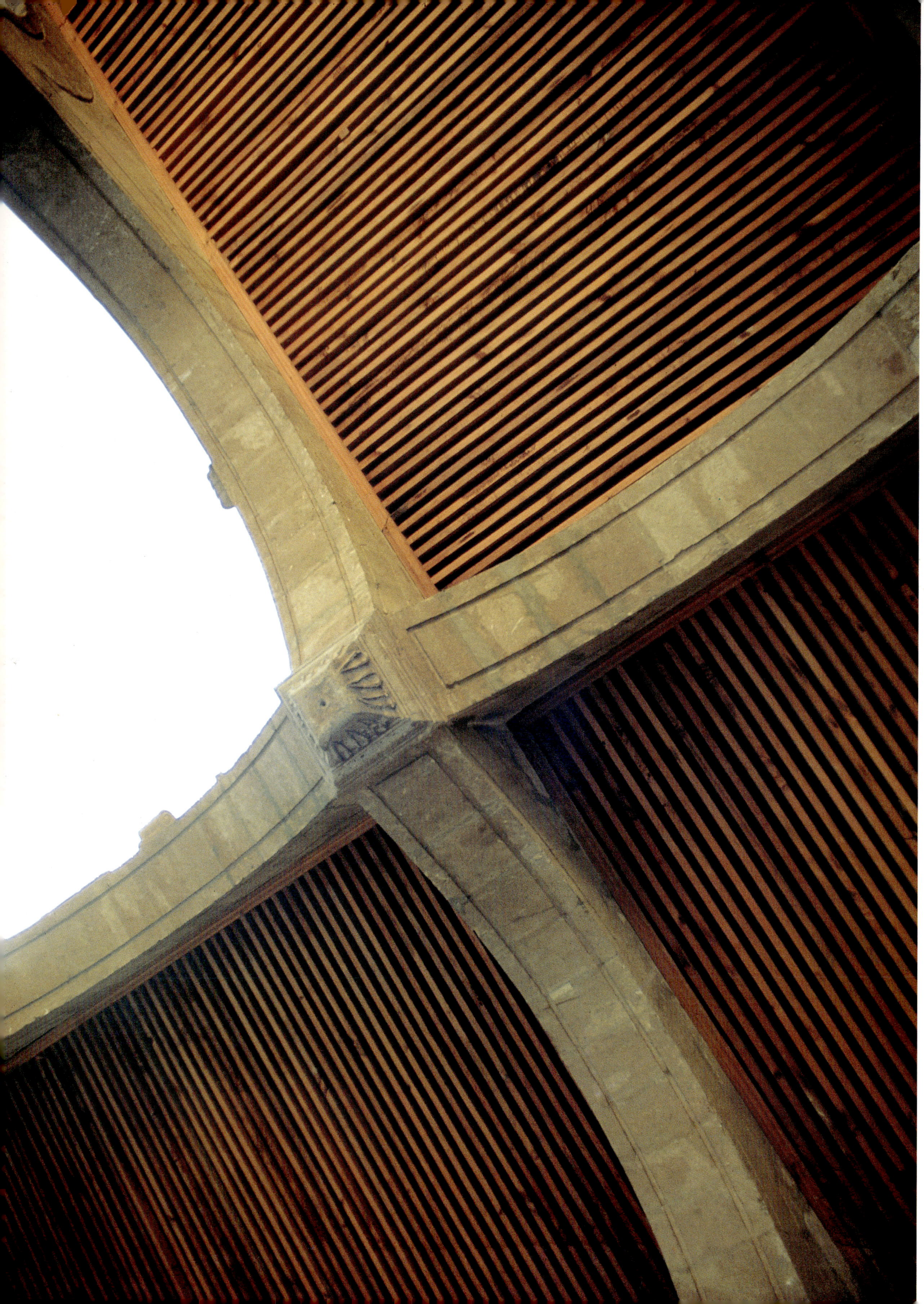

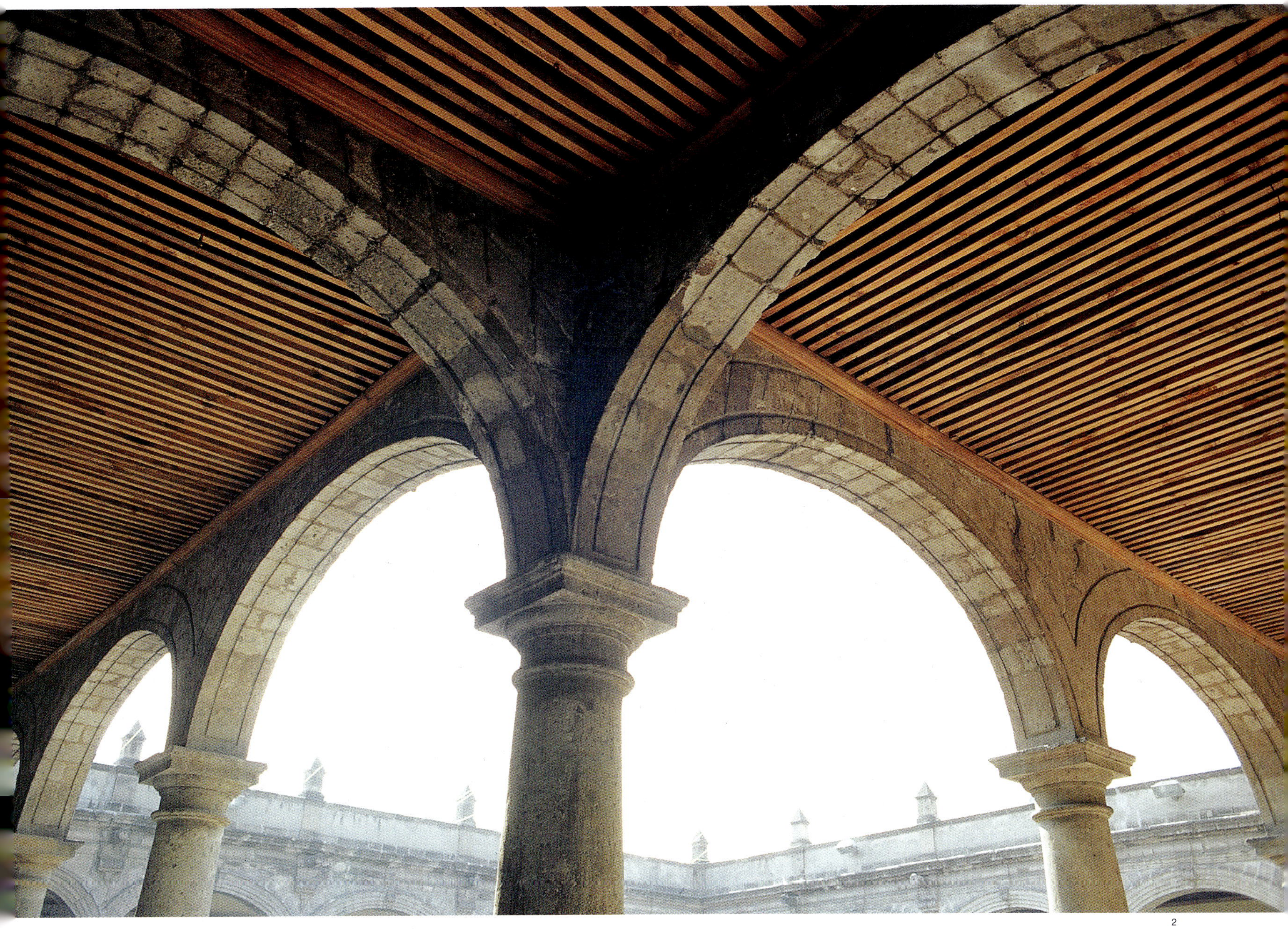

2

1 *Arcos cruzados y viguería, confluyendo en el ángulo del piso bajo del patio principal*

2 *Patio principal. Ángulo del corredor alto*

Páginas siguientes:
Patio principal. Arco central del lado poniente. Al fondo, la puerta de acceso al paraninfo; vista hacia el poniente del mismo patio

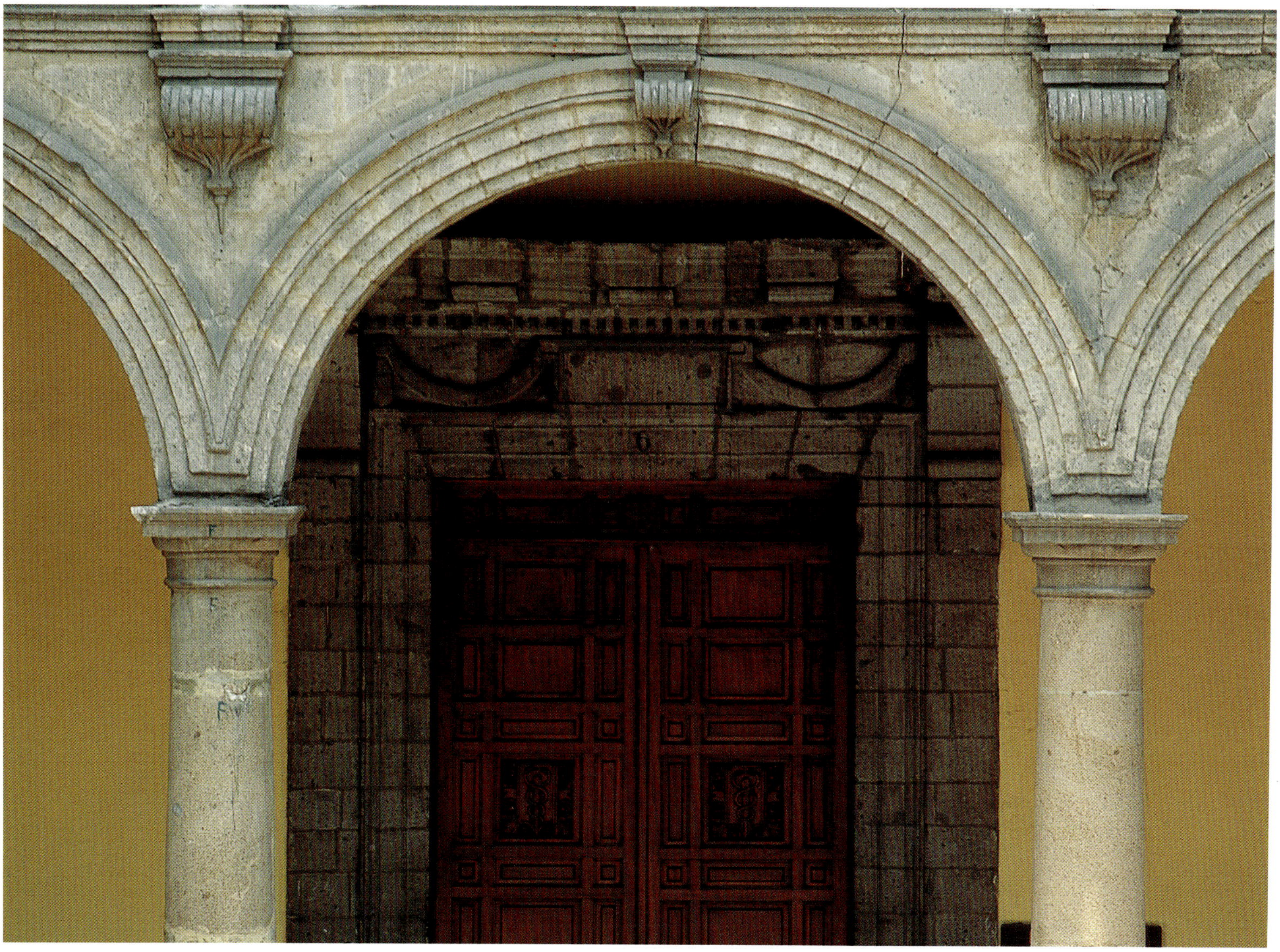

Portada del paraninfo

Esta solemne portada, frente a frente con la escalera y a eje del patio con ella, debe datar de la época en que se hicieron serias modificaciones al edificio para adaptarlo a escuela de medicina, es decir, al inicarse la segunda mitad del siglo XIX. Ofrece un severo y elegante neoclasicismo en su monumental y bien proporcionado diseño. Quedó inconclusa en la talla de los dos modillones laterales que reciben la cornisa, así como en los faldellines que les corresponden.

En la parte superior, compuesta como entablamento clásico, el dintel sirve de arquitrable, le sigue un amplio friso y en él, al centro, un tablero rectangular a manera de cartela que espera alguna inscripción que nunca llegó. Dos guirnaldas lo enmarcan; igualmente sin tallar, sólo ofrecen el cuerpo o bulto. Esta falta de terminado en los detalles ornamentales, sin embargo, parece acentuar la reciedumbre estilística de la portada.

Restos antiguos

Como testimonio arqueológico de las casas viejas de la Inquisición, se han dejado visibles algunas huellas: en el corredor norte, a más de un metro bajo el nivel actual, se muestra un fragmento de muro de más o menos unos ochenta centímetros de grueso, o sea, como de una vara, construido a la manera usual colonial de la Ciudad de México, básicamente con revoltura de tezontle y mezcla con mucho mortero. Conserva restos de un guardapolvo en rojo sangre. Próximo a este fragmento hay también huella, en el muro actual, de una ventana de marco perimetral tablerado y una posible cornisa sobre él; la arista del intradós se allana convirtiéndose en ligero derrame hacia el centro. Le quedan restos de pintura.

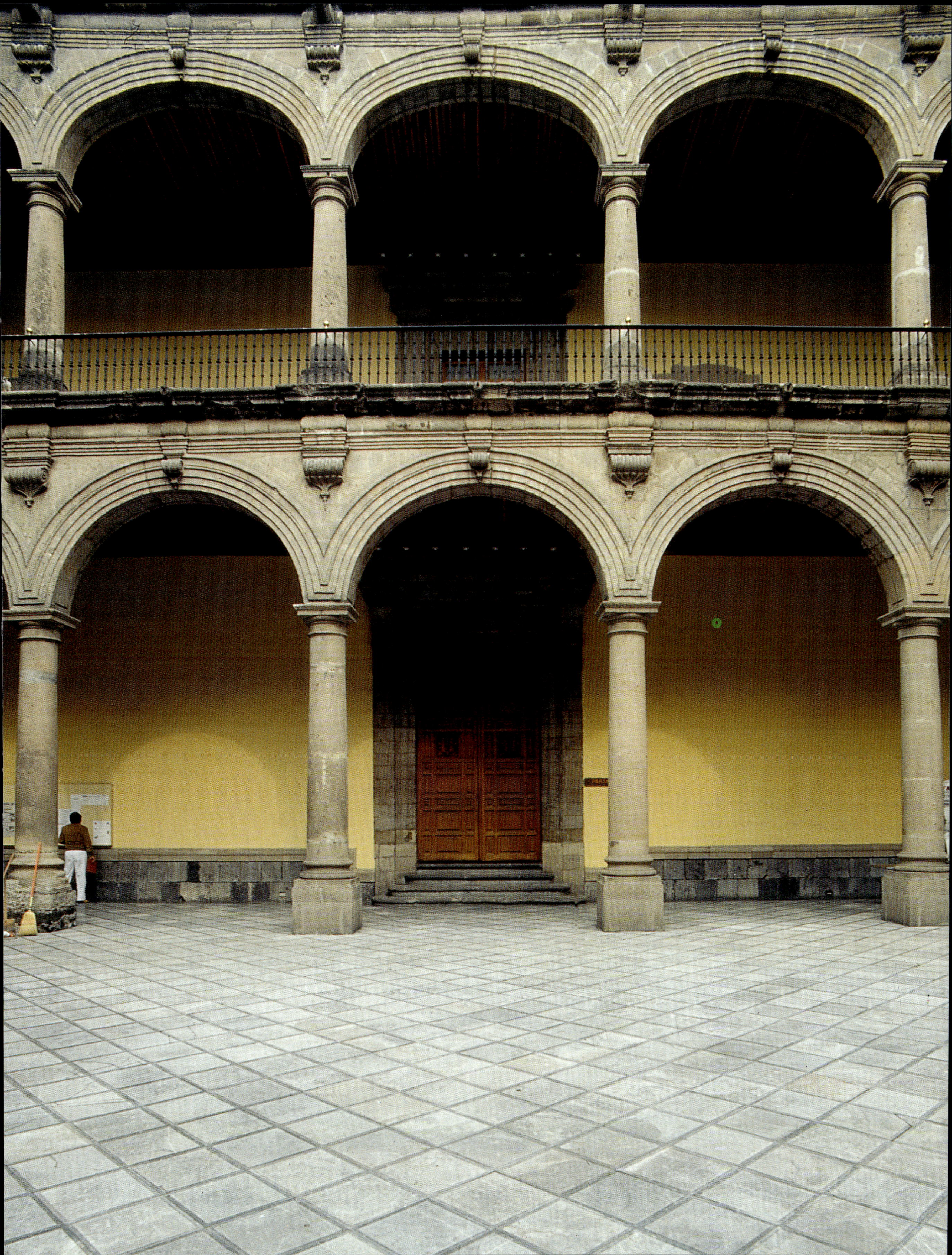

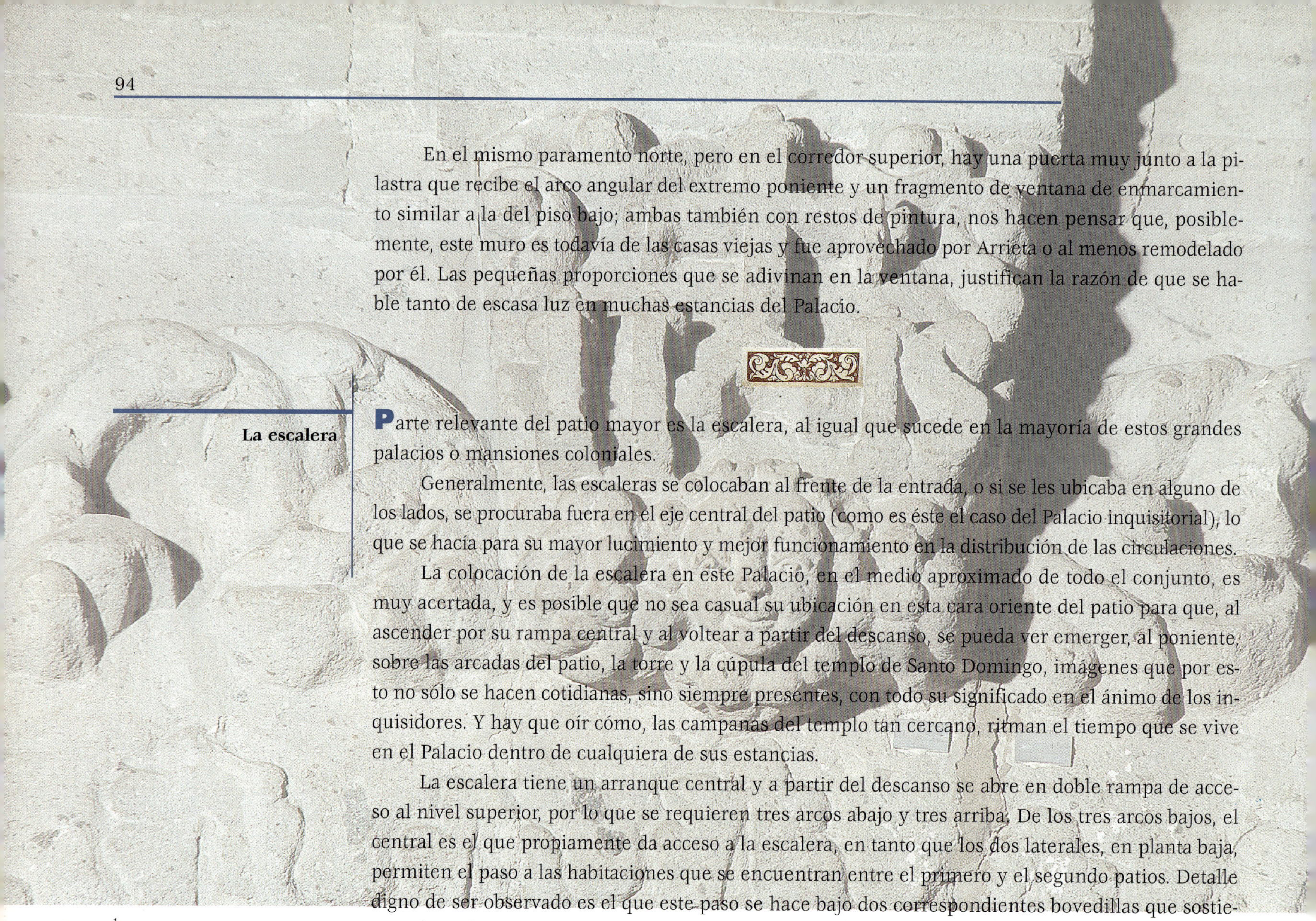

En el mismo paramento norte, pero en el corredor superior, hay una puerta muy junto a la pilastra que recibe el arco angular del extremo poniente y un fragmento de ventana de enmarcamiento similar a la del piso bajo; ambas también con restos de pintura, nos hacen pensar que, posiblemente, este muro es todavía de las casas viejas y fue aprovechado por Arrieta o al menos remodelado por él. Las pequeñas proporciones que se adivinan en la ventana, justifican la razón de que se hable tanto de escasa luz en muchas estancias del Palacio.

La escalera

Parte relevante del patio mayor es la escalera, al igual que sucede en la mayoría de estos grandes palacios o mansiones coloniales.

Generalmente, las escaleras se colocaban al frente de la entrada, o si se les ubicaba en alguno de los lados, se procuraba fuera en el eje central del patio (como es éste el caso del Palacio inquisitorial), lo que se hacía para su mayor lucimiento y mejor funcionamiento en la distribución de las circulaciones.

La colocación de la escalera en este Palacio, en el medio aproximado de todo el conjunto, es muy acertada, y es posible que no sea casual su ubicación en esta cara oriente del patio para que, al ascender por su rampa central y al voltear a partir del descanso, se pueda ver emerger, al poniente, sobre las arcadas del patio, la torre y la cúpula del templo de Santo Domingo, imágenes que por esto no sólo se hacen cotidianas, sino siempre presentes, con todo su significado en el ánimo de los inquisidores. Y hay que oír cómo, las campanas del templo tan cercano, ritman el tiempo que se vive en el Palacio dentro de cualquiera de sus estancias.

La escalera tiene un arranque central y a partir del descanso se abre en doble rampa de acceso al nivel superior, por lo que se requieren tres arcos abajo y tres arriba. De los tres arcos bajos, el central es el que propiamente da acceso a la escalera, en tanto que los dos laterales, en planta baja, permiten el paso a las habitaciones que se encuentran entre el primero y el segundo patios. Detalle digno de ser observado es el que este paso se hace bajo dos correspondientes bovedillas que sostienen el quiebre o vuelta de las rampas de la escalera, estando estructuradas no en forma curvilínea, como es lo más usual, sino poligonal, formando con los muros, un semiochavado que, aunque de bajo peralte, reviste, una vez más, el perfil tan gustado por la estilística de Arrieta.

1

En sus arcadas y pilastras, toda la escalera puede adscribirse estilísticamente a la modalidad del barroco tablerado. El conjunto está compuesto a base de vigorosos tableros con molduración mixtilineal incidida. Todas las caras de los fustes de las robustas pilastras exentas centrales y extremas en los muros, así los tienen. En la parte baja, las enjutas de los arcos alojan grandes tableros que prolongan sobre las impostas la anchura, proporción y molduración de los fustes, hasta recibir directamente el entablamento que, con la ausencia de capiteles, hace resaltes de la misma anchura que estos tableros. También, y como respuesta debida, el intradós de los seis arcos se convierte en encurvados tableros de medio punto abajo y tres puntos arriba.

Toque de recuerdo clasicista, tan frecuente en el repertorio formal de Arrieta, es la moldura de *ovos* y *flechas* que corre bajo la cornisa en la parte baja.

Insólito en todo el patio, pero lógico para la época, es que aparezcan, aunque únicas, decoraciones vegetales en todas las enjutas de los arcos, más vigorosas y abundantes en la parte baja, por ser aquí las enjutas más amplias, y más breves y finas arriba y a los lados de los capiteles.

Por último, no podría faltar el toque de alusión religiosa, menos en un edificio como éste. En las tres claves de los arcos, en el primer nivel, aparecen anagramas que simulan sostener unos querubines: el del centro es el de Jesús, *Ihs*; el de su derecha, como bien corresponde, es el de María, *Mar*, con letras entrelazadas y, el de su izquierda, es el de José, *Ioseph*, también hermosamente entrelazado, al grado de parecer un juego plástico.

Debe anotarse que, en cuanto a lo que concierne propiamente a los escalones y el pasamanos, de ninguna manera son originales y deben datar de la primera remodelación del edificio para adaptarlo para la escuela de medicina.

Escalera principal

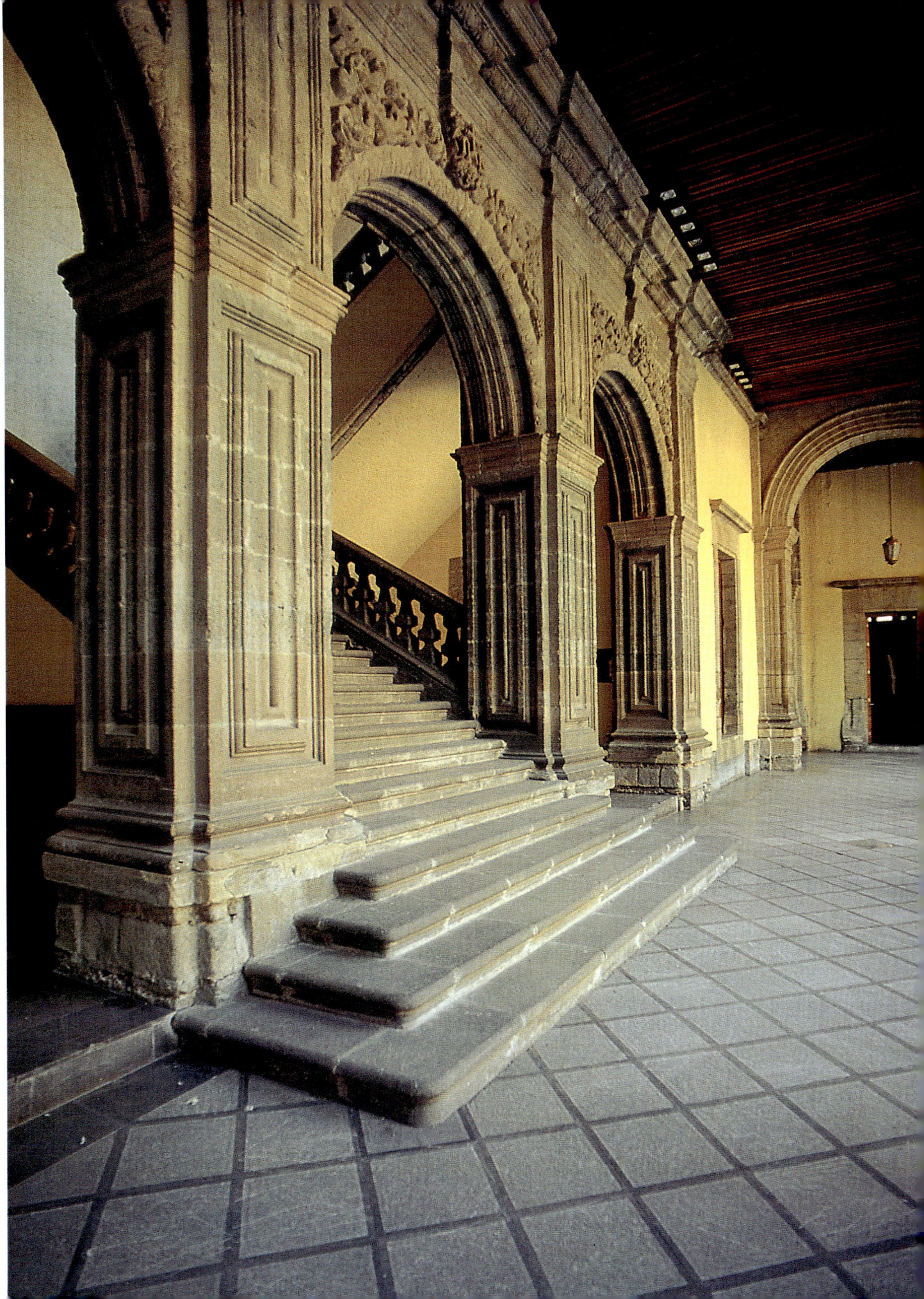

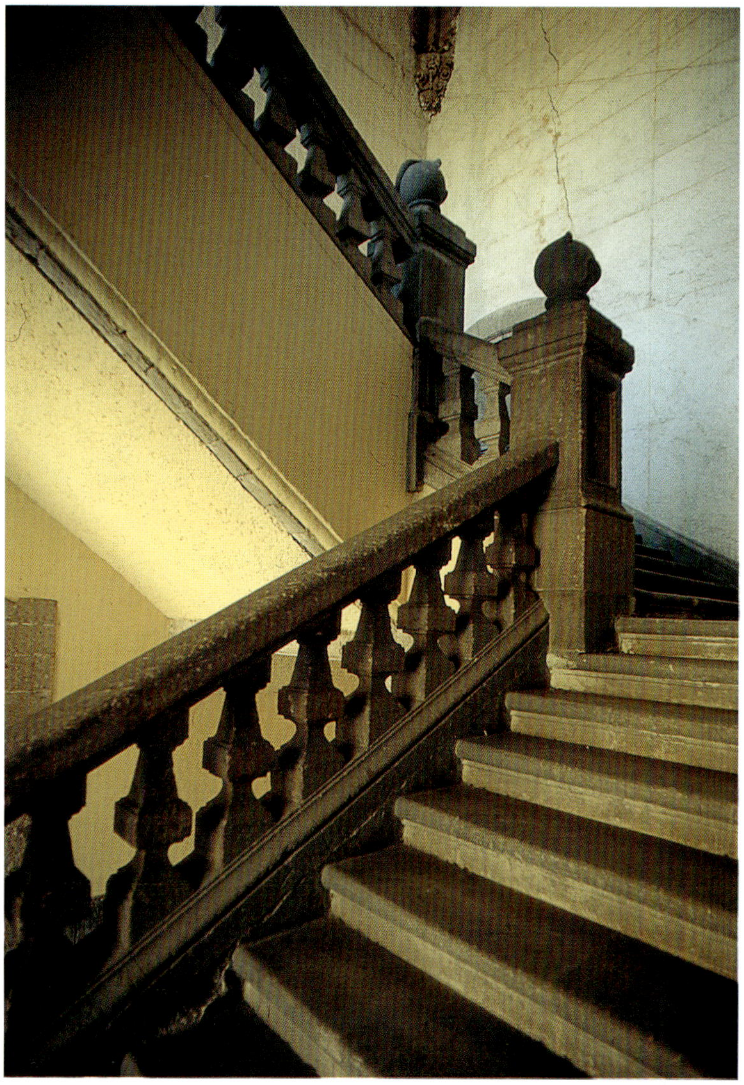

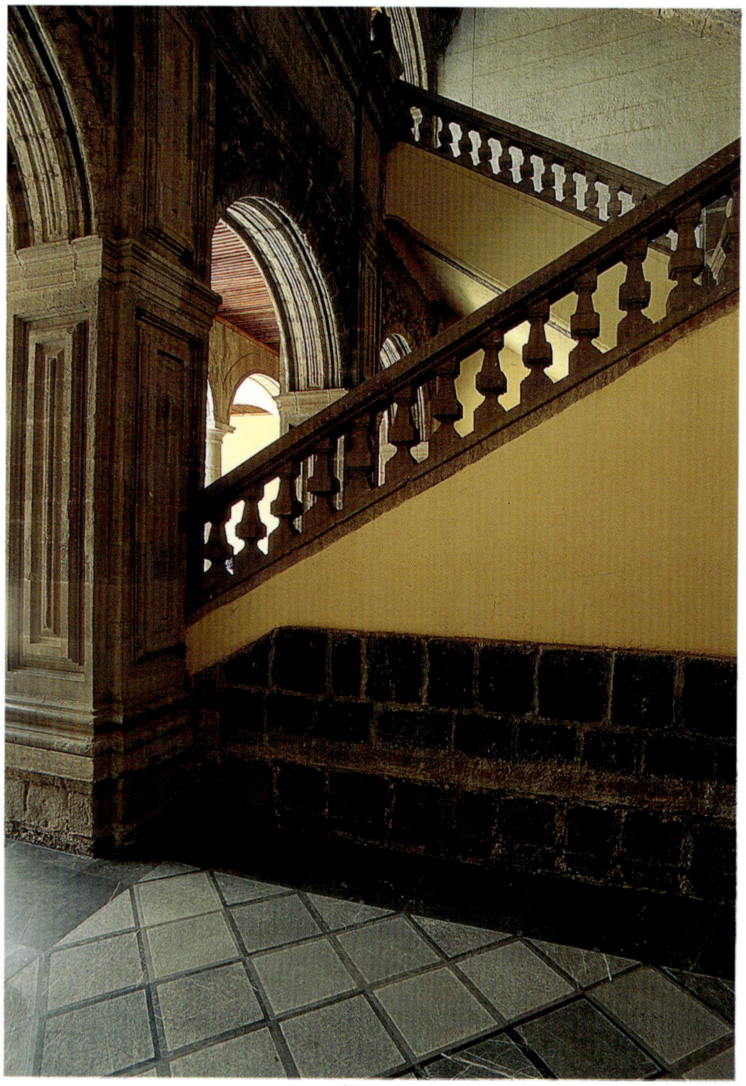

*Detalles
de la escalera principal*

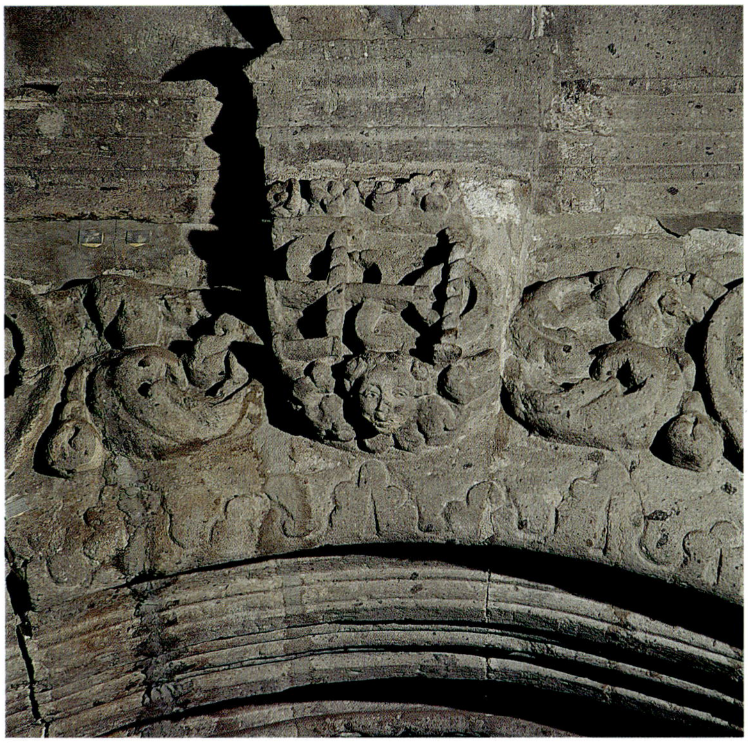
1

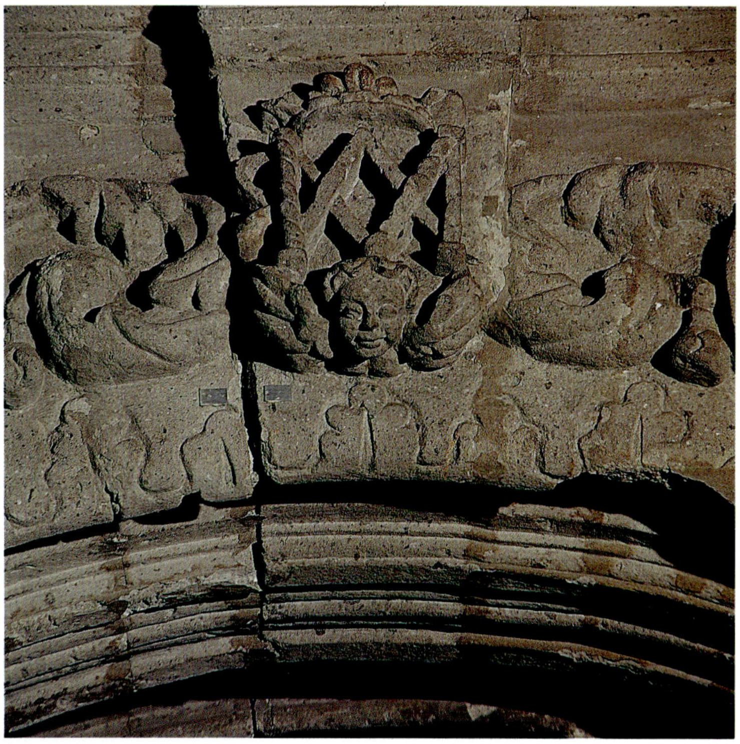
2

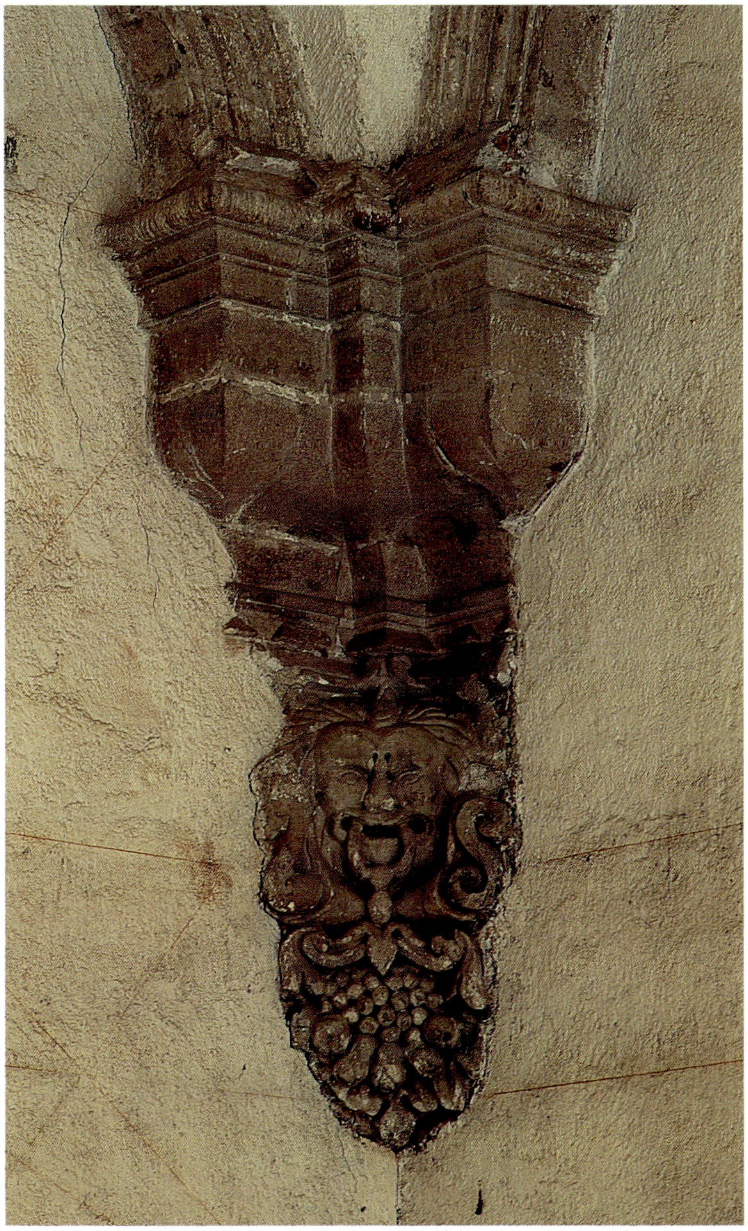
3

1/2 *Anagramas que se encuentran en la clave del arco central de la escalera monumental*

3 *Fragmento decorado con cara y motivos vegetales en el arranque de la nervadura de la bóveda. Escalera principal*

Los escalones, derramándose sobre el pasillo bajo y mordiendo desatinadamente las basas de las pilastras, nos indican que los originales debieron tener otra dimensión en su huella y peralte. El pasamanos, ya definitivamente de estilo neoclásico y, por sobre todo, las seis esferas sobre pedestales que pautan los quiebres de las rampas, con serpientes que se adhieren a cada una como símbolo de la medicina, nos confirman esta posterior remodelación de la escalera que originalmente debió ser más empinada, según lo delata la inclinación angular del intradós, o la parte baja de las rampas laterales.

La escultura de San Lucas

El 25 de agosto de 1950, fue colocada solemnemente en el descanso de la escalera monumental del patio mayor, esta escultura de San Lucas.

Para una información más completa acerca de esta obra de arte, debe consultarse al doctor don Francisco Fernández del Castillo en su folleto titulado *Breve reseña histórica relativa a la erección de la estatua de San Lucas en la Escuela Nacional de Medicina*, México, 1950. De esta publicación están tomados los datos aquí sintetizados.

A don José Urbano Fonseca, quien comprara el edificio de la Inquisición y fuera benefactor de la Escuela, se le ocurrió que ésta debiera tener un santo patrono, lo que recaía en San Lucas, ya que según la tradición, además de evangelista, fue pintor y médico. Como Fonseca también era miembro de la Academia de San Carlos, pidió a su presidente, don José Bernardo Couto, una escultura del santo.

Couto encargó un trozo apropiado de mármol de Carrara y designó al escultor Manuel Vilar para que la ejecutara. Vilar hizo los dibujos, pero quien la cinceló fue su discípulo Martín Soriano. Por esto, en el canto derecho del plinto que le sirve de base dice: *La Academia de S. Carlos de México. Escuela Nacional de Medicina. Año de 1859;* y, en el canto izquierdo: *El alumno D. Martín Soriano la hizo en la Academia de S. Carlos bajo la dirección del profesor D. Manuel Vilar.* En el canto frontal se asienta que es San Lucas.

Se colocó solemnemente en el Salón de Actos el 17 de junio de 1860, siendo director de la Escuela el doctor José Ignacio Durán. Asistieron algunos de los principales representantes en la época de las ciencias, las artes y la cultura en general, más, desde luego, Vilar y Soriano.

Quedó la estatua en el Salón de Actos hasta el año de 1913, en el que el doctor Aureliano Urrutia la mandó colocar en medio del patio, con nuevo pedestal en el que se inscribió el letrero de *Este médico fue santo,* que hasta ahora conserva. En 1920 regresó al Salón de Actos y después, en 1933 fue medio relegada a un pequeño cuarto a un lado del mismo salón. Por último, y gracias a la iniciativa de Salvador Gónzalez Herrejón y a la respuesta favorable de los doctores don José Castro Villagrana e Iturbide Álvarez, director y secretario respectivamente de la Escuela, volvió a dignificarse su colocación en la escalera en la antedicha fecha de 1950. El San Lucas constituye una de las obras maestras de la escultura académica mexicana del siglo XIX.

No en vano Vilar fue discípulo de Tenerani y detrás se percibe la cauda de influencias maestras como David, Cánova, Giorgetti y Thorwaldsen.

La figura se muestra con noble actitud a la romana. Es un recio varón en los inicios de la edad madura. La vestimenta, de túnica y manto, envuelve la figura tanto a la manera clásica como a la tradicional, apostólico-cristiana; los paños caen en forma elegante y natural, de modo que el brazo izquierdo oprime el manto a la altura de la cintura para evitar justamente su caída. Con la mano izquierda sostiene un pergamino desenrollado, mientras con la derecha, entre índice y pulgar, lleva el estilo, por cierto mutilado en su extremo quizá debido a tantos cambios de emplazamiento. Tras de su pie derecho un tarro contiene varios rollos de pergamino y por fuera lleva inscrito, con mayúsculas, *Iatpikh,* que se traduce por "medicina".

Estatua de San Lucas en el descanso de la escalera principal. Escultor: Martín Soriano

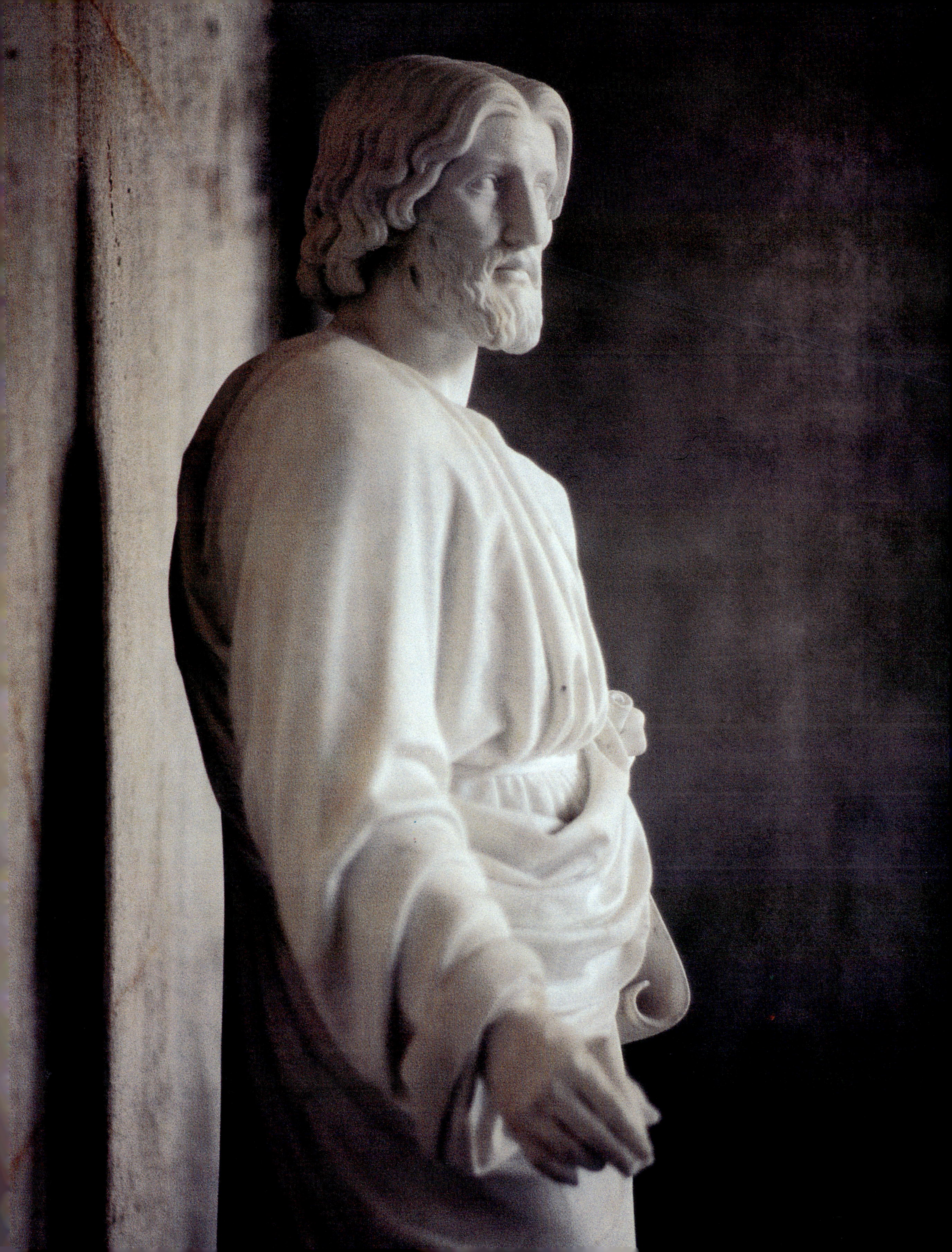

El segundo patio

Después del gran patio mayor, el segundo patio, inmediato al oriente, se muestra rústico y sencillo aunque no carente de empaque y dignidad.

Sin duda, lo más notable en él y que le otorga una recia personalidad es el que priva en sus proporciones el cuadrado y el cubo. El cuadrado en la disposición de su planta y alzado, pues sensiblemente la misma dimensión que tiene en lo largo y ancho del patio abierto, que es el cuadrado, tiene en el alto total que ocupan los dos niveles, por lo que el espacio arriba, es marcadamente un cubo transparente, en donde interpenetran fluyentes y recias perspectivas siempre polarizadas hacia el punto central focal.

También es digno de hacerse notar que la distancia entre las pilastras equivale a su altura, por lo que al recibir la cubierta de los corredores configuran con el piso del patio secciones cuadradas en alzado, lo que reitera y otorga a todo el conjunto una atmósfera de serena y segura estabilidad. Los paramentos de muros de los corredores, aunque con muy irregular distribución de puertas y ventanas, desiguales además en diseño y proporción, quedan sometidos y ordenados por el rítmico suceder de estos marcos cuadrados, delimitados por pilastras y columnas, pisos y techumbres entre ambos niveles.

Cabe insistir en que esta especie de parrilla, como concepto de diseño compositivo del espacio, queda claramente acentuado y remarcado en cada una de las cuatro caras del patio, a manera de un gran cuadrado vertical, cuyo vacío es cruzado y dividido en cuatro por el trazo vigoroso de los elementos estructurales.

Como consecuencia complementaria —y consideramos que con todo acierto— el piso del patio, entre los corredores, ha sido diseñado dividiendo su área cuadrada en cuatro partes, marcadas al unir por medio de franjas de rústico embaldosado de piedra los cuatro ejes centrales de las pilastras intermedias. Por último, se colocó la rugosidad de un sencillo empedrado como textura del relleno.

Estilísticamente observado, el patio pertenece esencialmente al orden toscano, tanto en las cuadradas pilastras de la planta baja como en las columnas de la alta. Ambos tipos de apoyos se distinguen por desplantar sobre muy elevados plintos, aunque al parecer, los de las columnas en el segundo nivel son pedestales a los que se les suprimió o nunca se les labró el cornisuelo que les correspondía.

Es de aclararse también, que se observa cierta rudeza en el encuentro de los capiteles de cantera y las traves de concreto que ahora sustituyen las primitivas y originales gualdras de madera que hubo. Esto se puede afirmar porque, además de la diferencia de materiales, tampoco se repusieron las molduradas zapatas que la estructura tuvo, las que aún se pueden apreciar en fotografías antiguas y suavizaban la transición entre capiteles y gualdras.

Por último, resulta significativo en este patio el que se han dejado manifiestas varias huellas de la investigación arqueológica que delata el proceso evolutivo seguido por la construcción del momento, como es la marca de los distintos niveles que ha tenido, indicados por fragmentos de escalones y diferencias de materiales constructivos. En planta baja, los paños de muros norte y oriente se han dejado sin aplanar para poder leer en ellos una variada información acerca de sistemas y materiales constructivos, así como de ubicación y diseño de puertas y ventanas, tanto de las que se muestran como originales como de las de factura más reciente.

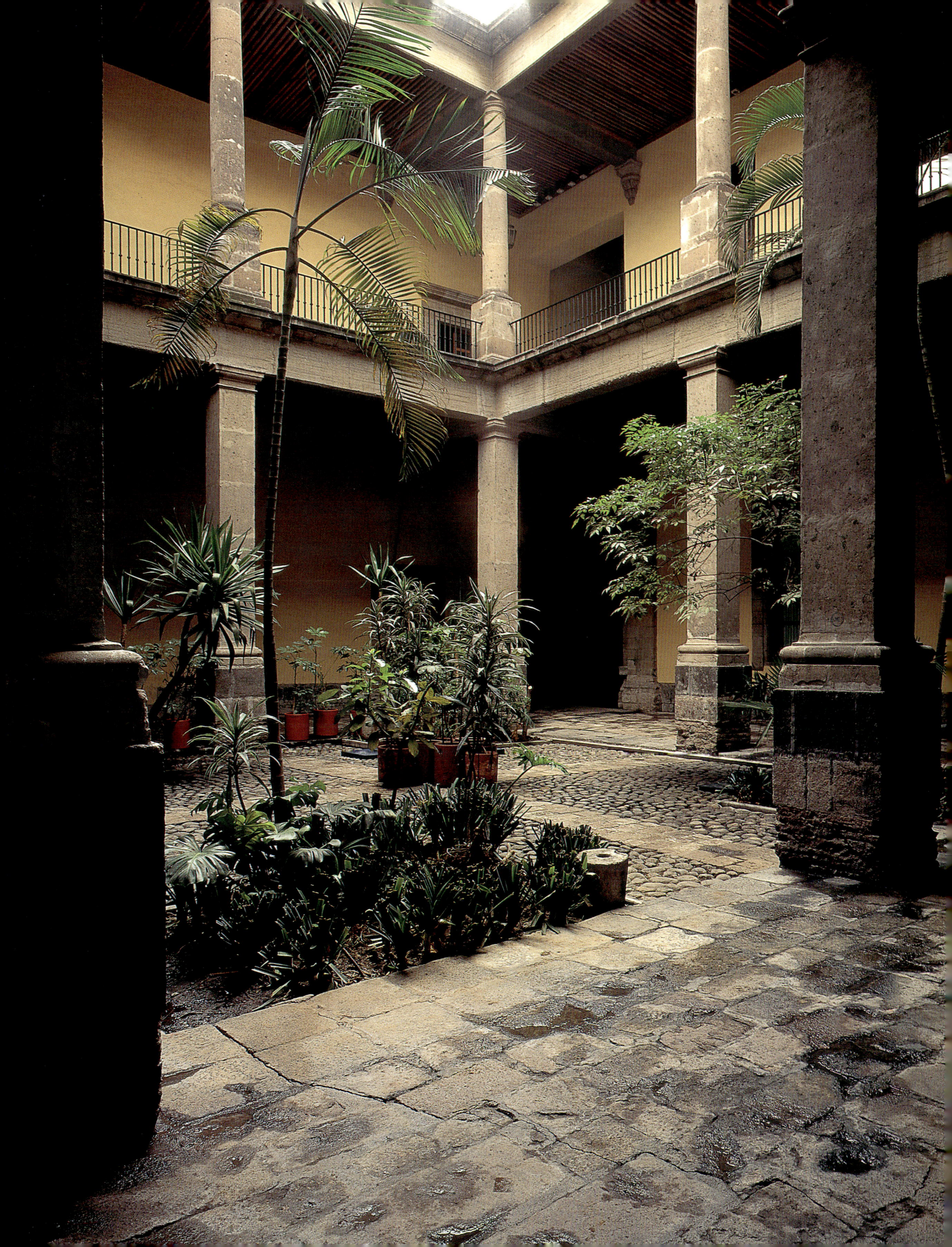

Patio de la Casa de los Inquisidores

El entrar a este patio, sobre todo cuando se hace por primera vez, produce un desconcierto debido al sinnúmero de elementos que lo configuran, disímbolos de tiempos y estilos, si se les observa en forma aislada, pero que en conjunto producen finalmente un efecto de armónica belleza, como uno más de estos tantos fenómenos de la estética en que un aparente caos se aglutina con acierto en el crisol del tiempo.

Es también este patio donde mejor puede apreciarse una estratigrafía del edificio, pues por lo menos hay huella de cuatro siglos en etapas constructivas, del XVII al XX.

En él se encuentran, conforme a contemporáneos criterios de restauración de monumentos, huellas perceptibles, testigos de los cambios y modificaciones que ha sufrido la construcción, pero que también podríamos añadir, ha vivido, a través de su historia y cambios de uso.

Difícil, por lo anterior, es anotar punto por punto los numerosos detalles o elementos que en este recinto llaman la atención, pero cabe no pasar por alto, los más sobresalientes. De entre ellos y por el aparente orden de antigüedad consideraremos algunos.

El muro del lado norte muestra ser de los más primitivos del monumento, sobre todo en su parte inferior, con restos de un vano a un nivel inferior aun al de la calle. Esta sección debe proceder todavía de "las casas viejas".

La parte de funciones, del elevadísimo primer piso, presenta una admirable solución de tres corredores: uno volado al sur y los del oriente y poniente con gualdras apoyadas sobre dos muy esbeltas columnas toscanas medianeras, una en cada corredor.

Hay también tres arcos sobre pilares en el muro lindero sur, cuya presencia sugiere estar dispuestos para el desarrollo de una escalera de doble rampa, pero como de esto no queda huella, su prestancia queda como incógnita.

Por su parte, la actual escalera en sí, con su irregular desarrollo y los tres macetones de hierro fundido que la acentúan y que están fechados y patentados en 1871, obviamente nos indica una remodelación porfiriana. En ella, lo más notable lo constituye la excelencia de su material de piso, pues es a base de mármol blanquecino y colocado en la mayoría de las huellas, en largas placas de lado a lado.

El desembarque se hace a la altura de dos robustos arcos de tres puntos, que deben ser antiguos. Están construidos en piedra y cargan sobre los tres antedichos del primer piso, lo que aumenta la idea de cómo habrá sido el desarrollo de las rampas de la escalera, que sin duda originalmente aquí hubo y que debió ser, por tanto, de trazo barroco.

Por otro lado, tanto el barandal del corredor en planta baja como las rejas de cerramiento de los dos arcos en la alta se conservan con un rico y fino diseño, típico de la época porfiriana, con buena ejecución técnica de forja, remache y aplicaciones decorativas de plomo. De esta manera, y aunque el barandal de los pasillos de la planta alta ya es de piezas en "hierro colado", el efecto, al llegar a lo alto de la escalera, es de una imponderable gracia y transparencia que en algo recuerda finas tramas textiles.

Sin duda, lo más impresionante de esta parte del Palacio, es el cubo del zaguán que da acceso al patio por la actual calle de Brasil, empezando por el precioso zaguán tallado en madera con todo el vigor y el esplendor de su diseño ecléctico. Le sigue el recio portón de forja, remache y plomo decorativo, pieza hermana mayor de los barandales y rejas de pasillos y escalera, dotado, por cierto, con una singularidad que consiste en tener en la hoja de la derecha un postigo, lo que permite un mejor control y mayor seguridad en caso de estar abierto el zaguán.

Sin embargo, lo más solemne, son los vestigios originales del Palacio inquisitorial descubiertos en la última restauración: enmarcando el vano donde se aloja el actual portón, hubo una especie de segunda gran portada después de la fachada, de la que aún se perciben jambas y dintel tablerados, pese a que sus salientes fueron rasuradas y aplanadas para ocultarles. Sobre el dintel y entre la prolongación de jambas, aparece pintado en suaves tonos y dentro de una tarja de reminiscencias manieristas, un escudo de la Inquisición Mexicana, con el detalle, como en otros casos, de que la M

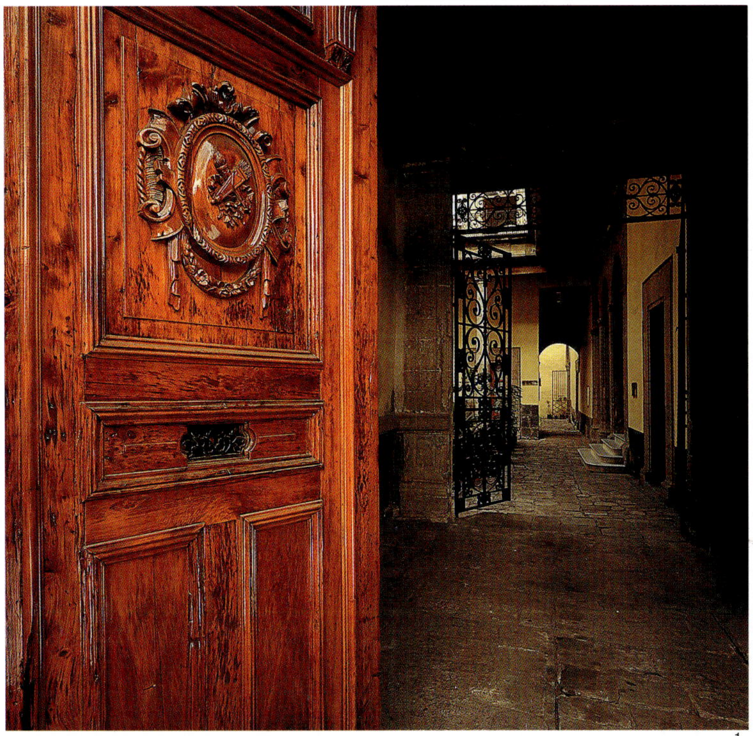

1

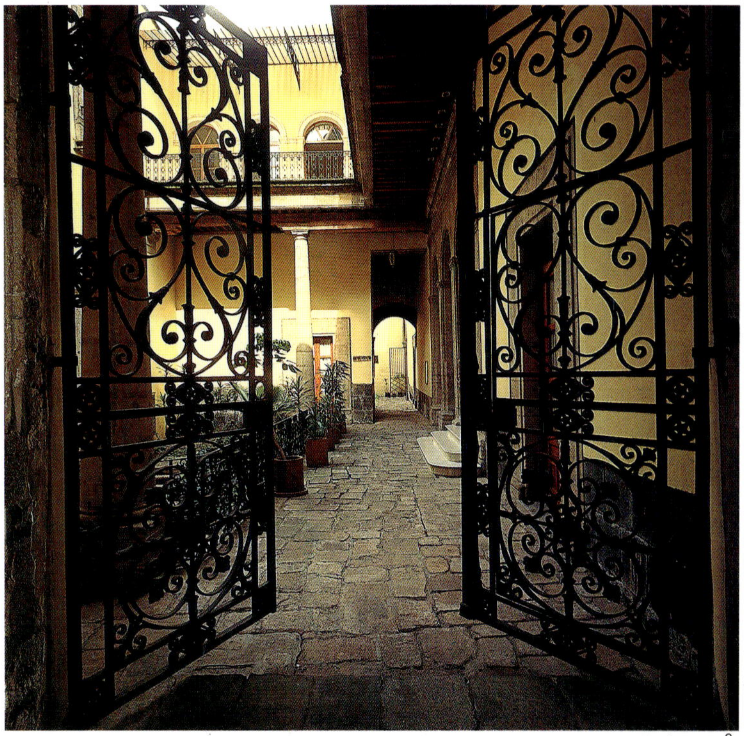

2

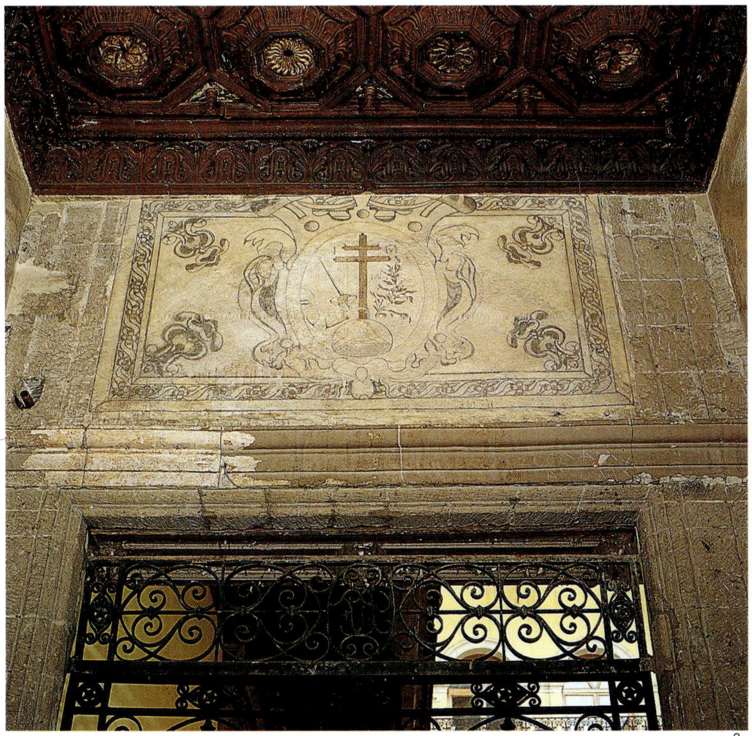

3

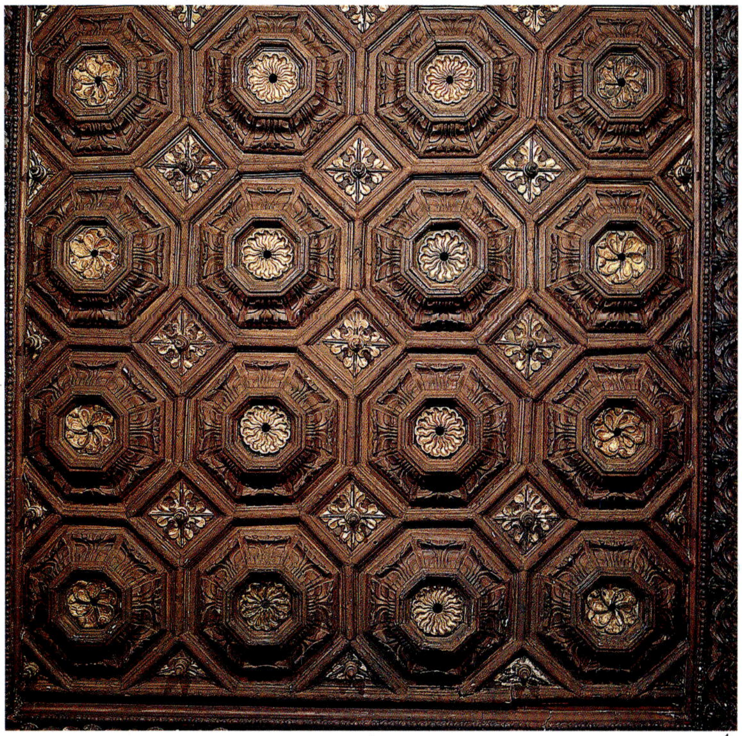

4

1/2 *Casa de los Inquisidores. Perspectiva del patio desde la entrada*

3 *Escudo de la Inquisición. Pintura en el cubo de entrada de la Casa de los Inquisidores*

4 *Casa de los Inquisidores. Artesonado del cubo de acceso*

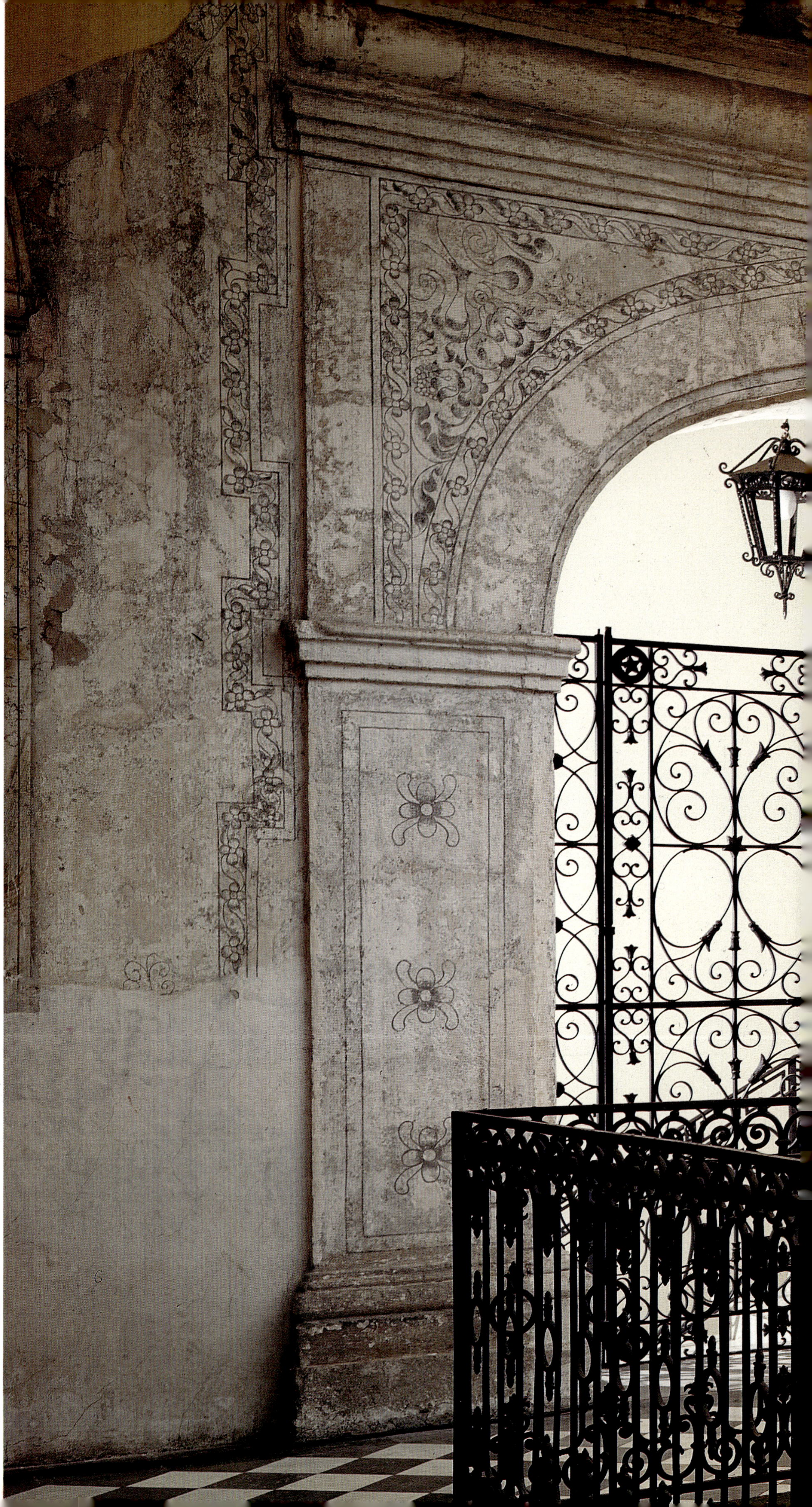

Casa de los Inquisidores. Arcos de acceso y corredor del piso alto

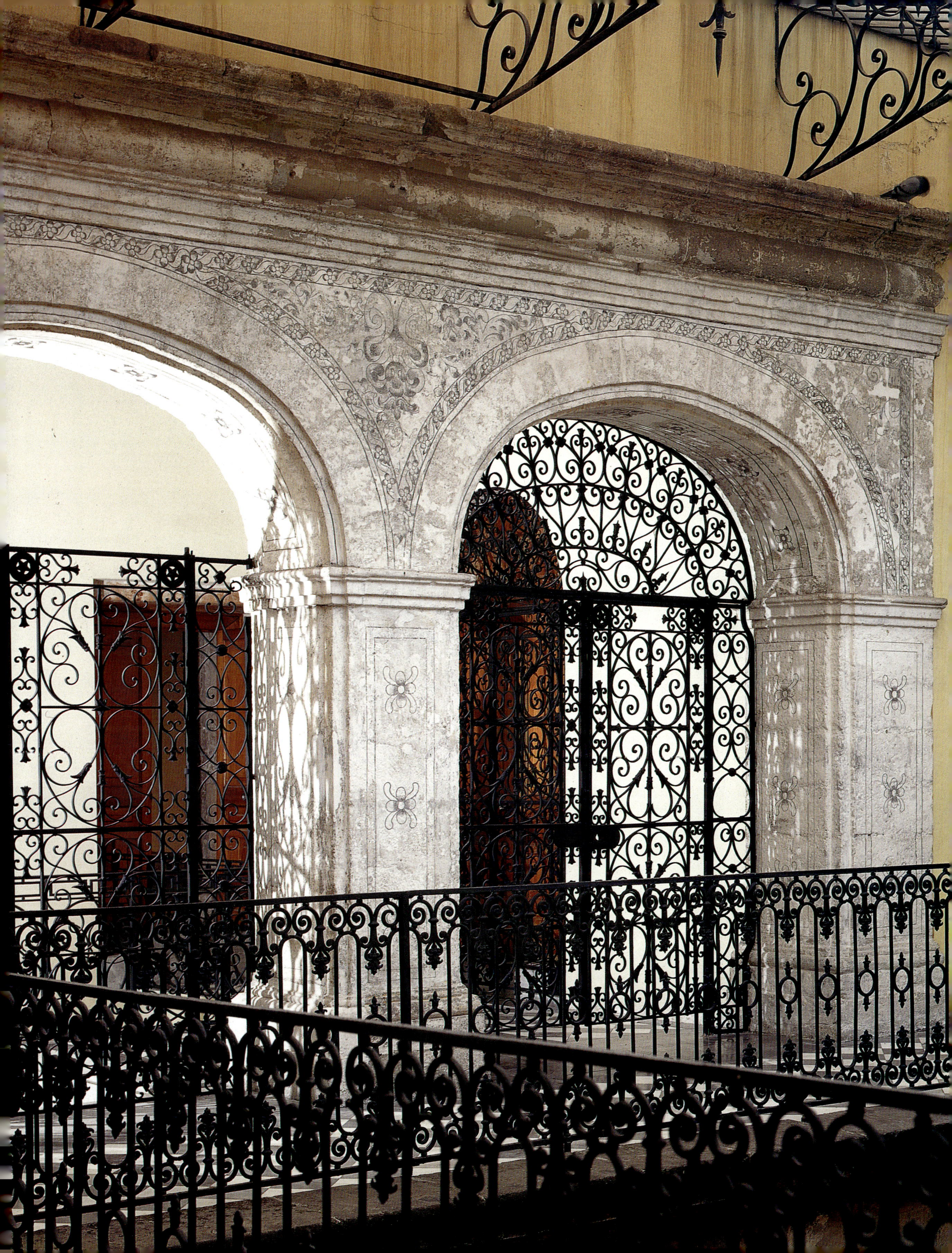

está a la izquierda y la I a la derecha, es decir: Mexicana Inquisición. Este escudo se salvó de fobias o torpezas legalistas, gracias a que quedó oculto en su existir, por un "cielo", o como decimos ahora, plafón, que reducía el alto espacio bajándolo a la altura del dintel, como aún puede verse huella en la imposta perimetral que lo sostenía.

Mas no sólo se salvó el escudo, sino que, para asombro y fortuna nuestra, se preservó el primoroso artesonado que cubre este espacio. Por su aspecto y diseño evolucionado es posible provenga de fines del siglo XVII o principios del XVIII. De cualquier manera es de excelente talla y diseño, muy cercana a los modelos que desde el siglo XVI proponía Sebastián Serlio, sobre todo en su *Cuarto Libro de Arquitectura,* tan conocido y difundido en nuestras tierras y que tanta influencia tuvo en toda la época colonial.

Cabe hacer, sin embargo, una observación y es la de que los modelos serlianos, en su variedad en trazos, tienden al casetonado; esto es, a rehundimientos, en tanto que aquí, los ochavos que contienen conchas en las dos hileras del centro y flores en los dos extremos, bajan tanto que casi cuelgan como pinjantes. Huelga decir lo acertado y de buen gusto de las aplicaciones doradas en conchas y flores, así como los florones cuadrados, con sus ligeros toques de policromía.

En fin, que este cubo de zaguán es uno de los fragmentos del Palacio que debe verse y admirarse con la mayor satisfacción e interés por el alto significado histórico y artístico que contiene.

Auditorio, antes Patio de los Naranjos

El actual auditorio ocupa la mayor parte del área y espacio de lo que fue el llamado Patio de los Naranjos. De este patio sólo quedan reconocibles en el costado sur, cuatro robustas arcadas de tres puntos que descansan sobre pilarones con un resalte liso al frente. Proceden del espacio abierto del patio. Sugieren, por la longitud que ocupan de aproximadamente unos 19.50 metros, que por lo menos éste debió ser su largo. Por lo demás, el recinto muestra un aspecto desolado que se acentúa en todo el muro y paramento del costado norte, sobre todo porque se ha dejado sin aplanar y con los materiales constructivos aparentes, seguramente porque muestran huellas estratigráficas de diferentes épocas constructivas. La conformación de este auditorio, efectuada en la intervención de los años treinta, ha sido discretamente simplificada en la última remodelación.

Por el lado sur, un recinto a manera de vestíbulo lateral, se une virtualmente con el área de butacas por medio de las cuatro arcadas, ampliando notablemente la visibilidad hacia el proscenio. Además, esta parte ofrece un interesante desplante de muros procedentes de niveles más recientes, indicándonos con arranques de dos puertas que esta zona estuvo seccionada por habitaciones y una distribución aquitectónica distinta a la que hoy observamos. Lo anterior se comprueba por la presencia de guardapolvos en varios diseños de predominante color ocre rojizo.

Patio de las Cárceles

Las cárceles o celdas dan nombre a este conjunto. Se distribuyen perimetralmente a un patio que, pese a lo que fue su temible función, resulta de un elegante y armónico ritmo.

El espacio abierto que lo conforma, configura sensiblemente lo que en secciones "áureas" se llama un "rectángulo dinámico" y que consiste en la relación geométrica de lo largo dos veces el ancho, más un fragmento dado por la diagonal de estas distancias bajada como radio. Las medidas se traducen aquí en unos 8.76 metros de ancho por 22.80 metros de largo.

Así se yerguen 24 arcos de tres puntos, repartidos tres y tres en los lados cortos y nueve en los largos que, como puede observarse, siendo el total de número par, enfilan en número non obteniendo un bello juego rítmico y perspectivo.

Su estilo se adscribe definitivamente al neoclásico y, dentro de él, a un carácter de orden toscano en su extrema sobriedad, ya que los pilares apenas muestran un doble plinto en el desplante y un ábaco sobre pequeño talón como capiteles. Por lo demás, todo es lisura en fustes y arcos. Tan só-

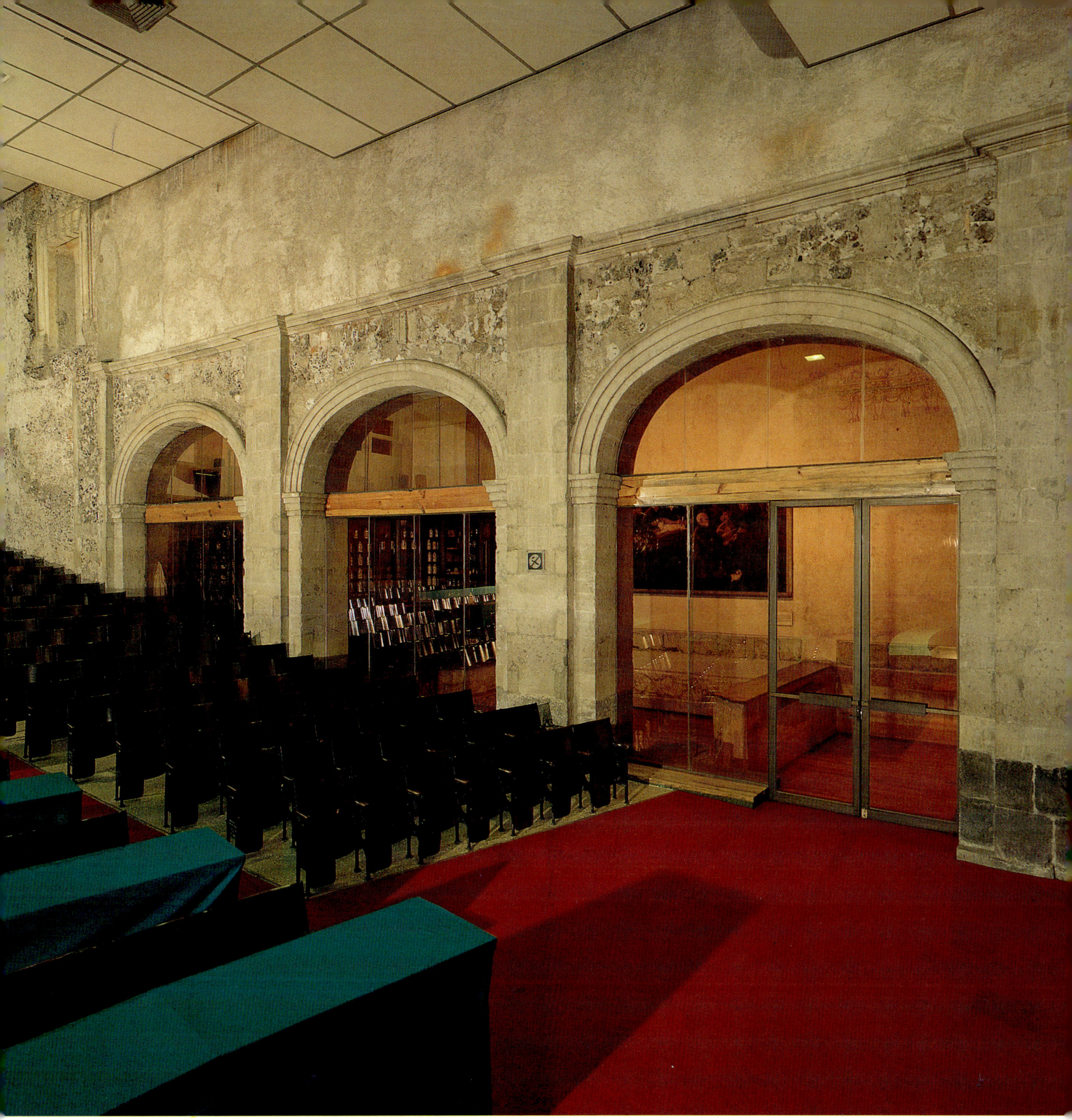

El antiguo Patio de los Naranjos, transformado en auditorio

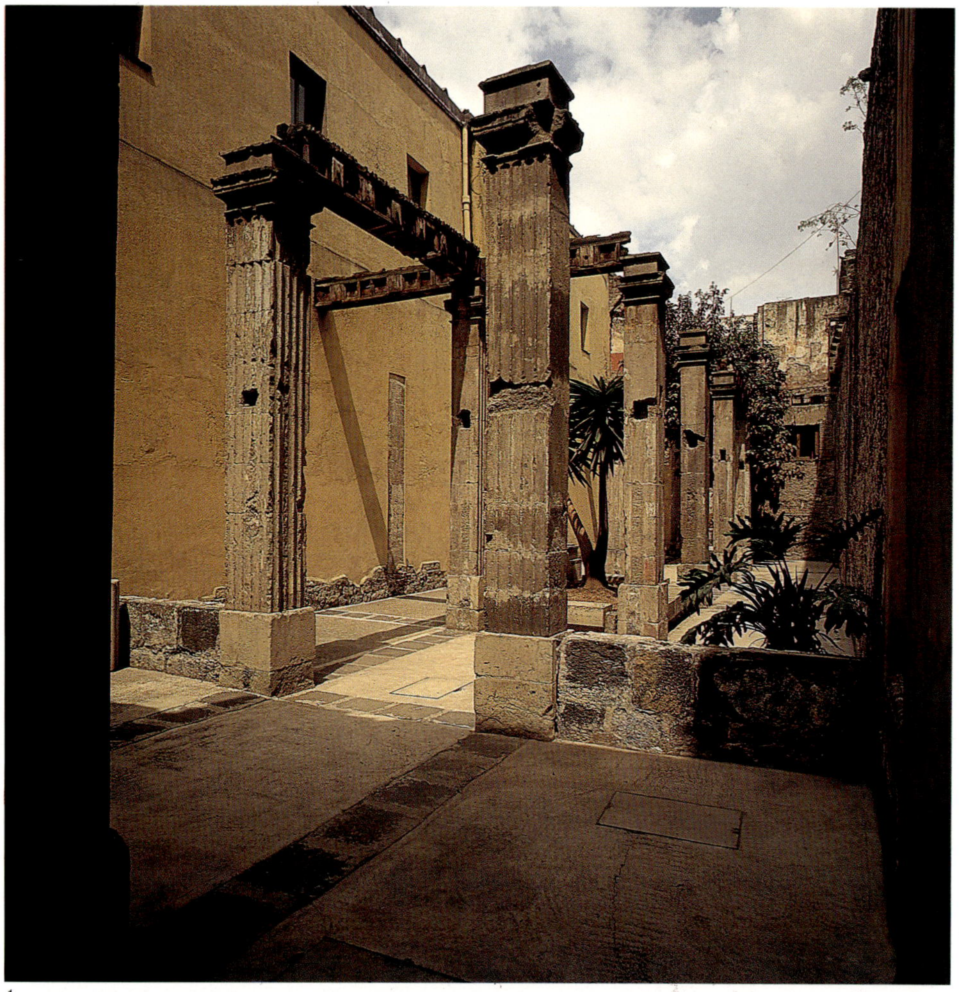

1

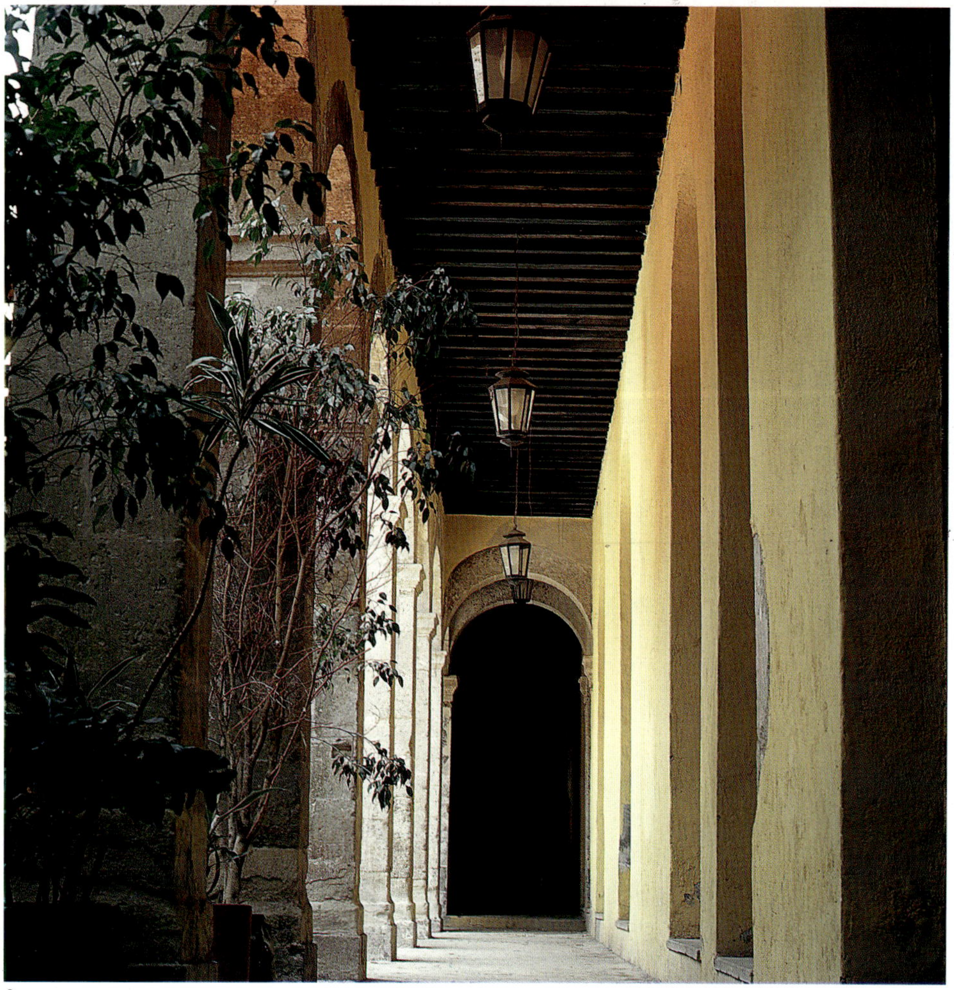

2

1 *Restos de columnas y viguería porfirianas en el patio de acceso a las Cárceles Perpetuas*

2 *Corredor sur del Patio de las Cárceles Perpetuas de la Inquisición*

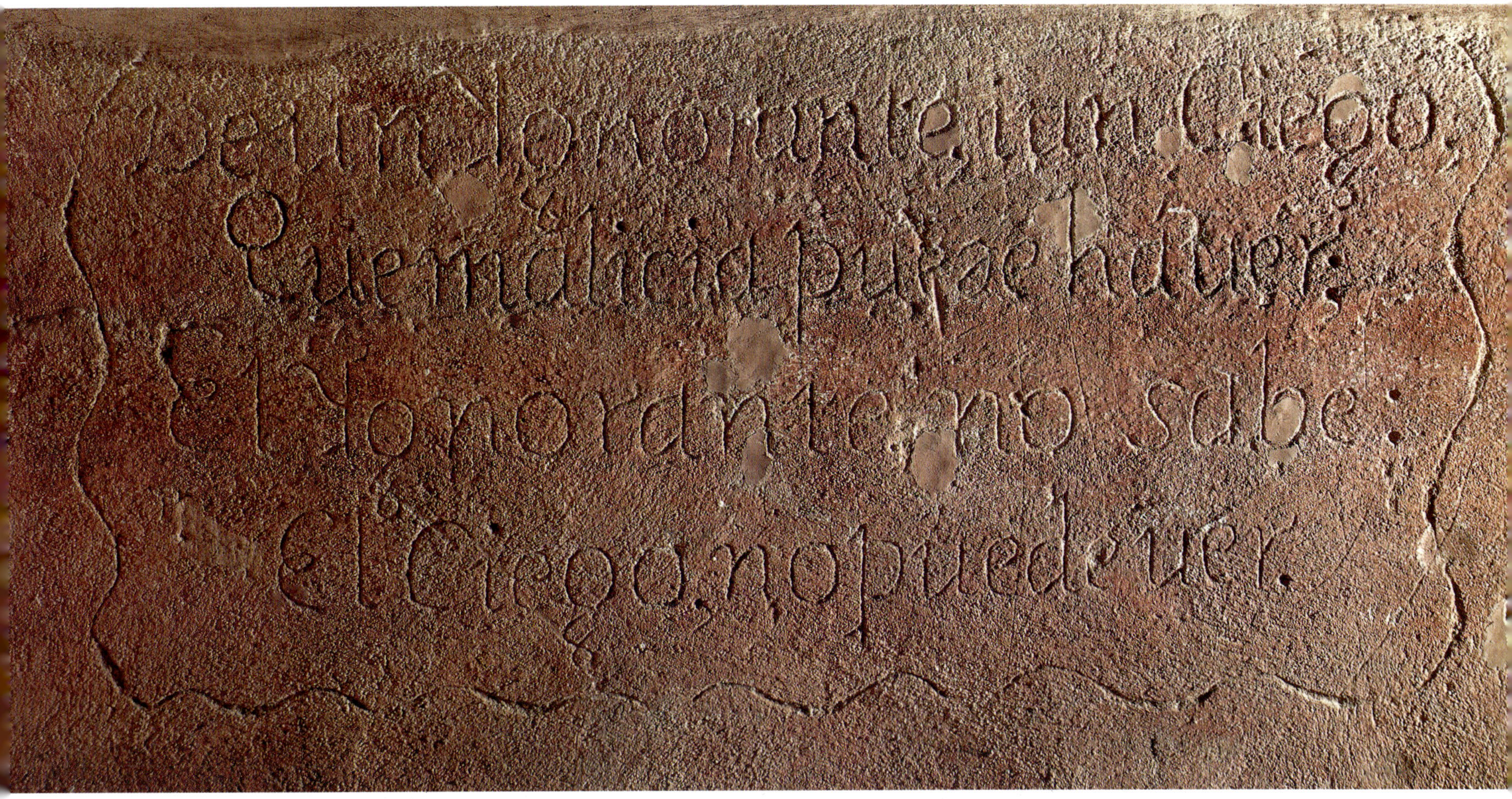

Esgrafiado de una de las cárceles: "De un ignorante y un ciego que malicia puede haber el ignorante no sabe el ciego no puede ver"

lo las impostas que reciben los arcos en los muros añaden, bajo ellas, las consabidas seis gotas triangulares correspondientes a triglifos. Esto confirma el conocimiento y la filiación del autor de esta obra al neoclásico.

En la parte superior y por todo el perímetro corre una cornisa toscana sobre friso a su vez liso, y sólo falta el arquitrabe completo, insinuado por un resalte corrido para formar el entablamento completo.

Por lo demás, tan extrema y severa expresividad constructiva se vio animada en otros tiempos por la alegría del color. Quedan muchos restos y huellas de su presencia totalizadora, especialmente de tonos cálidos, ocres y amarillos, los que de alguna manera debieron aliviar sicológicamente el ánimo de quienes desde la penumbra, por no llamarle total oscuridad, y a través de las rejas, podrían ver en parte, o hasta plenamente, este patio al que por momentos podrían salir.

Ahora bien, de las celdas propiamente dichas, puede decirse que sólo quedan restos identificables en los lados norte, oriente y poniente; por el costado sur todo ha sido modificado.

Por las que restan, se adivina que eran cuartos de espacio interior cubicado, con unos 5.75 metros al fondo y frente y 4.20 metros a los lados, más unos 4.50 metros de alto. Celdas envigadas con sentido hacia el patio, vigas pequeñas y muy juntas, recibiendo tablones también pequeños y encima un terrado. Al frente, dando al corredor, su especie de fachadilla consistía en una pequeña puerta de 1.10 metros de ancho por 2 metros de alto, que debió estar cerrada con una o dos hojas de madera, sujetas y con abatimiento hacia afuera. Sobre la puerta una aún más pequeña ventana para ventilación e iluminación, quizás con alguna reja y hojas protectoras. Aquí también, pese a la dureza de sus fines, estos elementos, al menos las puertas, estuvieron enmarcados con policromía y unas grisallas que simulaban marcos de franca molduración neoclásica. Detalle singular que no puede pasarse por alto, es que estaban numeradas con números incididos y remarcados con pintura negra en las claves de piedra de los dinteles. Se conservan y han redescubierto la No. 18 y la No. 19, así anotadas en el costado poniente.

No podemos ignorar, tampoco, la sencilla fuente de trazo elíptico, al centro del patio y con su eje mayor, muy lógica y armónicamente colocada en el sentido longitudinal de éste. Su molduración neoclásica, con perfil de balaustre, denota su carácter de original; y su escaloncillo desplante, ahora ahogado en el nivel del piso actual, que es prácticamente el mismo que en los corredores, nos indica que éste ha sido subido a un mismo y solo nivel.

Pintura mural decorativa

Por los restos de pintura mural decorativa que han sido descubiertos, consolidados y restaurados, nos podemos dar cuenta de que, prácticamente, la mayoría de los interiores del gran Palacio estuvieron espléndidamente decorados con pinturas de muy variados diseños; geométricos unos, fitomórficos otros y, en su mayor parte, ejecutados con la técnica del temple. Se aplica sobre todo en lo que serían guardapolvos en la parte baja y frisos en lo alto, cercanos a las viguerías, además de muchas orlas enmarcando el intradós de puertas y ventanas. El contemplar estas festivas decoraciones, desdice la popularizada idea del "tenebroso" Palacio de la Inquisición.

Pasar de una estancia a la otra, donde estas pinturas se encuentran, es poder hilvanar una secuencia de libertades expresivas; múltiples manos, pinceles y trazos para los que se ve, no hubo ninguna forma de "inquisición".

De lo que resta de tan rico acervo polícromo, sólo mencionaré algunos de los más sobresalientes.

En la planta baja, en la sala hoy llamada del "México Prehispánico", inmediatamente a la entrada del Palacio, hay tres jugosos enmarcamientos internos en que dominan los tonos verde. En lo alto del que ve al patio mayor, con la grafía entrelazada, tan peculiar de la época colonial, se distinguen las letras *Ioseph*, alusivas a San José, por lo que las otras dos, ahora borradas, debieron corresponder a Jesús y María; esto es, sala de la Sagrada Familia.

También en la planta baja, en la sala titulada "Dr. Soberón", han sido rescatados, por excavación y recuperación de niveles originales, una serie de guardapolvos-friso a manera de tableros, todos en un color rojizo, que en mucho recuerdan diseños de tableros del siglo xvi, hermosamente actualizados conforme al gusto barroco del xviii, mismo que se manifiesta libremente en un friso superior.

Pero quizás, lo que debió ser y es más impactante, ya con espíritu neoclásico, son las decoraciones que se dieron y aún perseveran en lo que es la dirección, la gran sala del acervo de la Biblioteca Nicolás León y un aula en el segundo piso, al norte del segundo patio.

En la actual dirección, hay un arco con tableros de varios diseños mixtilíneos, y en el despacho del director se muestran seis pilastras jónicas en tonos de café sobre fondo verde liso, mismas que aparecen en la Biblioteca Nicolás León, del segundo nivel, en cuatro pilastras, que antes debieron ser muchas más en torno al espacio.

Por su lado, el aula que se ubica en la segunda planta, al norte del segundo patio, impacta por su solemnidad de arquitectura marmórea inventada pictóricamente.

Abstracto diseño, recuerda estancias pompeyanas, sólo que aquí en mudez y silencio, por la falta total de imágenes asociadas con el hombre y la naturaleza.

Casa de los Inquisidores. Decoración pictórica con motivos vegetales en los arcos de acceso al corredor alto

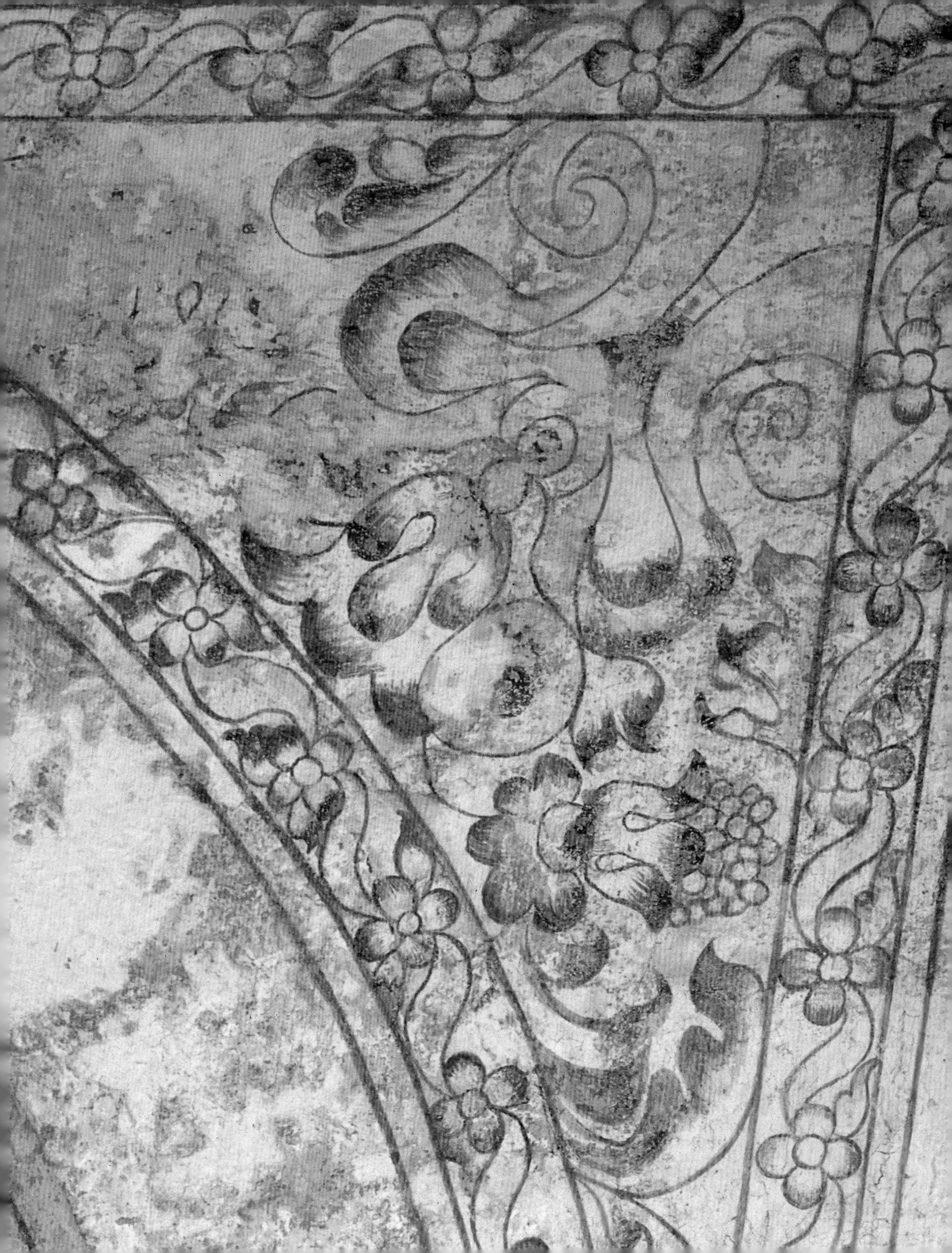

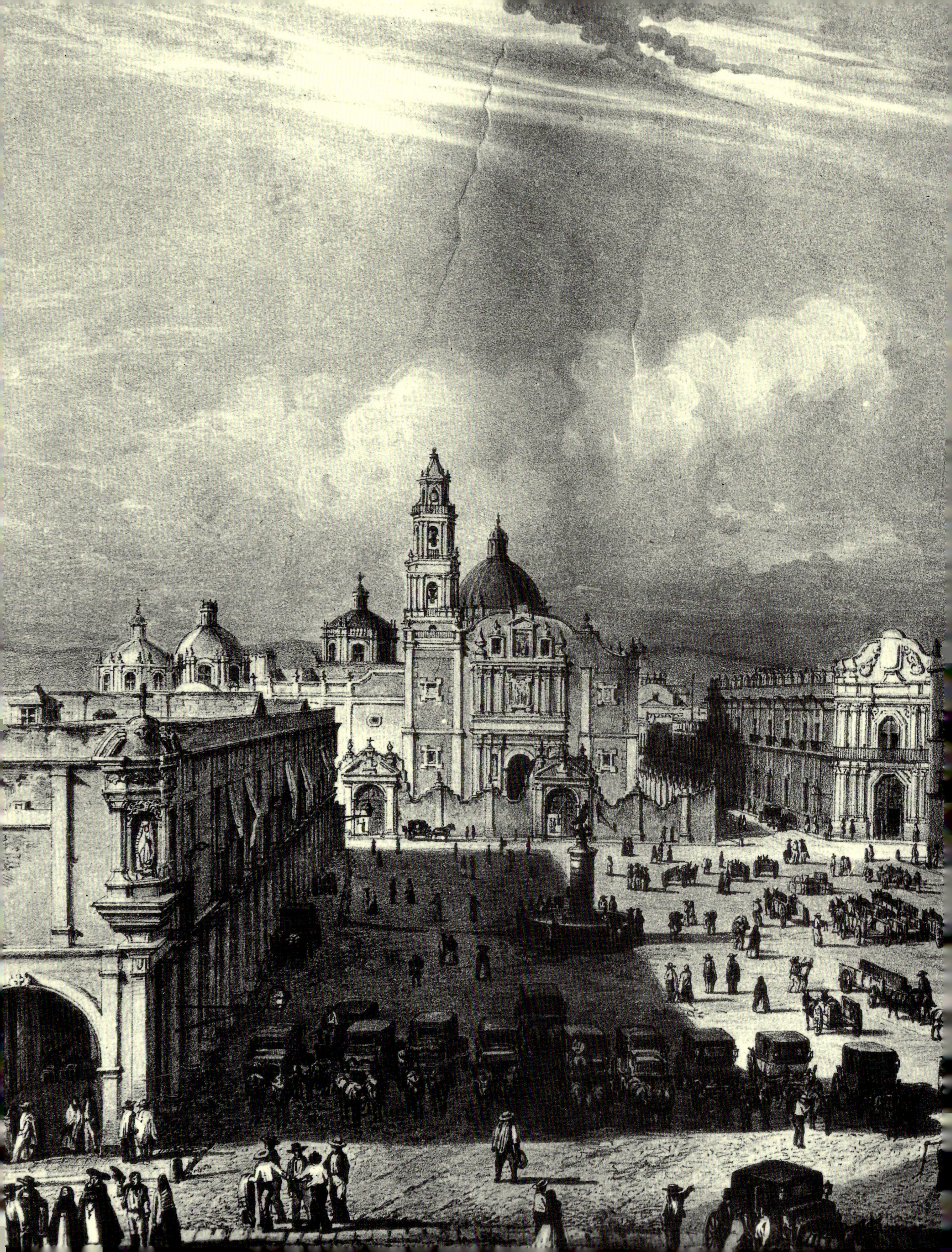

La Escuela Nacional de Medicina en el Palacio de la Inquisición

Carlos Viesca

Los edificios sufren, como los humanos, de la presencia de habitantes y huéspedes que tratan de poner su huella en espacios y muros, algunas veces con fines ornamentales, otras, simplemente utilitarios.

El Palacio de la Inquisición no fue la excepción. Cuando el 7 de junio de 1854, el edificio fue comprado por los profesores de la Escuela Nacional de Medicina con miras a instalarse en él y poner fin a su peregrinar de treinta años, comenzaba para él una nueva era y una nueva identidad. En el transcurrir del tiempo, desde el día en que se abrieran sus puertas para dar salida a inquisidores y presos al ser abolido el Tribunal del Santo Oficio en 1813, y de manera ahora sí definitiva en 1820, hasta el momento en el que nuevamente se abrieron para dar cabida a profesores y estudiantes de medicina, el edificio había sido muchas cosas. Había sido seminario y asiento de las oficinas de gobierno del Estado de México, así como cuartel y albergue de la Lotería Nacional. Si los médicos habían peregrinado por varios edificios, el ex-Palacio de la Inquisición lo había hecho por varios dueños.

Cuando el edificio fue vendido, el viejo conjunto de construcciones de la Inquisición se había desmembrado. La Escuela de Medicina solamente tomó posesión de una parte compuesta por el "patio principal y uno contiguo que le está unido por el ángulo opuesto a aquel en que está la puerta principal que comunica con la calle".[1]

La historia de los edificios choca a veces con la historia humana de los usos que se dan a dichos edificios. Cuando se considera a uno de ellos en razón de su arquitectura, de su estilo, de las peculiaridades de su ornamentación, se llega a abstraer el sentido de la construcción para mantener exclusivamente la obra de arte ante nuestros ojos. Es entonces cuando aparecen múltiples crímenes de lesa majestad. Los edificios convertidos en escaparates del gran museo imaginario de la arquitectura universal son realmente contados, y la mayoría han sufrido, unos más, unos menos, de las impertinencias de sus habitantes.

Pero también hay que hacer notar que esas impertinencias son llamadas por sus poseedores modernizaciones, remodelaciones y hasta reconstrucciones, según se quieran apegar o alejar del modelo original; aunque pueden ser sencillamente adaptaciones, cuando se trata de introducir en el edificio alguna función para la que no estaba diseñado.

El edificio que compraba la Escuela de Medicina distaba mucho entonces de ser considerado un monumento nacional ni una joya arquitectónica. Al contrario, se destacaba el desperdicio de terreno al tener grandes áreas sin construir; el que el patio principal, debido a la fragmentación de las posesiones inquisitoriales, contaba sólo con cuartos muy mal distribuidos sobre dos de los lados del pentágono; el que sus techos estaban ya viejos y gastados y amenazaban con requerir en breve una reconstrucción total.[2]

No bien se terminaron los trámites de compraventa del inmueble (tras largas alegatas y regateos se rebajó el avalúo original de 96 312 pesos y se hubo pagado la cuantiosa cifra de 50 mil pesos por él), vino la primera remodelación. La escuela contaba con algún dinero, una exigua cantidad que ascendía a 1 800 pesos, ya que le había sido autorizada para realizar algunas obras materiales en el Colegio de San Ildefonso en donde antes se encontraba instalada. Si descontamos 1 200 que tuvie-

Vista de la plaza de Santo Domingo en 1856. Destaca la fachada ochavada del edificio de la Inquisición, recién adquirido por la Escuela Nacional de Medicina

[1] Escritura de compraventa del 7 de junio de 1854. Original en el Archivo Histórico de la Facultad de Medicina, UNAM.

[2] Miguel Zúñiga Cortés, *Una operación de compraventa. La Escuela de Medicina*. México, Sociedad Mexicana de Geografía y Estadística, 1965, p. 231.

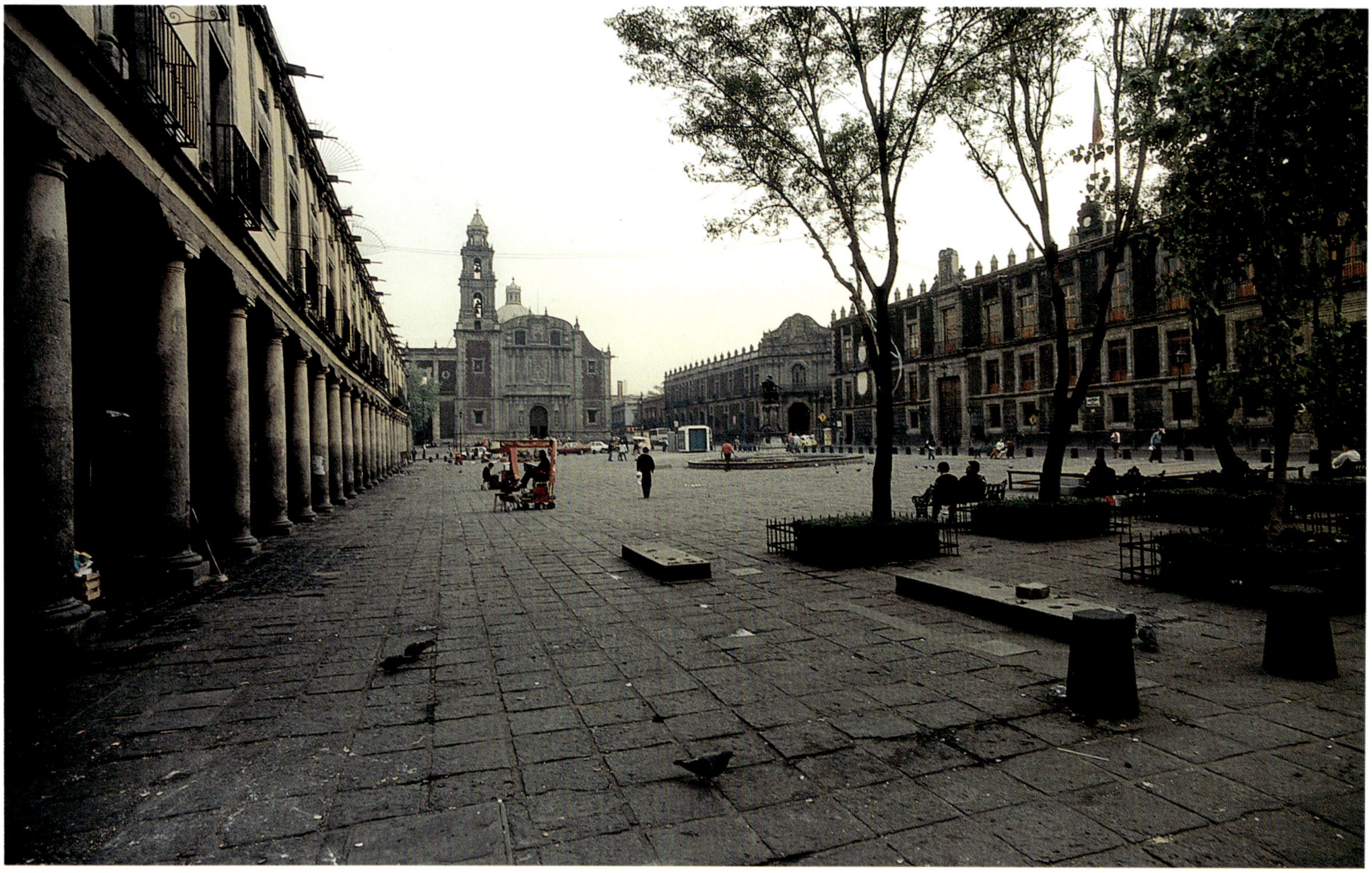

1

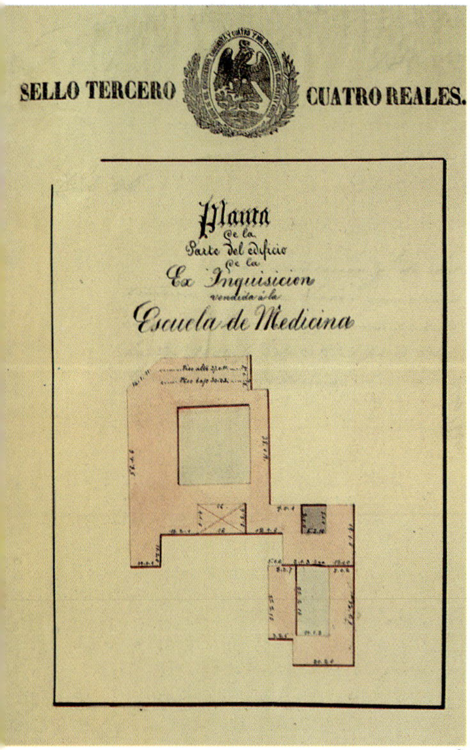

2

ron que ser pagados al señor Leo Felis por los útiles que dejara en el edificio al desalojar, restaban solamente 600 pesos para la obra.

Se proyectaba formar unos aposentos, la capilla y las oficinas, y la construcción de un anfiteatro anatómico, sin el cual no era concebible en esos tiempos una escuela de medicina moderna y cuya falta había sido uno de los motivos principales de inconformidad cuando la escuela fue trasladada al convento del Espíritu Santo. La tarea fue encomendada al arquitecto Juan M. Bustillos, el mismo que había valuado el edificio para su compra, cuyo plano y presupuesto, fechados el 15 de junio de 1854, fueron hechos llegar a la Inspección General de la Instrucción Pública, organismo del que dependía la escuela, cinco días después, o sea, el día 20.

El presupuesto para la construcción del anfiteatro, que ascendía a 6 916 pesos, más los honorarios del arquitecto, que serían del seis por ciento, incluía el arreglo de la pieza de subida, la construcción de una escalera de madera, la del anfiteatro propiamente dicho y dos salas laterales destinadas a otras cátedras.[3]

De acuerdo a la idea sustentada por los doctores Vértiz y Ortega, el anfiteatro sería construido encima de las bóvedas de la escalera principal, siendo el núcleo de origen de un futuro tercer piso. Con una superficie de 160 varas cuadradas, es decir, aproximadamente 128 metros cuadrados, el anfiteatro contaba con muros de mampostería de tezontle, ventanas con archivolta de cantería, una cornisa externa del mismo material y techo de madera de Río Frío. Una gradería semicircular, también de madera, daría acomodo a los asistentes.[4]

Vista actual de la plaza de Santo Domingo 1

[3] JUAN N. DE BUSTILLO, Presupuesto que debe importar la construcción de un anfiteatro para la Escuela de Medicina, AGN: Instrucción Pública, vol. 56, exp. 20.

[4] *Loc. cit.*

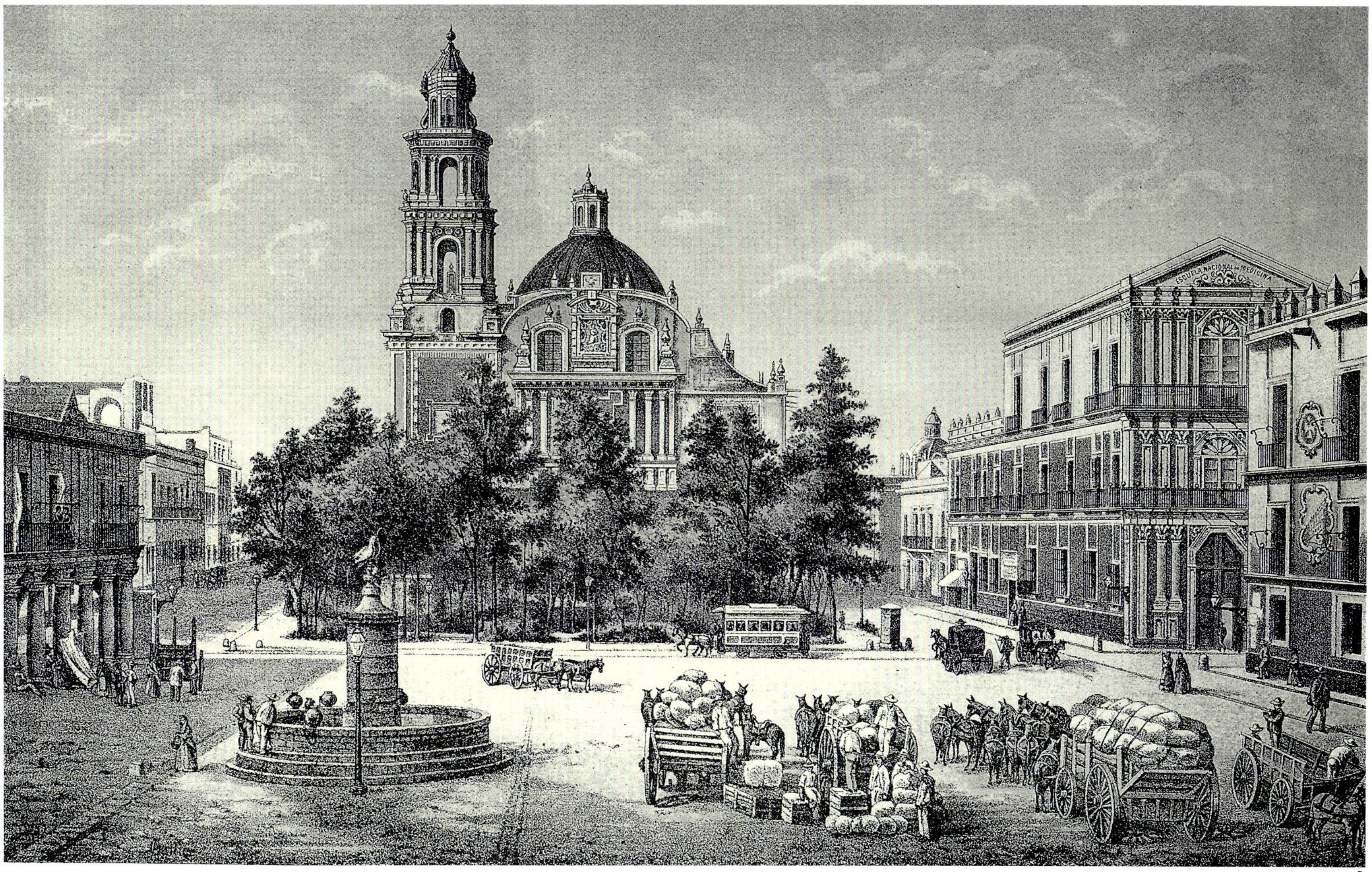

3

El 22 de agosto fue autorizado el inicio de las obras, pero no de las del anfiteatro, sino los arreglos del llamado entonces segundo patio o Patio de los Naranjos, que corresponde actualmente al Auditorio "Dr. Gustavo Baz Prada". Estas obras consistían en hacer un pasillo para la cocina, en donde se encontraba entonces la caballeriza, en enladrillar la cocina y hacer el brasero corriente, con su horno y su chimenea, en comunicar el patio principal con el del Colegio, derribando parcialmente una pared, en formar la capilla derribando dos paredes y abriendo una puerta a fin de comunicarla con lo que sería la sacristía, en hacer un refectorio para los internos cubriéndose para ello dos arcos del patio interior con bastidores de madera provistos de pilastrillas de cantería y vidrios, en entablonar las piezas tanto del piso bajo como del alto, a más de todos los arreglos necesarios para techar, separar y adecuar todas estas áreas. Se decidió hacer un barandal nuevo de hierro forjado para el piso alto, ya que se consideró que el existente era muy grueso y pesado y sería muy caro reemplazar las partes faltantes. Vendido por quintal de peso a razón de 8 pesos, se mandó hacer otro barandal más esbelto, con lo que se ahorraron 344 pesos. Ésta fue una alteración de las estructuras primitivas por razón de ahorro, la que encontraremos una y otra vez en nuestra historia.

En cuanto al anfiteatro, se aceptó que se construyera en una segunda etapa, misma que seguiría inmediatamente a la terminación de las obras en el segundo patio, y se aprobó para ello la cantidad de 3 490 pesos, lo que significaba dejar sin construir las dos salas laterales.[5] En agosto se planeaba iniciar esta etapa de la construcción en cuanto pasaran las lluvias y don Urbano Fonseca había pedido prestados mil pesos a su yerno a fin de dar los adelantos convenidos al arquitecto.[6] El 11 de

Portada de la escritura de compra del antiguo edificio de la Inquisición por parte de la Escuela de Medicina. En la parte inferior de la hoja se aprecia el plano de lo que comprendía entonces el edificio 2

Vista de la plaza de Santo Domingo. La Escuela Nacional de Medicina presentó, a partir de entonces, la mole de su tercer piso 3

[5] Lares. Inspector General de Instrucción Pública. Oficio al señor José Urbano Fonseca, autorizando presupuesto para las obras en la Escuela de Medicina. 20 de junio de 1854, agn: Instrucción Pública, vol. 56, exp. 20.

[6] José Fonseca Urbano. Oficio informando al señor Lares, Inspector General de Instrucción Pública, acerca de las obras en la Escuela de Medicina. 8 de agosto de 1854, agn, Instrucción Pública, vol. 56, exp. 20.

octubre Bustillos solicitaba el presupuesto para realizar toda la obra, incluyendo los cuartos anexos, exponiendo que esto la abarataría, y el día 12 Fonseca lo ponía a consideración de sus superiores.[7] El 14 del mismo mes se tenía una respuesta afirmativa y, de inmediato, se pusieron manos a la obra.

Para el 19 de septiembre las obras estaban ya lo suficientemente avanzadas como para que se hablara ya de su próxima conclusión. Como sucedía con todo en esos momentos de nuestra historia, tal rapidez y eficiencia era avalada a los méritos de don Antonio López de Santa Anna, presidente de la República por enésima vez y que ostentaba ya el pomposo título de Su Alteza Serenísima. Precisamente en ese día, el *Diario Oficial* calificaba de "acertadas y eficaces" las medidas mediante las cuales el gobierno había apoyado la adquisición del edificio y los arreglos hechos hasta entonces, y recalcaba el empeño de don Urbano Fonseca y la cooperación del arzobispo para llevar a feliz término los trámites conducentes a la compra del inmueble.[8]

También en 1855 la Academia de San Carlos decidió, para contribuir a los festejos de los médicos por la adquisición de su nueva casa, hacerles un obsequio que fue nada menos que la estatua en mármol de San Lucas, el patrono de su gremio. La idea no era del todo desinteresada, puesto que los estudiantes de la Academia asistían también a las disecciones anatómicas de la Escuela de Medicina. Comisionada a Manuel Vilar, la escultura fue realizada por Martín Soriano y terminada hasta cuatro años después. También la Academia de San Carlos costeó el pedestal en el que se pondría la estatua y sufragó los gastos de decoración del muro ante el cual se colocaría, situado en el interior del salón de actos. Ambas obras estuvieron bajo la dirección de don Javier Cavallari. Por fin, el 17 de junio de 1860, San Lucas hizo su entrada solemne a la Escuela de Medicina, recibido por un grandilocuente discurso pronunciado por Rafael Lucio y poemas y piezas musicales que estuvieron a cargo tanto de artistas profesionales como de alumnos de la Escuela de Medicina y de la Academia de San Carlos.[9]

En 1913, a instancias del doctor Aureliano Urrutia, que era entonces director todopoderoso de la escuela, la estatua de San Lucas pasó al sitio de honor: al centro del patio principal, que fue cubierto por una elegante marquesina. No mucho tiempo después, más o menos diez años, fue nuevamente desplazada, regresando a su sitio original en el salón de actos, para ser reubicada una vez más en el pequeño vestíbulo que, desde el cubo del portón, permitía el acceso a aquél.

En 1950 hubo otro cambio, esta vez al pedestal central del descanso de la escalera principal, pagando los gastos del traslado los exalumnos de la generación 1919-1924. Cuarenta y cuatro años ha permanecido San Lucas allí, con todo y su inscripción que reza "Este santo fue médico". Desalojada la escuela por sus alumnos al trasladarse en 1956 a su nuevo hogar en la Ciudad Universitaria, el santo quedó velando por las academias y sociedades médicas que continuaron sesionando y centralizando sus actividades en el edificio, para mirar luego a las estudiantes de enfermería pulular por su escalera monumental y ser testigo del deterioro máximo y la posterior reconstrucción del edificio.

Algunos arreglos de menor envergadura fueron realizados en 1858, aunque consistentes en resanes y pequeñas modificaciones que no influyeron mayormente en el aspecto general del edificio.

Once años después, en 1869, se hicieron necesarias nuevas reformas, aunque éstas no fueron precisamente arquitectónicas. Como consecuencia del deterioro manifiesto del lugar y especialmente de las áreas ocupadas por los alumnos del internado, se decidió adoptar la medida, catalogada entonces como provisional, de suprimirlo. El comedor dejó de ser empleado como tal, y la capilla, en la que ellos oían misa y confesaban y comulgaban los días de fiesta de guardar, dejó de funcionar como tal.[10] "Lo nocivo del lugar —refiere un testigo presencial— llega a tal punto que no hay exagera-

[7] José Fonseca Urbano. Oficio exponiendo la inminencia del comienzo de la obra de construcción del anfiteatro. 12 de octubre de 1854, AGN: Instrucción Pública, vol. 56, exp. 20.

[8] *Diario Oficial*. México, 19 de septiembre de 1854, t. III, no. 50.

[9] Francisco Fernández del Castillo y Hermilo Castañeda, *Del Palacio de la Inquisición al Palacio de Medicina*, México, Facultad de Medicina, UNAM, 1986, p. 231.

[10] Maximiliano Río de la Loza.

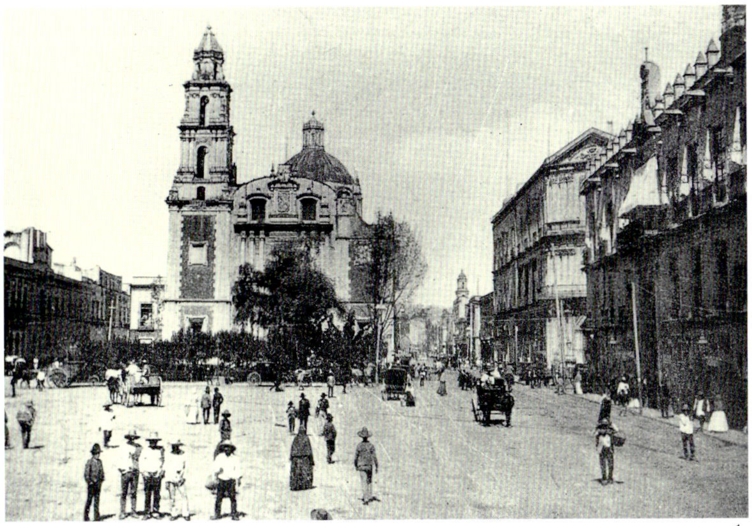

1

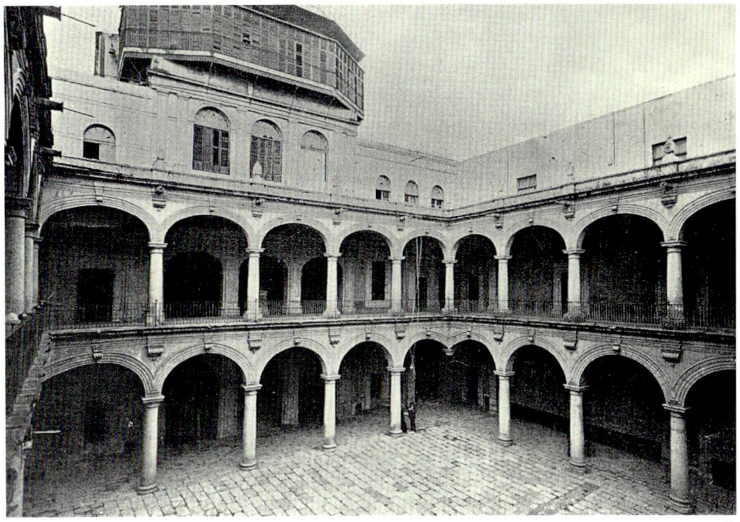

2

ción al decir que se harían acreedores a una nueva crítica las autoridades que obligaran a ocupar esas alcobas..."[11] El mismo personaje insistía en que la Escuela de Medicina había declinado totalmente su obligación y responsabilidad de mantener un "buen orden higiénico". Más tarde, este ejemplo haría regla y, en 1877, lo que era provisional se tornó en disposición de orden general al promulgarse la Ley de Ignacio Ramírez que establecía que ninguna institución de enseñanza superior tendría internado a partir de entonces. Diez años habrían de pasar, continuando el deterioro de estas áreas dejadas punto menos que en el olvido, siendo usadas para bodegas y, alguna que otra vez, para aulas suplementarias.

En 1879, siendo director de la escuela el doctor Francisco Ortega, se decidió llevar a cabo nuevas y considerables reformas al edificio. Ahora las obras afectarían importantemente a su estructura y para llevarlas a cabo fue comisionado el arquitecto Luis G. Anzorena. Fue entonces cuando se construyó un tercer nivel que complementaría al Anfiteatro Anatómico ya erigido allí. En él se construyeron aulas, un observatorio meteorológico que venía a actualizar a la escuela en un momento en el que la climatología médica tomaba cuerpo, y un gimnasio. Ahora sí, los locales del segundo patio tuvieron su turno de reacondicionamiento. El comedor fue transformado en un aula en la que sesionarían algunas sociedades científicas, como la Sociedad de Practicantes, que agrupaba a los alumnos que con tal carácter asistían a los hospitales; la Sociedad Anatómica José María Vértiz y la Sociedad Filoiátrica.[12] Las habitaciones fueron convertidas en aulas y la capilla, con sus dos cuartos anexos, fue modificada para dar lugar al salón de sesiones de la Academia Nacional de Medicina.

Con todo y la innegable utilidad que pudieran tener estos remiendos de altos vuelos y de las grandes esperanzas que se pusieron en ellos en cuanto a su impacto sobre la formación de médicos de gran calidad científica, arquitectónicamente significaron la pérdida de la prestancia del edificio, visto tanto desde el exterior como desde el patio principal. Con ese tercer cuerpo, pesado, aplastante, toda la esbeltez palaciega de la construcción se desvaneció. La reproducción del balcón del segundo nivel en el tercero de la fachada ochavada fue desafortunada y la sustitución de la cantera por yeso en las pilastras y en el marco de la puerta de este último no es digna de mejor calificativo. Asimismo, la desaparición del gran escudo de la Inquisición que coronaba el ochave de la fachada y el reemplazarlo con un frontón triangular por demás "achaparrado", fue más que deplorable estéticamente hablando, a pesar de que se dispusieron en él el escudo y la leyenda que identificaba a la Escuela Nacional de Medicina. Un detalle más que contribuyó a desfigurar el exterior del edificio, fue

1 *Vista de la plaza de Santo Domingo, hacia 1890*

2 *El patio principal de la Escuela de Medicina en 1900. Se aprecia la vista interior del tercer piso construido en 1878 y, sobre la escalera, los ventanales con arcos de medio punto del anfiteatro anatómico; encima de él, la gran estructura que complementaba su gradería y contenía laboratorios y el observatorio meteorológico*

[11] Flavio Salamanca, "La construcción del actual Palacio de la Medicina", en *El Palacio de la Escuela de Medicina*, México, UNAM 1983, p. 147.

[12] *La Escuela de Medicina*, México, 1° de julio de 1879, t. I, no. 1, p. 16.

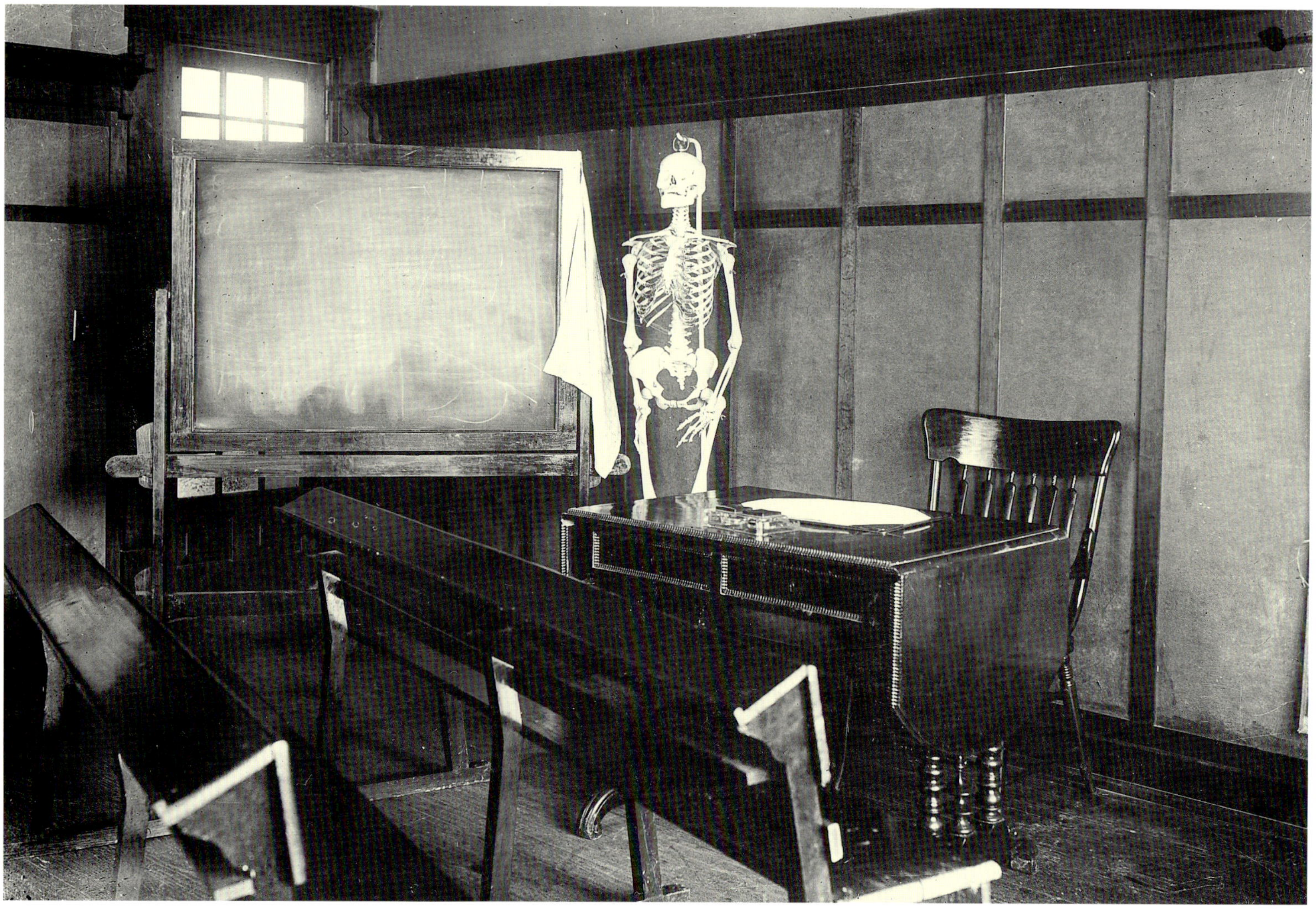

1

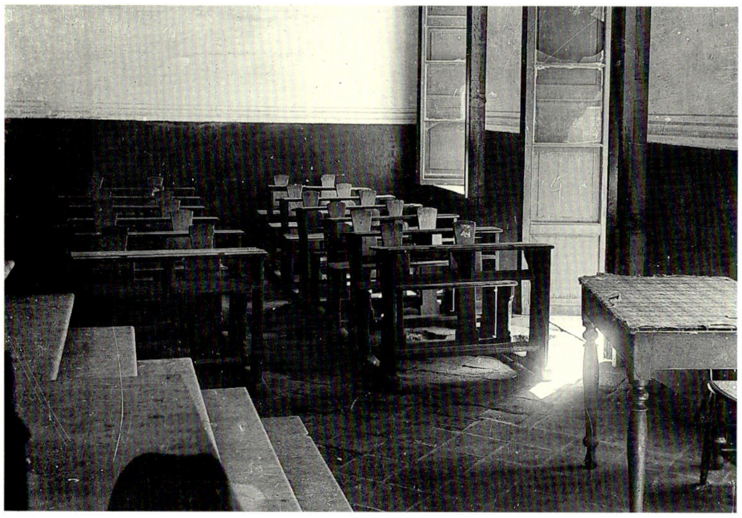

2

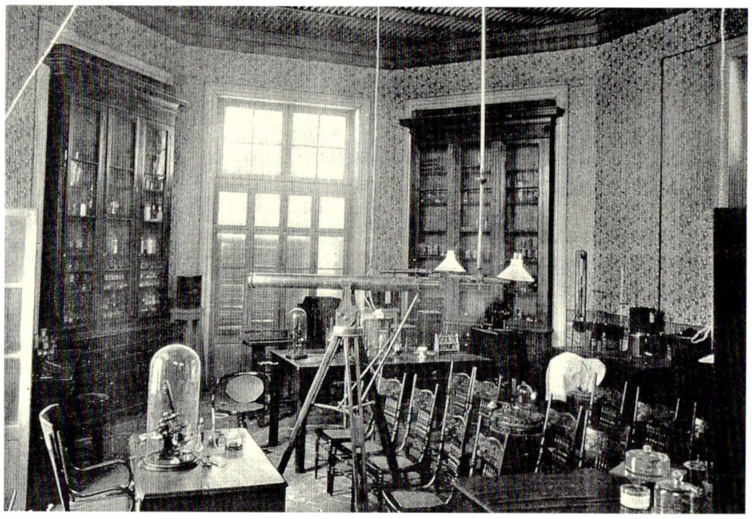

3

1 *Vista del aula de Anatomía, alrededor de 1900*

2 *Vista de un salón de clases, alrededor de 1908*

3 *Gabinete de Bacteriología ubicado a un lado del observatorio meteorológico, alrededor de 1908*

la sustitución de las antiguas almenas que coronaban el entorno de sus muros por un sencillo pretil. Visto desde el interior del patio principal, el tercer piso agregado difícilmente podía ser más feo, con una pared plana solamente interrumpida por unas cuantas ventanitas, que acaso parecían respiraderos, y contando sólo con las ventanas terminadas en arcos de medio punto que correspondían al anfiteatro y sus anexos. Esta vez las ampliaciones cambiaron "sustancialmente la fisonomía del edificio y por lo tanto su valor documental".[13] Por los siguientes 89 años, el antiguo Palacio de la Inquisición sería un edificio de tres pisos.

No obstante la realización de tan magnas obras, al interior de la escuela no todo iba bien y fueron continuas las quejas en el sentido de que lo que en ella imperaba eran el descuido, la basura y los malos olores; de que las mulas que servían para el tiro de los carros que transportaban los cadáveres seguían vagando libres por el patio y que los carros mismos, jamás lavados, permanecían estacionados despidiendo malolientes emanaciones.[14]

Se hicieron arreglos y adaptaciones, pero todos ellos de menor importancia, como lo revela la cuantía del presupuesto para obras ejercido en 1892, que fue solamente de 1 475 pesos.[15] En 1894 la modernidad seguía invadiendo al viejo Palacio. La conveniencia de instalar un pararrayos no le afeó, pero sí le dio un toque de actualidad.[16]

Los laboratorios

No faltó al edificio la presencia de laboratorios en su interior. Aunque la Fisiología llevaba ya lustros de ser enseñada en la escuela, fue solamente en 1907 que fue montado el primer laboratorio en forma, con los aparatos que había seleccionado y adquirido en Europa para la escuela el doctor Daniel Vergara Lope. Antes habían hecho acto de presencia la Histología, con sus microscopios y microtomos, así como la Bacteriología, cuyo laboratorio realmente poco influía en la estructura del edificio, pues ocupaba el salón del primer piso, correspondiente al ochave, y se hacía notar por el material encerrado en las vitrinas elegantemente empotradas a los lados de la puerta del balcón y por el microscopio cuidadosamente guardado por su capelo, que se encontraba sobre el escritorio del profesor.

Para 1908 los espacios, que realmente eran pocos, estaban distribuidos, según el levantamiento hecho por el ingeniero Manuel F. Álvarez, inspector de la Instrucción Pública, de manera que toda la parte de la planta baja que da hacia el atrio de Santo Domingo estaba ocupada por el salón de actos, mientras que los cuartos sobre la calle de La Perpetua (hoy Venezuela) correspondían, en orden de la entrada hacia el oriente, a la portería, la pagaduría y las oficinas de gobierno; los dos cuartos situados a los lados de la escalera eran la prefectura y la conserjería, en tanto que el conserje tenía su cuarto en el cubo que actualmente comunica con el edificio anexo de Brasil 35. El carro para transporte de cadáveres tenía su lugar a un lado de la secretaría y el archivo, en el cubo que hoy conduce al patio llamado "de piedra", que es el correspondiente al edificio de Venezuela No. 10, hoy anexo al Palacio. El primer piso estaba ocupado por las clases de Histología, Obstetricia y por la biblioteca, en el lado sur; el museo, en el lado poniente, y la escalera principal, un aula al sur de ella. La escalera de acceso al segundo piso estaba localizada al otro lado, no habiendo ningún cuarto disponible por el lado norte, ya que todos los que ahora se abren al patio pertenecían entonces a la casa que tenía el número 1 de la 3ª calle de Santo Domingo, hoy Brasil 35. El segundo piso estaba dispuesto de manera que, en el lado sur se encontraban las aulas de operaciones e higiene y la llamada de gabinete; en el lado poniente, la de medicina legal; en el lado oriente, el anfiteatro de disecciones sobre el cubo de la escalera, con el observatorio meteorológico y el laboratorio de Bacteriología; y, todavía por encima de él, el depósito de cadáveres y otro salón. En este piso, la Es-

Página siguiente:
El 6 de febrero de 1900, fue inaugurado, el monumento a doña Josefa Ortiz de Domínguez. La Escuela de Medicina continuaba imponiendo

[13] F. Salamanca. Cap., CVit., p.147.
[14] *La Escuela de Medicina*, México, 1° de abril de 1883, t. IV, no. 19, p. 234.
[15] Presupuesto para obras, 1892. AHFM, leg. 153, exp. 11, ff.1 y 2.
[16] Conveniencia de la instalación de un pararrayos. AHFM, leg. 173, exp. 12, f. 90, 1894.

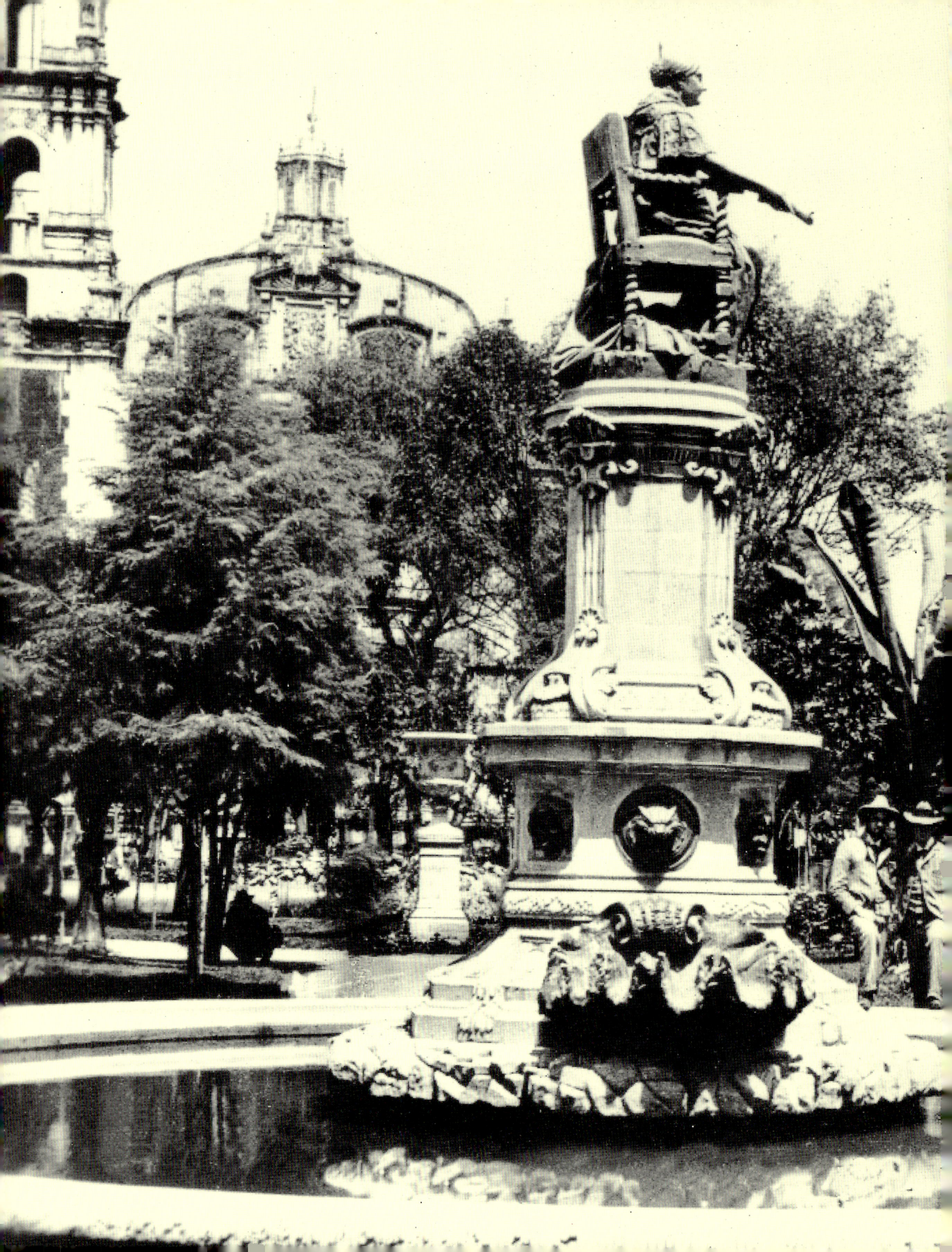

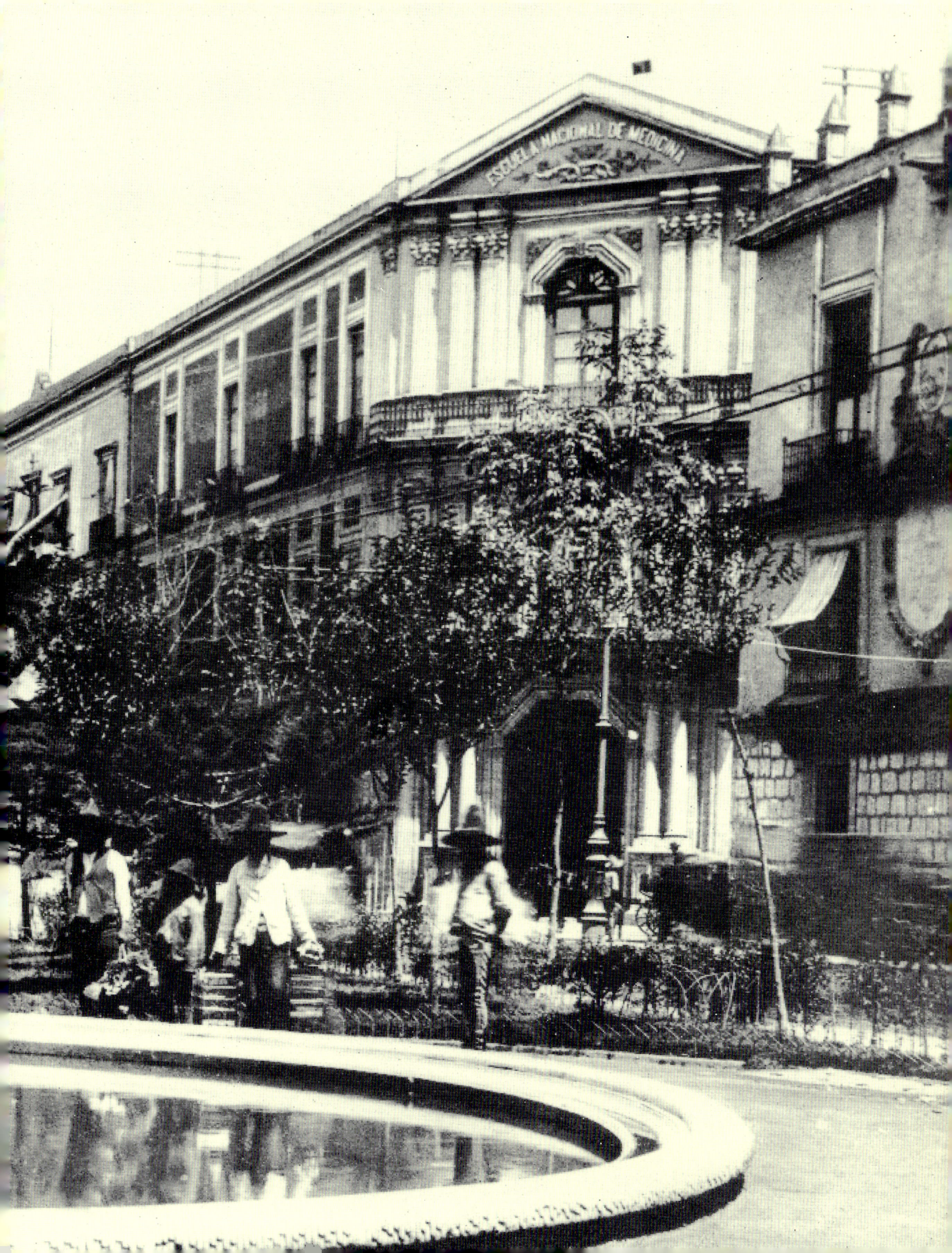
ESCUELA NACIONAL DE MEDICINA

cuela de Medicina construyó sobre las azoteas de las piezas del lado norte del patio, mismas que por ese entonces no le pertenecían, un gran salón alargado que se destinó para Bacteriología.

Sobre el segundo patio se abrían, en la planta baja, los salones de la Academia de Medicina y la Sociedad "Pedro Escobedo", una bodega, el archivo, la caballeriza y los baños; en el primer piso, las clases de Química, Farmacia y Fisiología y, en la azotea, es decir, en el segundo piso, un anfiteatro de Fisiología, probablemente habilitado para el laboratorio y los aparatos que trajera Daniel Vergara Lope un año antes, y una sección dedicada a Anatomía Topográfica.

La estatua de Carmona y Valle

Al celebrarse el vigésimo quinto aniversario de la revista *La Escuela de Medicina*, en 1904, se decidió formalizar la presencia de la escuela en lo que había sido el antiguo recinto del atrio de Santo Domingo, espacio que había sido abierto cuando el convento fue parcelado al abrirse la calle que es ahora Leandro Valle y se demolieron y derribaron buena parte de sus construcciones. Allí se había hecho costumbre el que se formaran los corrillos de estudiantes de Medicina previo a las ceremonias, a las reuniones festivas, a las travesuras. Para ello se decidió elevar en ese sitio una estatua sedente de don Manuel Carmona y Valle, eminente figura de la medicina mexicana que había fallecido dos años atrás siendo director de la escuela. El doctor Eduardo Liceaga, su sucesor, apoyó una suscripción, en la que participaron profesores y alumnos. Reunida a duras penas la suma requerida, la estatua fue encomendada a Guillermo Cárdenas y, fundida en bronce por Baudilio Contreras, fue puesta en su sitio el 6 de mayo de 1909. Carmona y Valle permanecería allí, impávido, hasta 1965, año en que fue removido de su pedestal durante el proceso de remodelación que modificó a todas las plazas del Centro Histórico de la Ciudad de México como preparación para los Juegos Olímpicos de 1968. Removido de las cercanías de su querida escuela, Carmona y Valle fue trasladado a un jardín en la colonia de los Doctores, en el que ha sido cercado por un mercado y por áreas de juego, en un entorno en el que aparte de los nombres de algunos maestros y amigos suyos todo le es ajeno.

La remodelación de 1913

El edificio de la Escuela Nacional de Medicina, ya formando parte de la flamante Universidad Nacional establecida de nueva cuenta en 1910, esperaba con ansias arreglos de fondo. Algo se había hecho el año anterior, en el que se arreglaron y decoraron el salón de actos y los locales en los que sesionaban las sociedades médicas y se había reparado el Anfiteatro de Anatomía y el aula adjunta.[17] En ese mismo año de 1910 se presentaron a las autoridades correspondientes algunos presupuestos para reformas en el edificio, aunque no ocurrió nada que fuera trascendente.[18] Lo único que pudiera anotarse sería la realización de la instalación eléctrica para alumbrar la fachada y la revisión del resto de la instalación.[19]

En 1913, el rector Joaquín Eguía Liz, declaraba que eran necesarios entre cien y ciento cincuenta mil pesos para poner a la Escuela de Medicina en condiciones óptimas de instalaciones y equipo. Sin embargo, los principios no correspondieron a tan auspiciosas perspectivas, contándose solamente con 3 382.40 pesos para reparaciones.[20] Pero, con la presencia de Aureliano Urrutia en la dirección, todo se facilitó. Urrutia, a más de ser un hombre capaz y emprendedor, gozaba de las simpatías y el apoyo de Victoriano Huerta, en cuyo gabinete no tardó en llegar a ministro de Gobernación. Todo el edificio fue reparado. Refiere uno de nuestros más ilustres historiadores médicos, don Francisco Fer-

[17] Flavio Salamanca.

[18] Envío de presupuestos para reformas del edificio, 1910. AHFM, leg. 173, exp. 15, f. 148.

[19] Instalación eléctrica de la fachada. AHFM, leg. 173, exp. 15, ff. 176-178.

[20] Informe de gastos para reparaciones, 1913. AHFM, leg. 173, exp. 19, f. 530.

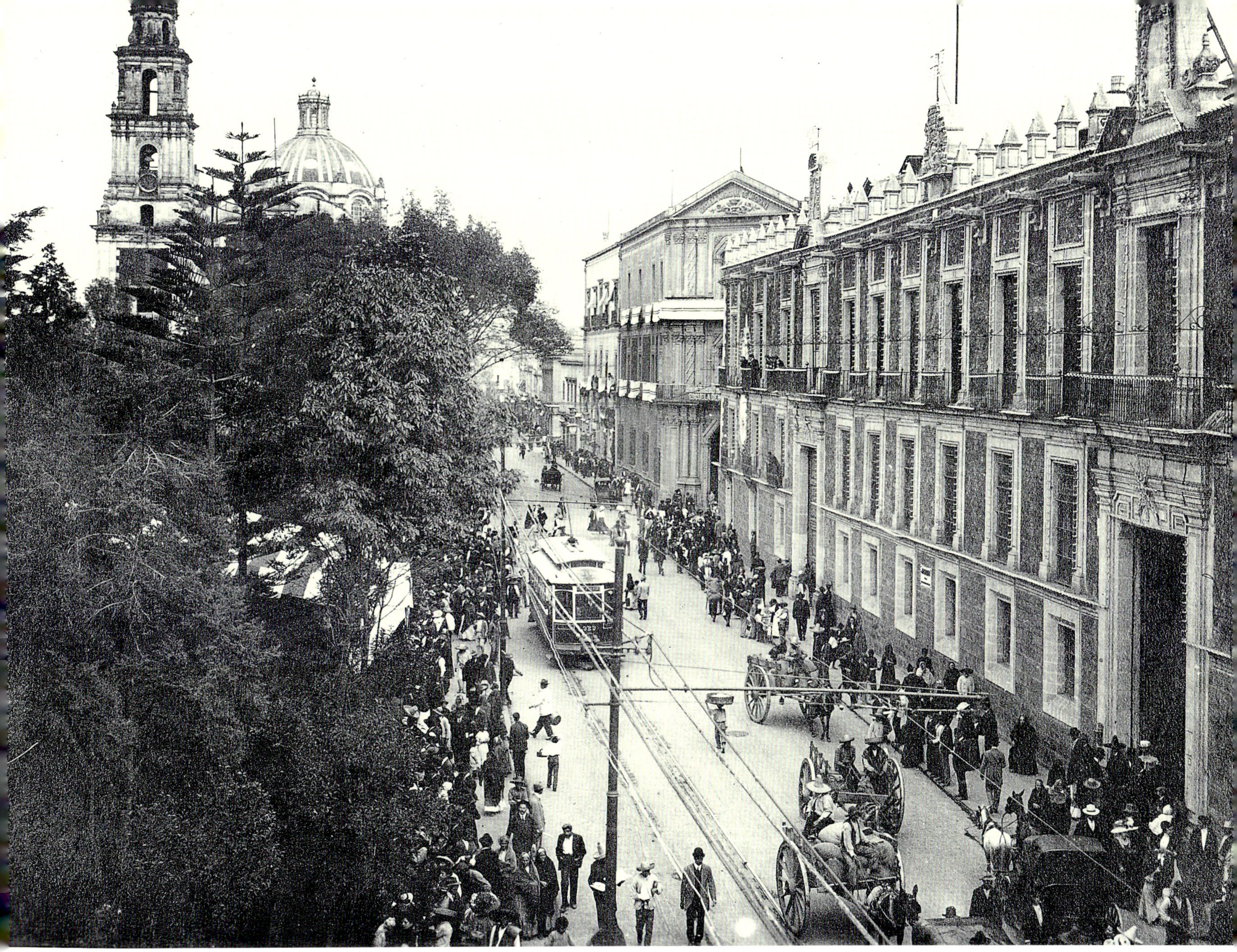

1

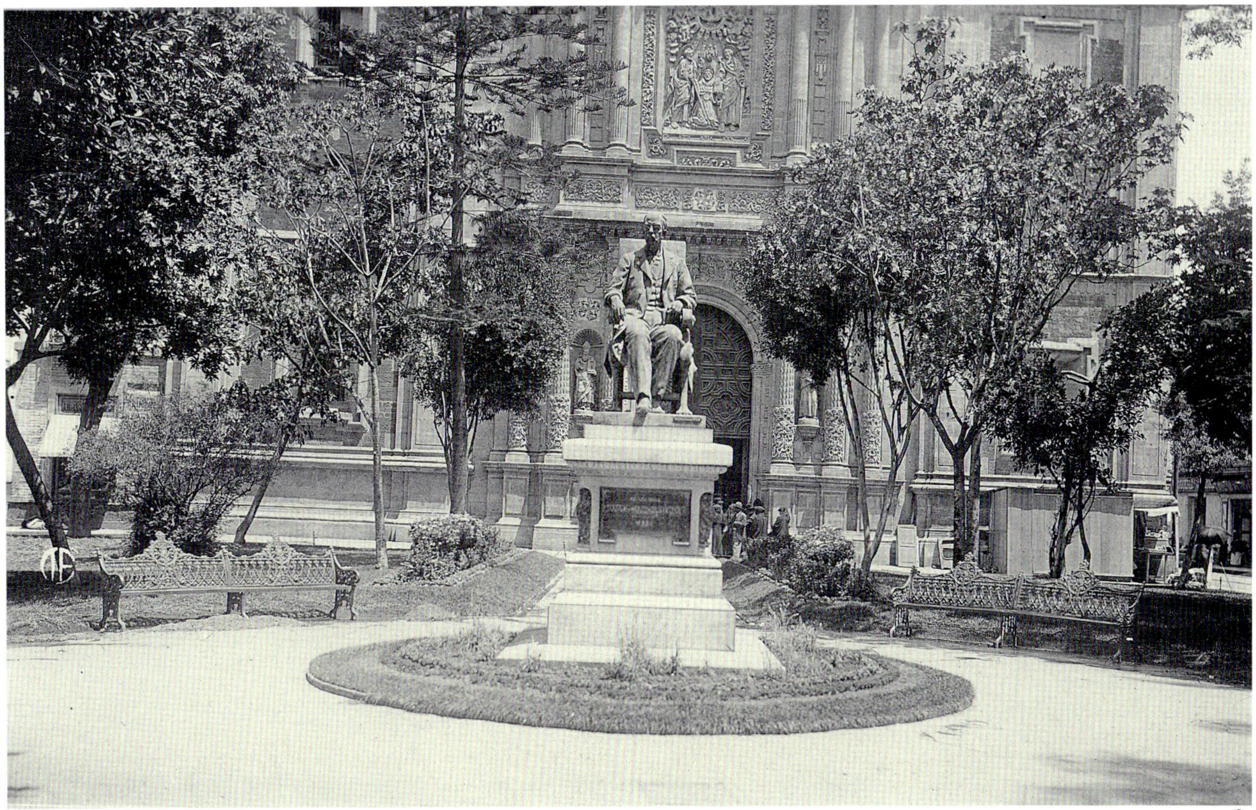

2

1 El lado oriente de la plaza de Santo Domingo, con la Antigua Aduana y la Escuela Nacional de Medicina, 1910

2 En 1910, la Escuela de Medicina hizo presencia en la plaza mediante la colocación de la estatua de don Manuel Carmona y Valle

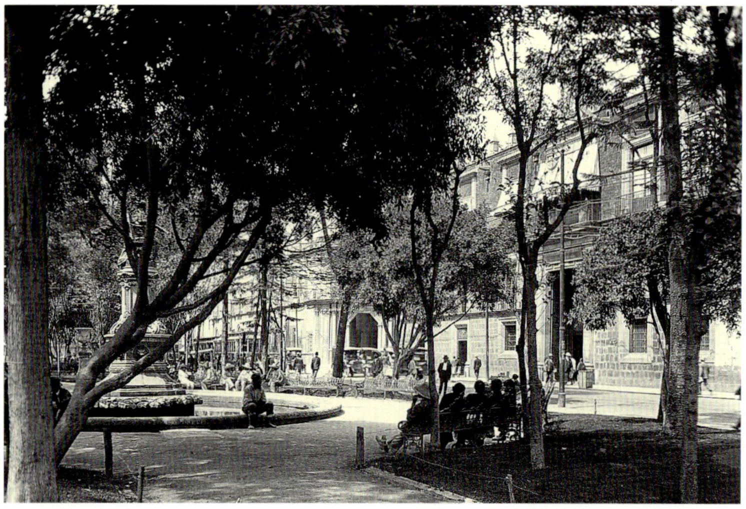

1

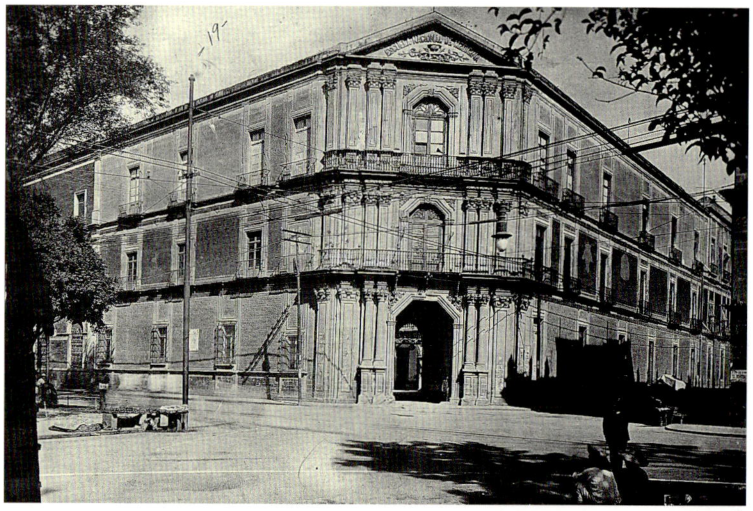

2

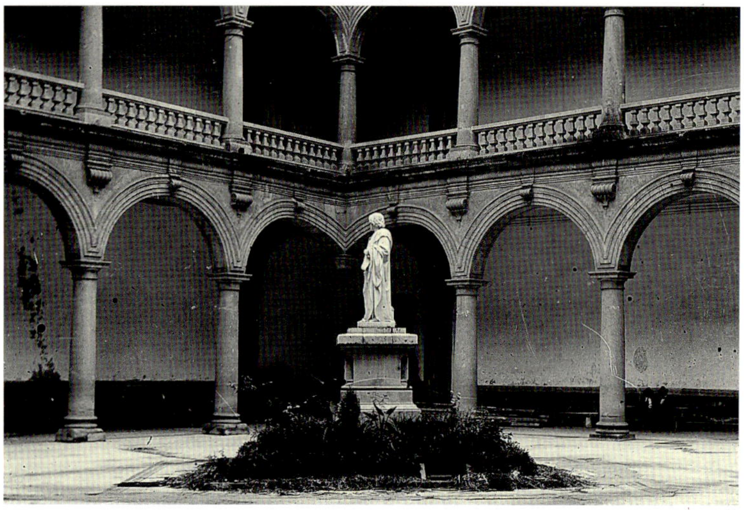

3

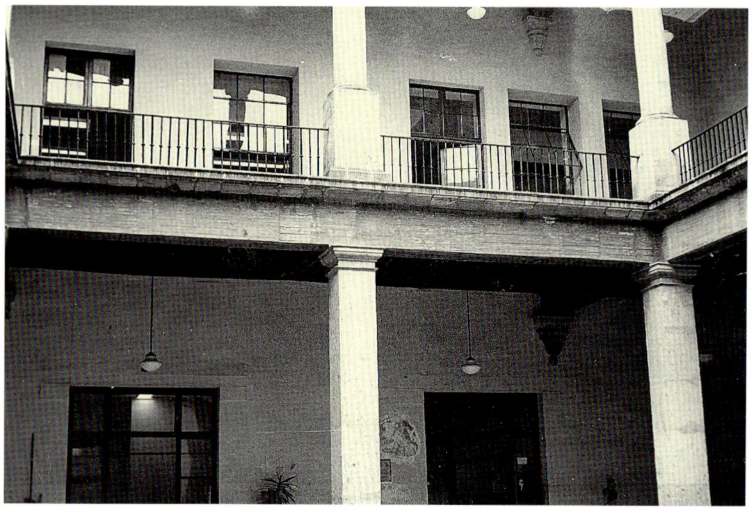

4

nández del Castillo, que lo que se hizo al edificio fue una "traumatizante cirugía" mediante la cual se reformó la escuela, incluyéndose en estas reformas el tirar los viejos muebles y los libros que no eran considerados modernos.[21] Se construyó un nuevo anfiteatro dotado de planchas de mármol de Carrara y cuatro aulas para la enseñanza de la Anatomía; desaparecieron los barandales del patio y los corredores de fierro de las escaleras y fueron sustituidos por otros de cantera, en el más elegante y afrancesado estilo; el piso de los corredores fue cambiado por uno nuevo, esta vez de cerámica y, en tanto que San Lucas era instalado a medio patio, éste era techado con un tragaluz de fierro y vidrio.

Es por estas fechas que se compra la casa situada al lado del Palacio, que corresponde actualmente a Brasil 35. Hacía ya años que se había considerado la conveniencia de comprarla o al menos rentarla, pensándose que era conveniente disponer de un mayor espacio para el internado e inclusive para que las autoridades y tal vez hasta el director de la Escuela de Medicina vivieran en ella. Fue con ese fin que el doctor Ignacio Durán iniciara en 1856 las gestiones para alquilarla y, dado el caso, comprarla para la escuela.[22] Sin embargo, no tardó en señalar a las autoridades correspondientes que la operación ya no iba a ser posible, ya que la persona que entonces ocupaba la casa y cuyo nombre no es mencionado en la documentación consultada, gente de recursos económicos suficientes, había hecho los arreglos para quedarse con ella.[23] Es probable que este personaje fuera

1 *El portón de la Escuela de Medicina se divisaba a través de los árboles del jardín, 1915*

2 *Fachada de la Escuela Nacional de Medicina, 1915*

3 *Patio principal de la Escuela de Medicina con los arreglos realizados en 1913*

4 *Patio del edificio anexado en 1925. Se observa en la planta alta las ventanas del aula de Fisiología, remodelada por Villagrán*

[21] Francisco Fernández del Castillo y H. Castañeda, *op. cit.*, p. 258.

[22] Ignacio Durán, Oficio dirigido al Exmo. señor Ministro de Justicia, Negocios Eclesiásticos e Instrucción Pública. 28 de febrero de 1856. agn. Ramo: Instrucción Pública, vol. 77, exp. 22.

[23] Ignacio Durán, *Ibidem,* 22 de abril de 1858. agn. Ramo: Instrucción Pública, vol. 77, exp. 22.

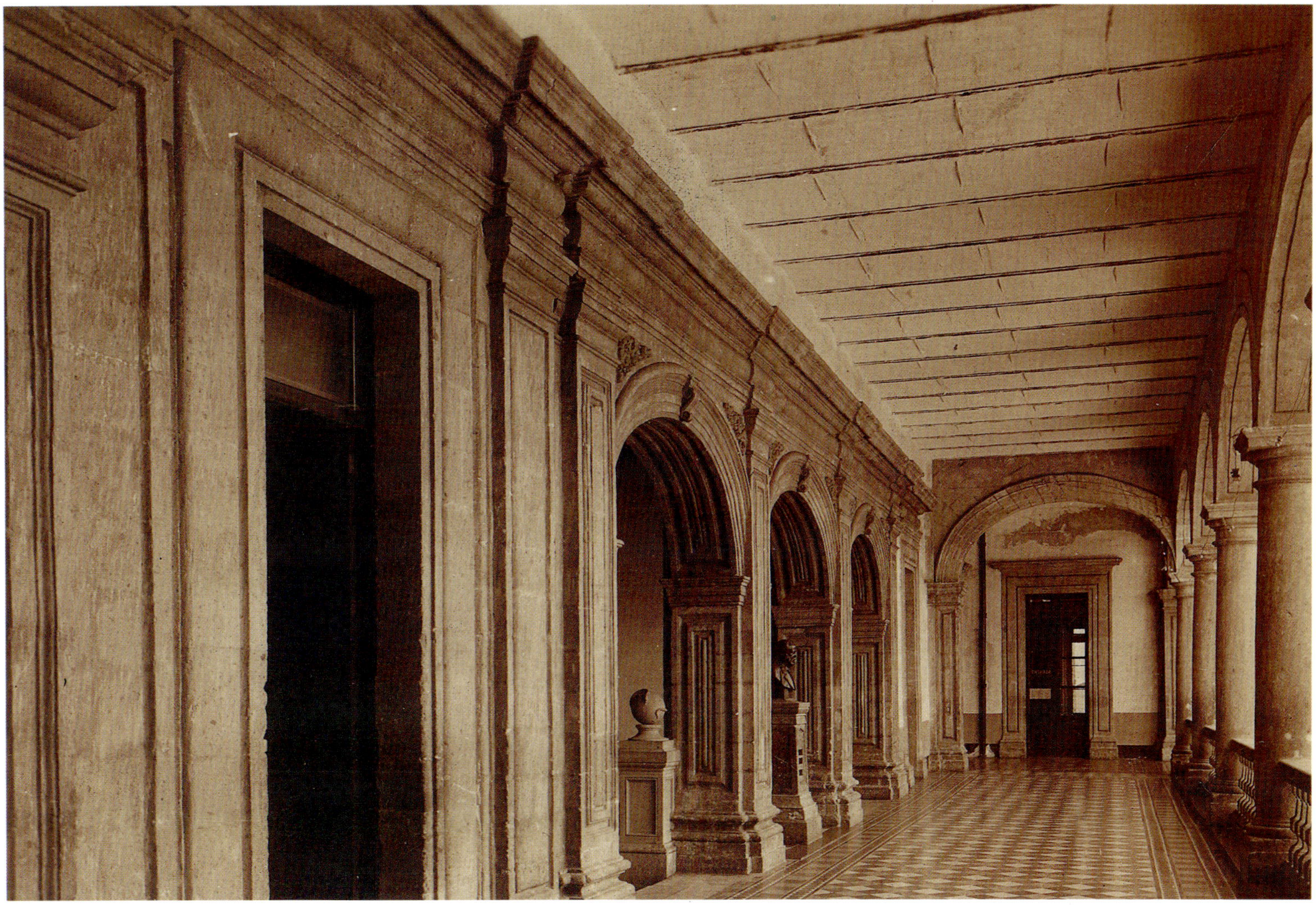

El corredor de la planta alta con el piso de mosaico y la balaustrada de cantera. En la fotografía se aprecian los techos de rieles, típicos de fines del siglo XIX, que vinieron a sustituir a las viguerías que existían antes, 1913

el señor Ramón Fernández, acaudalado hombre de negocios que poseería el inmueble hasta fines del siglo y que fue quien lo remodeló dándole el aspecto de una elegante mansión afrancesada. Cuando la casa fue comprada por la Escuela de Medicina en 1913, pertenecía a la familia Arrillaga.[24] De tal manera, por entonces tuvo que dejarse en suspenso el asunto y el señor director tomó en arrendamiento una casa más pequeña que estaba sobre la calle de Cocheras, es decir, al norte de la escuela.

Ya comprado el inmueble, se decidió llevar a cabo obras de adaptación y, estando momentáneamente desocupado, las autoridades universitarias decidieron instalar allí la Escuela de Odontología, misma que apenas cinco años antes se había separado de la Escuela Nacional de Medicina. Esto era a principios de 1916.[25] Mucho después, a fines de la década y tras de quedar relativamente desaprovechado el inmueble después de que en 1935 la Escuela de Odontología se mudó al edificio de la calle de Licenciado Verdad, se adaptaron unos laboratorios en los que se concentró la investigación en ciencias básicas que se realizaba en la escuela y se recibió en ellos al granado grupo de científicos españoles que recién habían migrado a nuestro país a causa de la guerra civil española. En esos pequeños y pobres laboratorios se desarrolló el germen de lo que es ahora el Instituto de Investigaciones Biomédicas de la UNAM.

Poco se hizo en los siguientes años, pero ya el edificio de la "casa chata" había tomado presen-

[24] Francisco Fernández del Castillo, *Apuntes acerca de la casa de Brasil No. 35*, mecanuscrito. AHFM.
[25] José Sanfilippo, *Las Casas de la Facultad de Odontología*, guión para audiovisual, 1993.

cia como asiento de la Escuela de Medicina y poco era lo que se recordaba de su antecedente inquisitorial. En 1919, se mandan hacer algunos bustos de bronce.[26]

Para 1925, la Escuela de Medicina logró comprar la casa adyacente a su solar, del lado de la vieja calle de La Perpetua, que había pertenecido antes al Colegio Francés. El doctor Fernando Ocaranza, director entonces de la escuela, que fue quien realizó la operación, aprovechó para instalar allí, en el segundo piso, su nuevo laboratorio de Fisiología y el área destinada a Microbiología y, en el primero, un aula y laboratorio de Histología que serían utilizados por don Tomás Perrín, juntamente con las áreas destinadas a aulas y laboratorios de Química Médica y Anatomía Patológica. Dicha casa, que también había pertenecido originalmente a la Inquisición, permitió un respiro a la Escuela de Medicina, ya que con su anexión se pudo habilitar nuevamente el espacio requerido por algunas disciplinas que, transformadas radicalmente por el avance tecnológico, requerían de más equipo y más amplios laboratorios.[27]

La vida de la Escuela de Medicina seguía su curso día con día y su hogar, el antiguo Palacio de la Inquisición, perdía diariamente memoria de aquellos tiempos e iba tomando el rostro de las ciencias médicas, con sus laboratorios y anfiteatros, con sus cadáveres y animales de experimentación. Ya nadie pensaba en los inquisidores si no era al mirar con aire de horror alguno de los treinta y cinco retratos que estaban por allí arrumbados escondiendo la firma de pinceles ilustres. Definitivamente, los hábitos habían sido sustituidos por las levitas y sorbetes de los profesores y por los sacos y carretes de los alumnos, que hacían cuerpo con la decoración de aulas y laboratorios y mimetizaban el aspecto de los patios con formas y modas que otrora les fueran ajenos.

Es con este talante que alumnos y profesores participaron en los violentos acontecimientos que, en 1929, condujeron a la autonomía universitaria y en los cuales la determinada conducta del director, don Fernando Ocaranza, fuera tan decisiva.

Sin embargo, no faltaron acciones que ponían nuevamente sobre la mesa recuerdos que llevaban rato dormidos. El 9 de febrero de 1931, el edificio de la Escuela de Medicina era declarado "monumento", concepto que cubría los "muebles e inmuebles de origen arqueológico y aquellos cuya protección y conservación sean de interés público por su valor histórico y artístico". Poco después, el 27 de julio, era publicado en el *Diario Oficial* un decreto emitido el 14 del mismo mes, según el cual la plaza de Santo Domingo y las construcciones aledañas quedaban definitivamente consideradas como monumentos. Los tiempos cambiaban y, contradictoriamente, entre tanto se modernizaban los interiores y se instalaban laboratorios, sustituyendo la viguería de los techos y los pisos originales por concreto y mosaicos, se comenzaba a hablar del valor arquitectónico del edificio y a soñar en la preservación de su aspecto original.

El arquitecto Carlos Torditi llevó a cabo algunas obras importantes en el edificio en 1932, consistiendo éstas en el cambio del techo de los corredores, en los cuales sustituyó la viguería de madera por bóvedas ligeras, y la colocación de nuevos pisos en los anfiteatros.[28] Cada reparación conllevaba la realización de amarres en diferentes partes del edificio que, alternándose, vienen a ser las mismas a través de los años y responden a las zonas de hundimiento.

En 1933 llegó a la dirección de la Escuela el doctor Ignacio Chávez y con él la oportunidad de celebrar lo más espléndidamente posible el centenario del Establecimiento de Ciencias Médicas. Tratando de lograr el mayor lucimiento con los escasos recursos disponibles, decidió remozar el edificio y dotar a la escuela de laboratorios y aulas modernas. Las obras fueron puestas en manos del arquitecto José Villagrán García, a quien se debe una buena cantidad de monumentos de interés para la historia de la arquitectura mexicana postrevolucionaria. Se demolió lo poco que quedaba del segundo patio, dejándose en pie solamente los muros que lo limitaban y las arquerías de los lados sur

---

[26] Recibos de estatuas de bronce, 1919. AHFM, leg. 166, exp. 1, ff. 61-88.

[27] Croquis del ex Colegio Francés (se puede asegurar que son anteriores a 1933). AHFM. Expediente sin clasificar.

[28] Francisco Fernández del Castillo y H. Castañeda, *op. cit.*, p. 147.

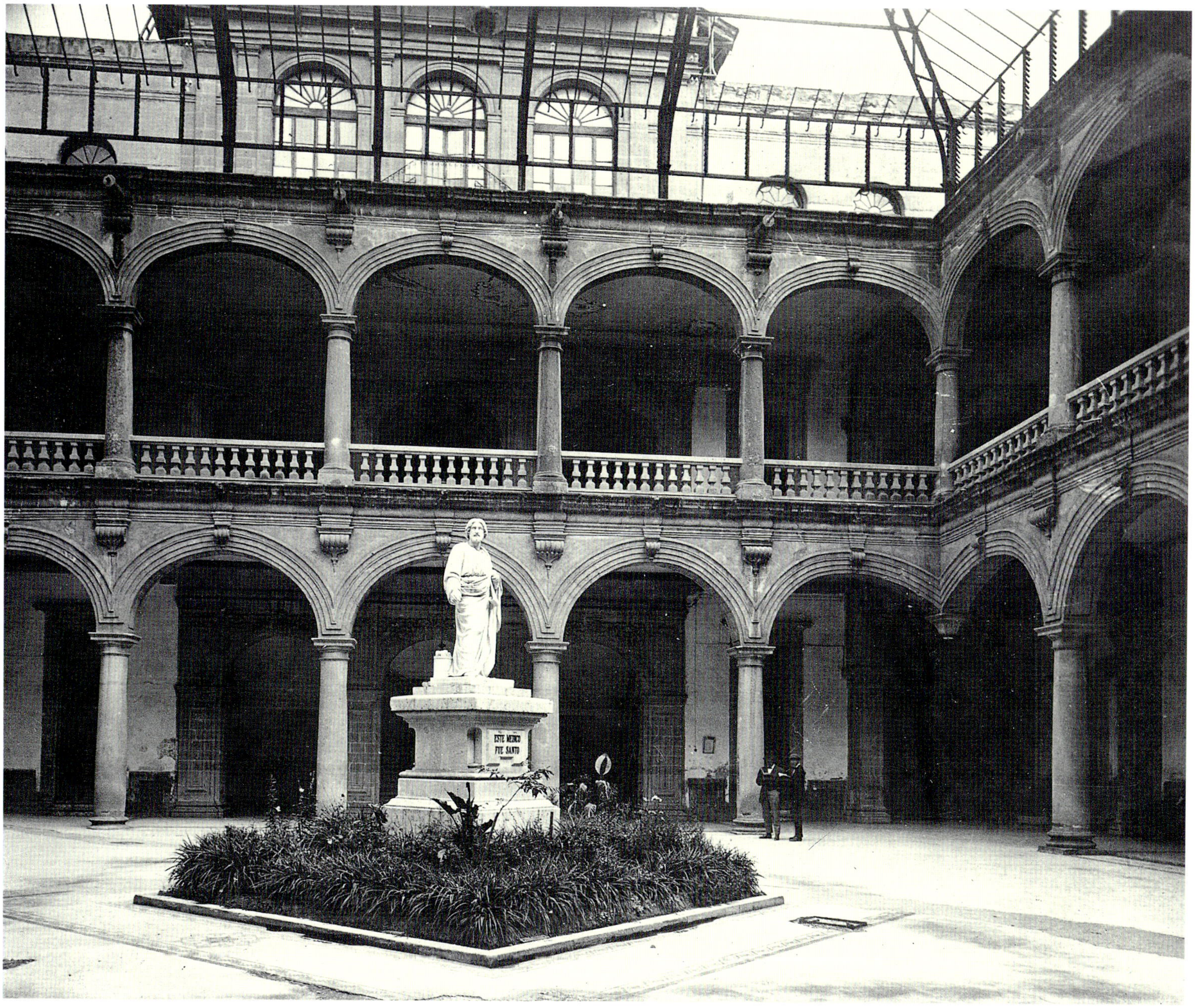

San Lucas en el centro del patio principal, 1913

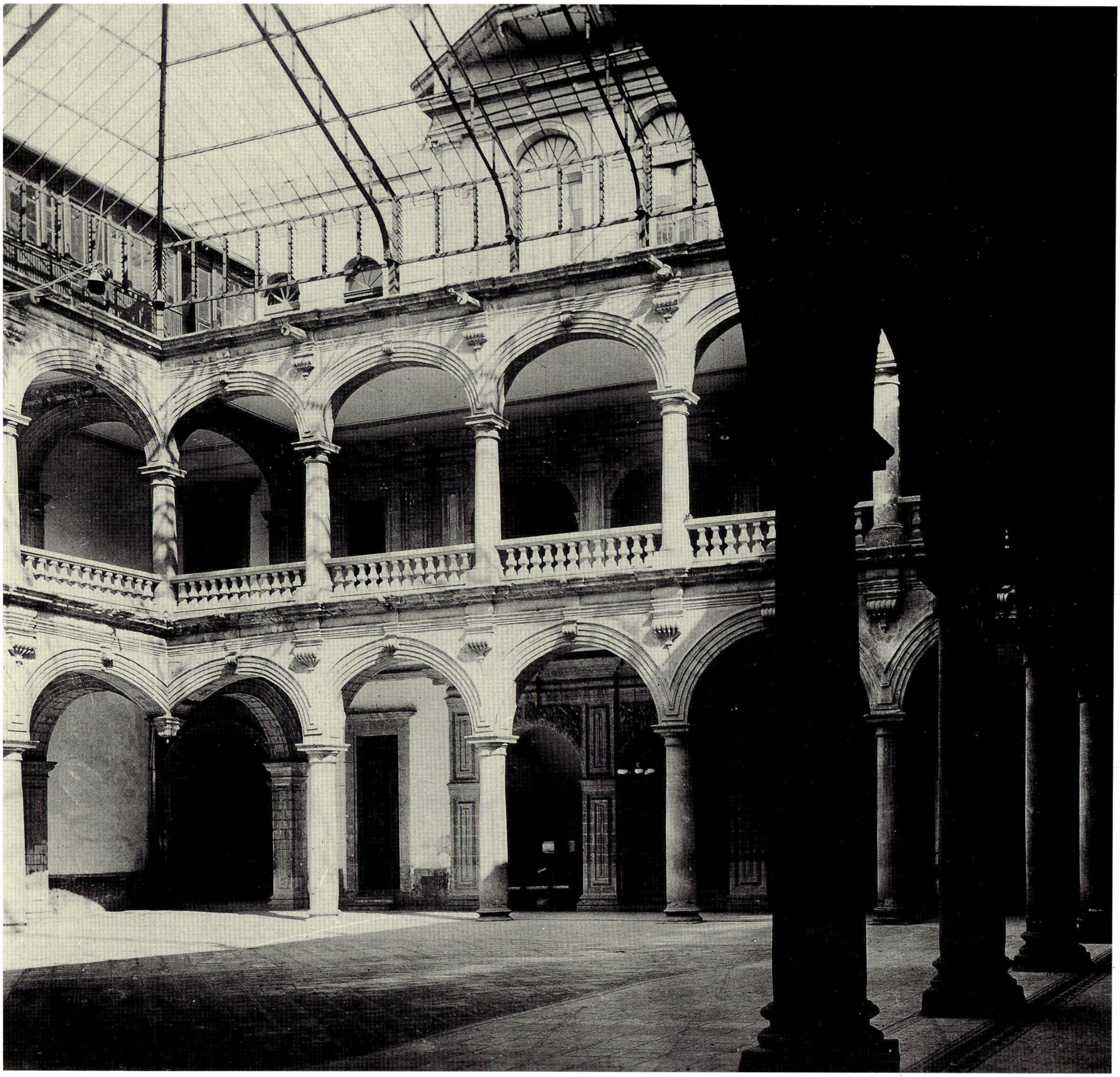

1

1/2 Vistas del patio principal en las que se aprecia el nuevo pavimento y el techo aún en posición. En el ángulo se observa la puerta que comunicaba con el llamado Patio de los Naranjos, el cual sería convertido en auditorio en 1933

3 Vista actual del patio principal

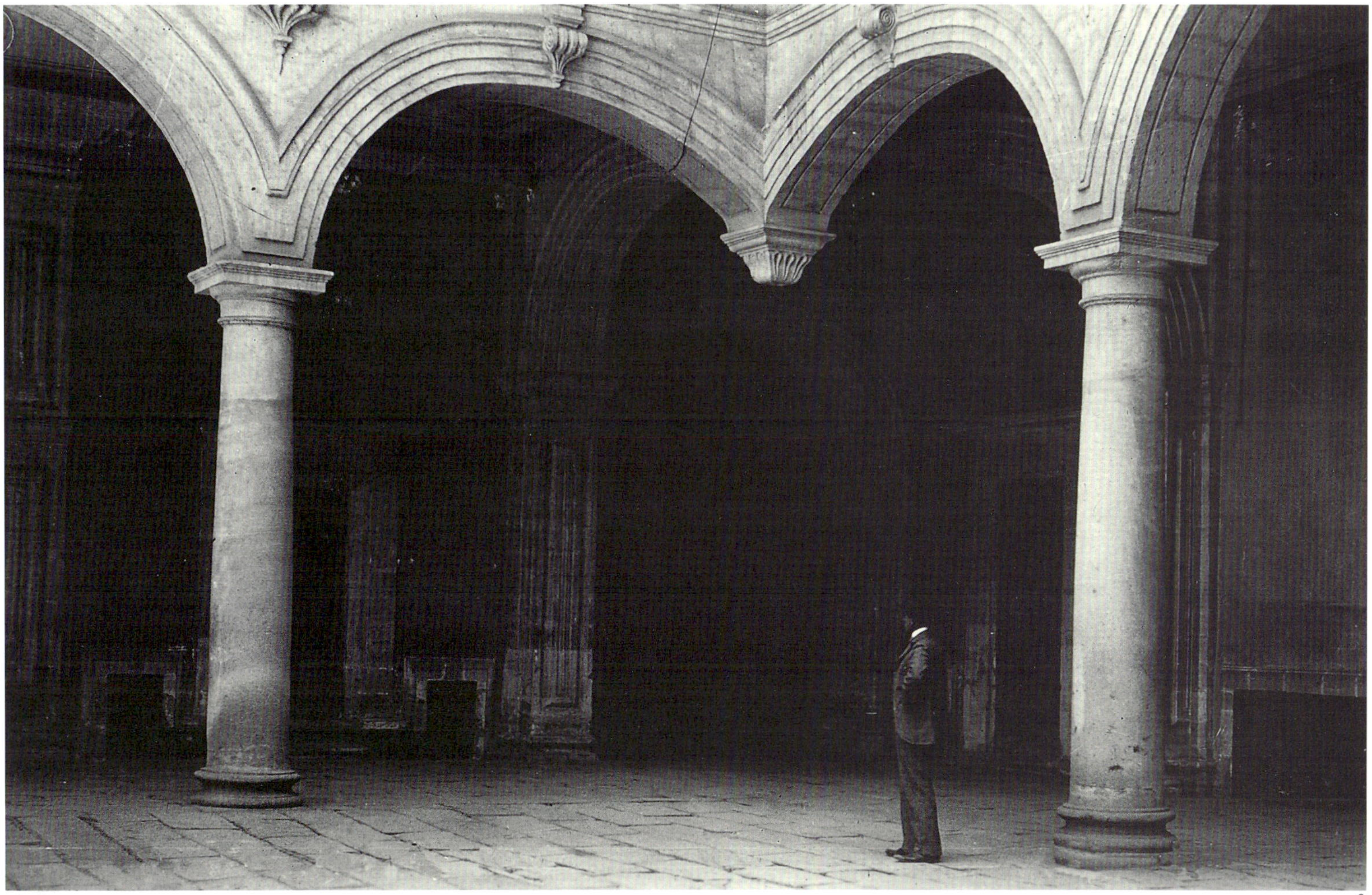

2

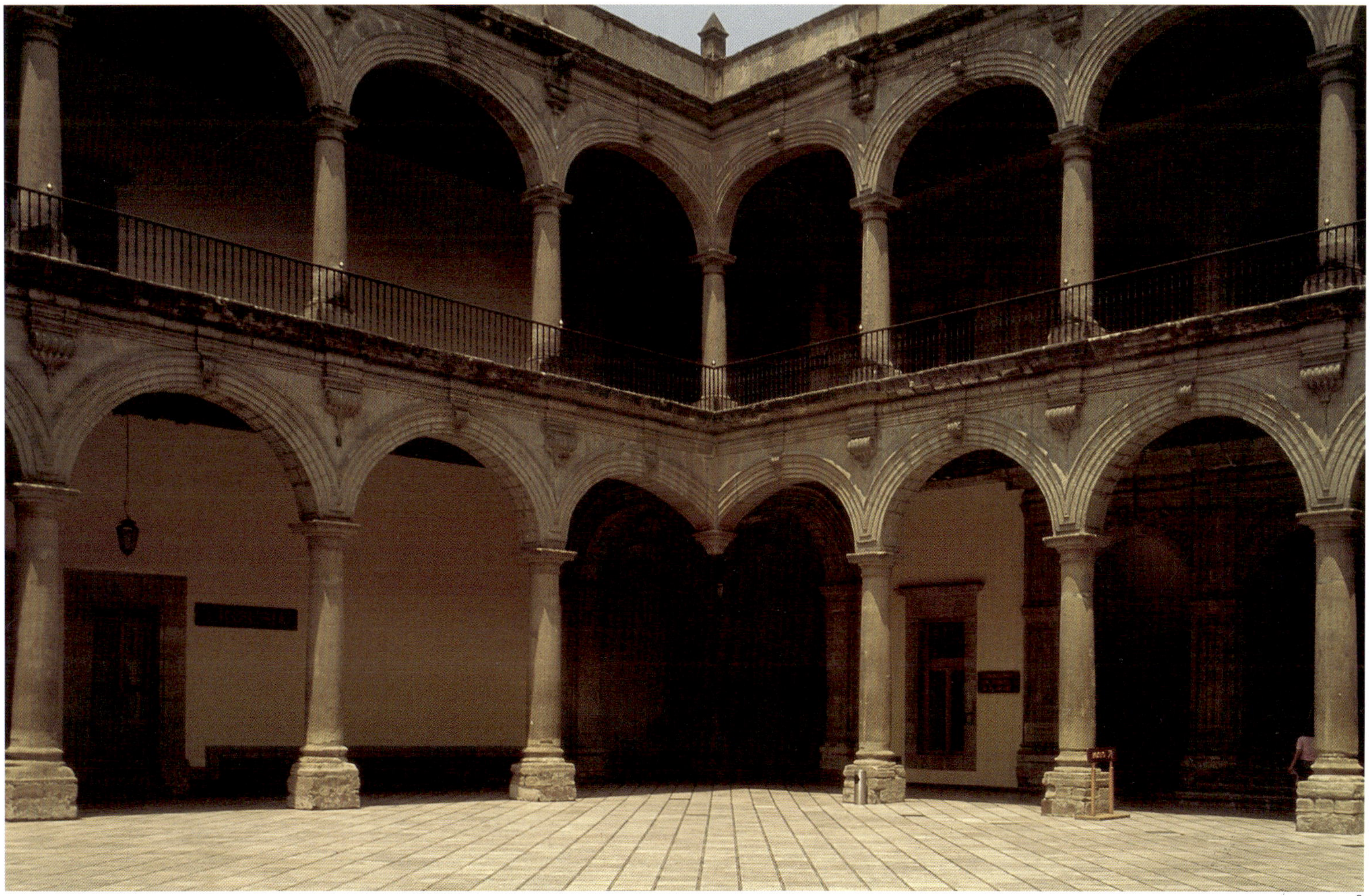

3

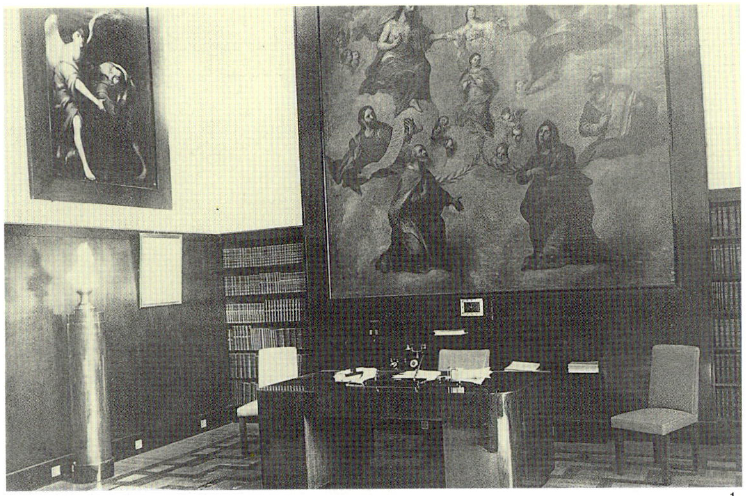

1

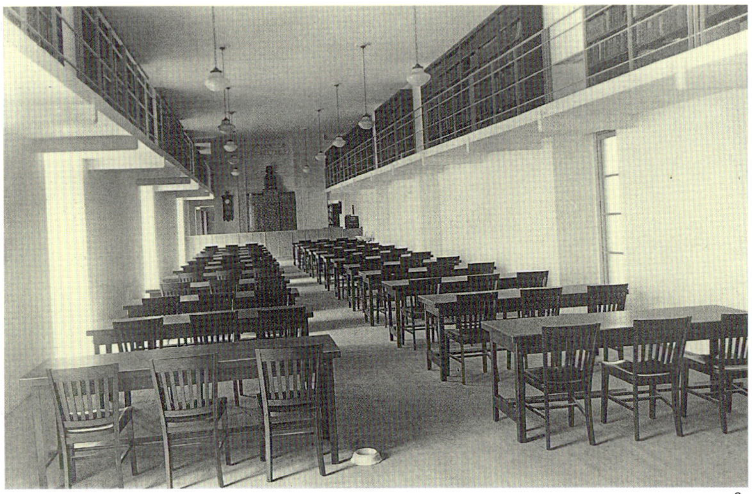

2

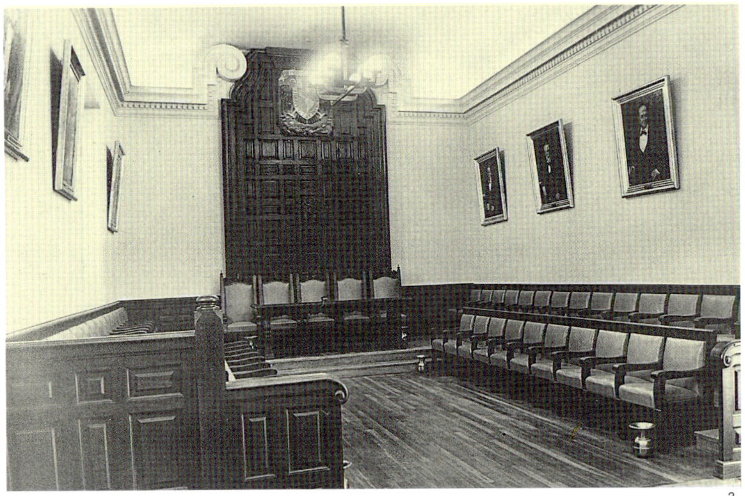

3

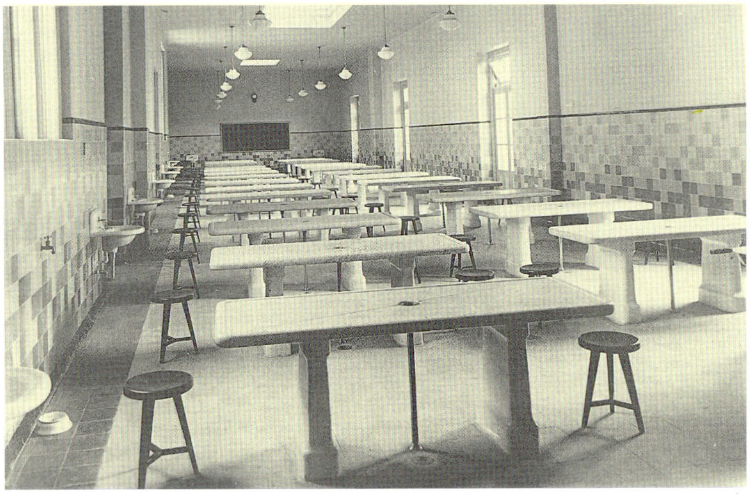

4

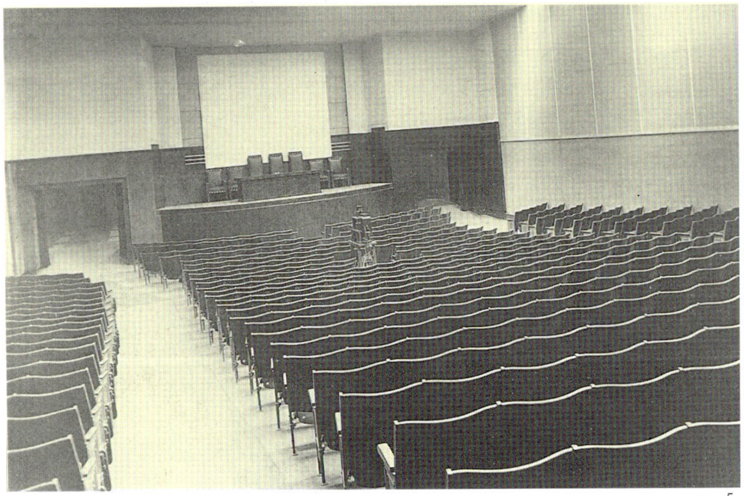

5

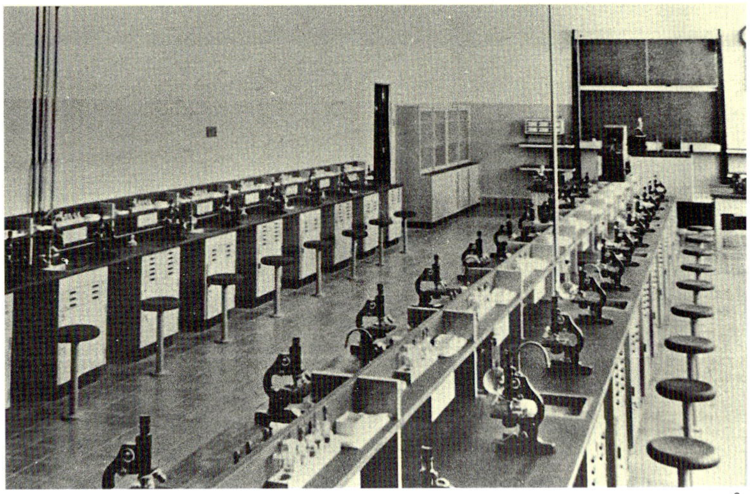

6

1/6 *La restauración emprendida para celebrar el centenario del Establecimiento de Ciencias Médicas en 1933, incluyó la remodelación y decorado de la dirección, la biblioteca "Valentín Gómez Farías", el salón de actos, el anfiteatro de disecciones (en éste son dignas de notar las planchas de mármol de Carrara), el nuevo auditorio al que el arquitecto José Villagrán dio un sello Art Decó, y los laboratorios*

7 *Desocupado por la Escuela de Odontología, el edificio de Brasil 35 volvió a ser parte de la Escuela Nacional de Medicina en 1935*

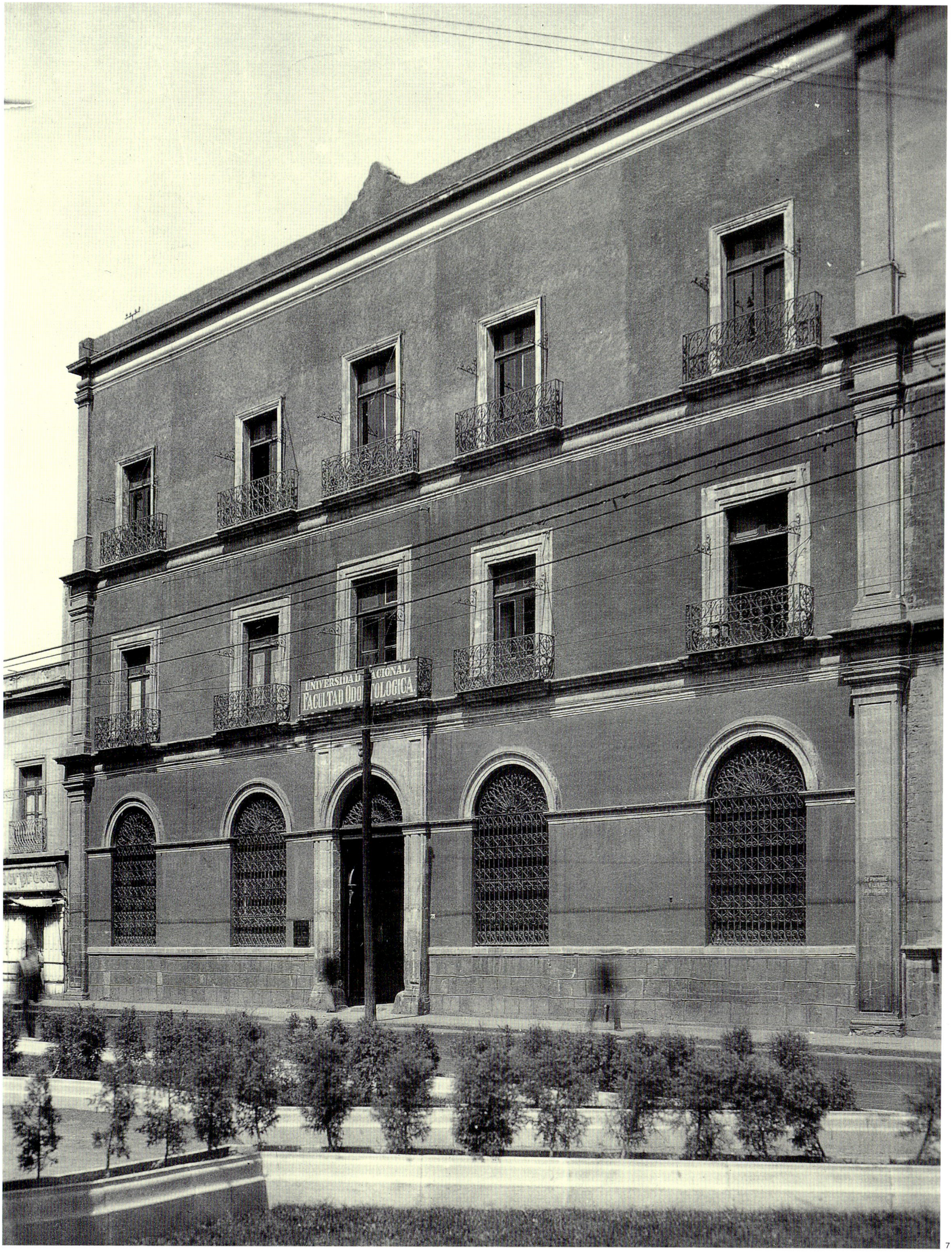

7

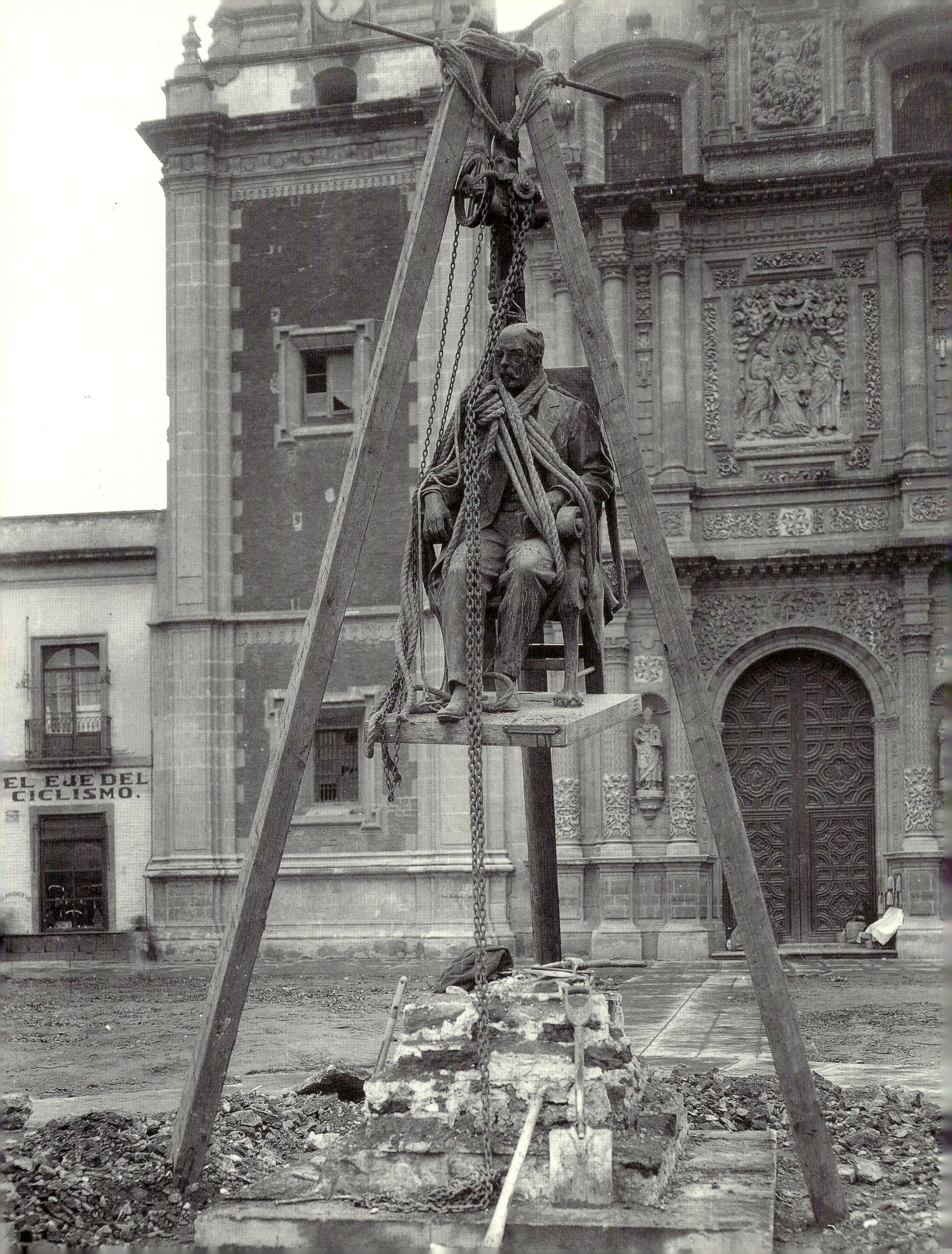
EL EJE DEL
CICLISMO.

y poniente, mismas que fueron cubiertas. El patio, cuya última anécdota había sido la infructuosa excavación en busca de tesoros que había hecho una profesora cubana en 1928, dejó de ser tal para convertirse en un magnífico auditorio de visos angulares, dotado de butaquería de terciopelo rojo. En su vestíbulo, de mármol negro y blanco, destacan todavía los pesantes bustos en bronce de algunos de los próceres de la medicina mexicana, obra de Ignacio Asúnsolo.[29] También fueron totalmente reformadas la dirección y la secretaría, dotándoselas de sendos escritorios monumentales, de un parquet a tono con el mejor gusto de la época y de lambrines de madera y libreros empotrados. La biblioteca fue modificada totalmente. Nuevamente los laboratorios de Fisiología crecen, bajando ahora al primer piso del edificio anexo (Venezuela 4), cuyo corredor fue cerrado con cancelería y ventanas. Lo que fuera otrora la Sala de Audiencias de la Inquisición, que hacía ya años que había sido modificada, fue convertida en el Aula Magna de Fisiología.

La modernización iba esta vez de la mano de un sentimiento de deuda para con el pasado, de manera que, no bien terminadas las obras de modernización, Chávez pasó a la preocupación por restituir al edificio algo del aspecto que originalmente tenía hacia el exterior. Comprendiendo el mal efecto estético que causaba el tercer piso, agregado cincuenta años antes, planeó modificar la fachada de dicho tercer cuerpo, reponiendo el frontispicio, las almenas y los pretiles, y sustituyendo muchos de los elementos de yeso por otros hechos en cantera.[30] El presupuesto para la obra era de 23 327 pesos, al parecer accesible, pero la salida del doctor Chávez de la dirección dejó todo en suspenso. Diez años después, el conocido historiador de nuestro arte colonial, don Manuel Toussaint, refería haber oído de un proyecto de arreglo del tercer cuerpo y pedía, al no encontrar nada al respecto, que se elaborara otro nuevo, basándose éste en la elevación de dicho piso y en la restitución del remate de la parte central.[31]

Arreglos menores se sucedieron, acompañados de un paulatino deterioro. Así, para octubre de 1947, el ingeniero Alberto Crespo declaraba en el informe que rindió entonces al Patronato de la UNAM que era urgente el arreglo del techo del auditorio, el cual se encontraba en pésimas condiciones, cambiarse varios pisos de madera y reponerse el mosaico faltante en casi todos los corredores del edificio. Señalaba, asimismo, que era necesario un arreglo completo de toda la instalación eléctrica y el cambio de todas las puertas y ventanas.[32] Sin embargo, Crespo no hacía siquiera mención del mal estado de las arquerías del patio principal, hecho que nos obliga a pensar que el deterioro sufrido por ellos se acentuó entre la fecha de este informe y 1950, año en el que el doctor José Castro Villagrana, entonces director del establecimiento, inició una activa campaña a fin de obtener fondos para reparar el edificio. Para entonces se declaraba que los arcos estaban a punto de colapsarse y que era indispensable la realización de obras de mayor envergadura. Por otra parte, la duda acerca de la oportunidad de éstas surgía, pues se tenía ya en mente la construcción de una nueva escuela de medicina y se entreveía lo que habría de ser la Ciudad Universitaria.

El dinero fluyó. Claudio Arrau tocó un inolvidable concierto en el auditorio y los fondos todos fueron donados para la reparación del edificio. Los arcos fueron apuntalados y reparados, las grietas llenadas y los amarres reunieron los muros cuarteados, de manera que, cuando la Escuela Nacional de Medicina estuvo lista para mudarse a su nueva casa, el viejo Palacio de la Inquisición, por 101 años su refugio y asiento, quedaba en aceptables condiciones. Allí, idos profesores y alumnos, permanecerían las academias y sociedades médicas, mientras que la Escuela de Enfermería se quedaría en la casa de Brasil 35. Las primeras lo hicieron por sólo siete años, yéndose después a las mo-

La estatua de Carmona y Valle también fue retirada y su pedestal demolido, 1968

[29] Claudio Castro C, Carlos Hoffmann, Enrique O. Aragón, *Comunicaciones sobre la inauguración del auditorio de la Facultad de Medicina*, 1934, AHFM, leg. 164, exp. 7, ff. 27-35.

[30] Jorge Enciso, *Informe rendido al C. Jefe del Departamento de Monumentos Coloniales,* 1° de marzo de 1934. Copia proporcionada por el arquitecto Flavio Salamanca.

[31] Manuel Toussaint, *Oficio al arquitecto Mac Gregor.* 17 de enero de 1944. Copia proporcionada por el arquitecto Flavio Salamanca.

[32] Alberto Crespo, *Informe al H. Patronato Universitario.* Octubre de 1947. Copia proporcionada por el arquitecto Flavio Salamanca.

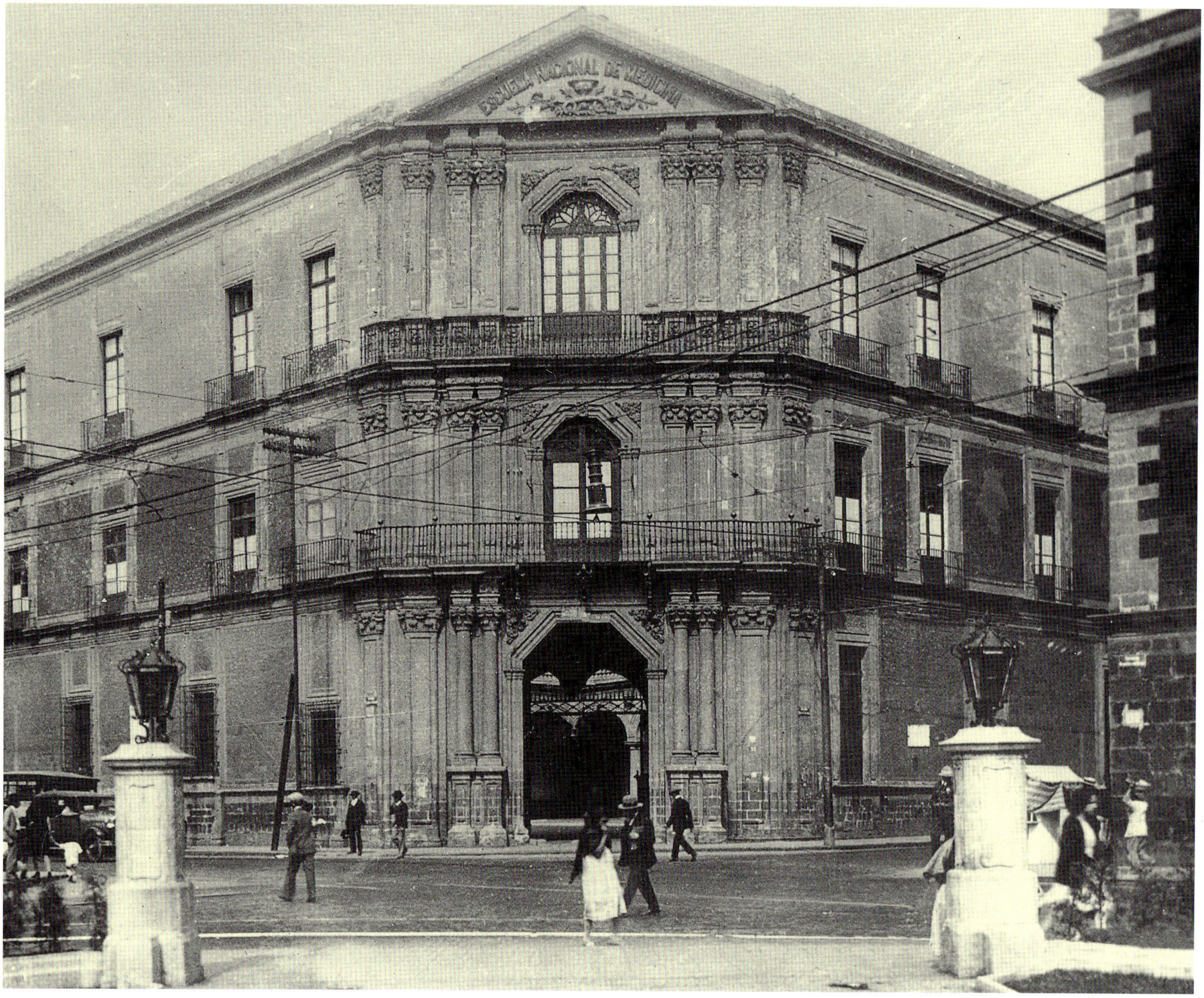

Fachada de la Escuela Nacional de Medicina, 1940

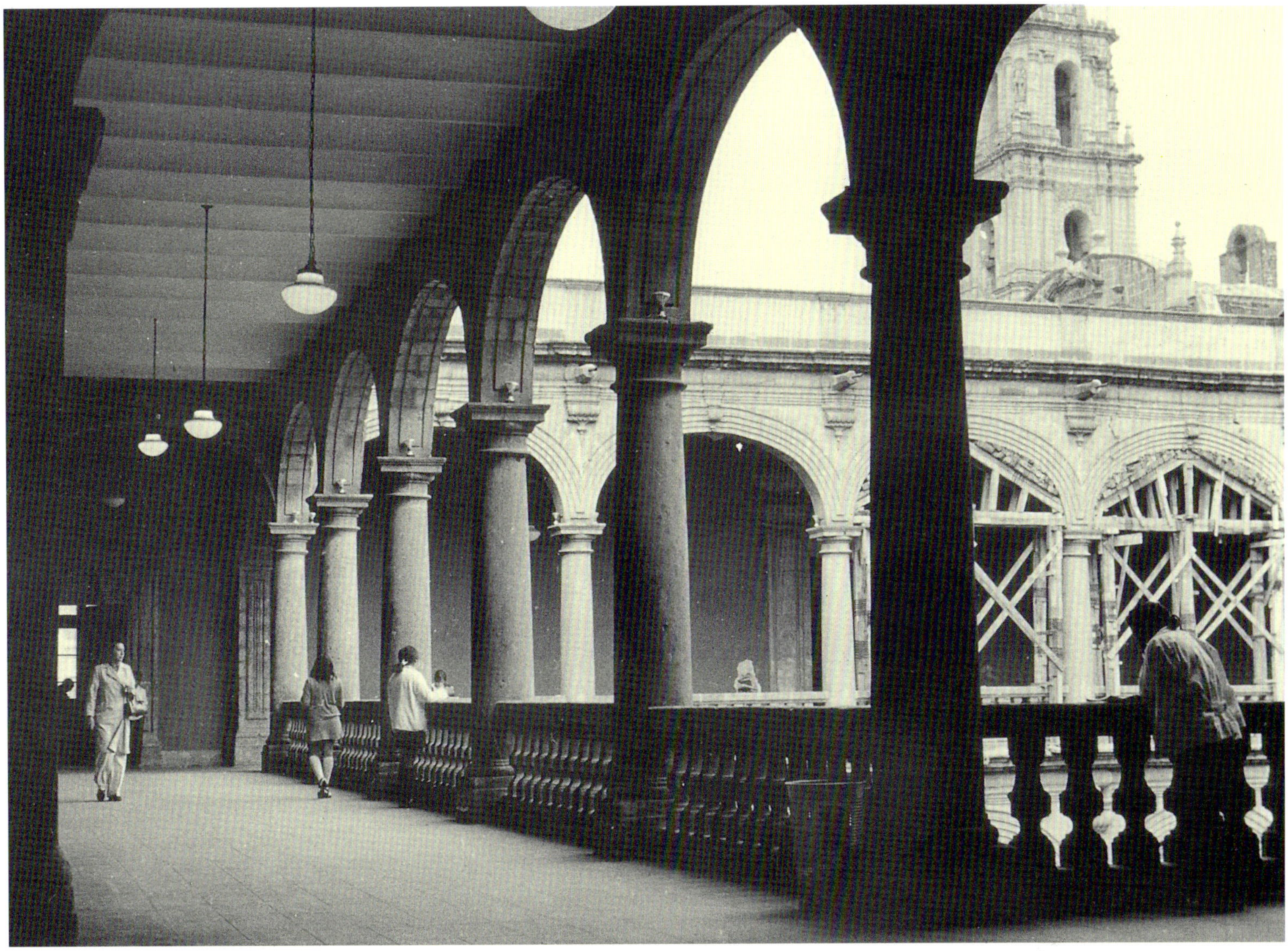

dernas instalaciones que les fueron cedidas en el Centro Médico Nacional. La Escuela de Enfermería y Obstetricia, como las demás escuelas que han pasado por el Palacio, salió hasta 1979, para ocupar su nuevo edificio. Durante todos estos años, el edificio dejó de sufrir los atentados arquitectónicos consecutivos por remodelaciones y adaptaciones, dejó de sufrir las exigencias de los avances del saber y la tecnología médicos; pero más padeció como resultado del abandono. Aparte de que en 1967 le fue restituido su aspecto externo original al ser demolido el tercer nivel, como parte de las obras de remozamiento del Centro Histórico de la Ciudad de México en su preparación para los Juegos Olímpicos que habrían de realizarse al año siguiente, la elevación y el balance que tenían originalmente los cuerpos arquitectónicos fue recuperada y la fachada recobró su esplendor al mismo tiempo que el tan controvertido escudo del Tribunal del Santo Oficio, que si bien ideológicamente no tenía ya entonces cabida, sí significó el que la fachada fuera realmente la misma que concibiera Pedro de Arrieta. Al interior, se apuntalaron arcos, se abrieron muros a fin de localizar grietas, inyectarlas y colocar amarres, y se llevaron a cabo los trabajos necesarios para consolidar la estructura del edificio. Sin embargo, aunque en apariencia el edificio había recuperado su gallardía primera, en el fondo lo que reinaba eran el descuido y el deterioro. La llegada del Departamento de Historia y Filosofía de la Medicina de la Facultad al viejo Palacio, en 1973, marcó el inicio de una nueva era en la que privaría el interés de rescatar plenamente el inmueble y conferirle un nuevo sentido, digno de su pasado y de su proyección como parte esencial de la Facultad de Medicina.

En el mes de enero de 1952, el entonces director de la Facultad de Medicina, doctor José Castro Villagrana, solicitó al arquitecto Roberto Álvarez Espinosa las reparaciones necesarias para la conservación del edificio

Página siguiente:
Estado de la Escuela Nacional de Medicina, antes de la demolición del tercer piso en 1968

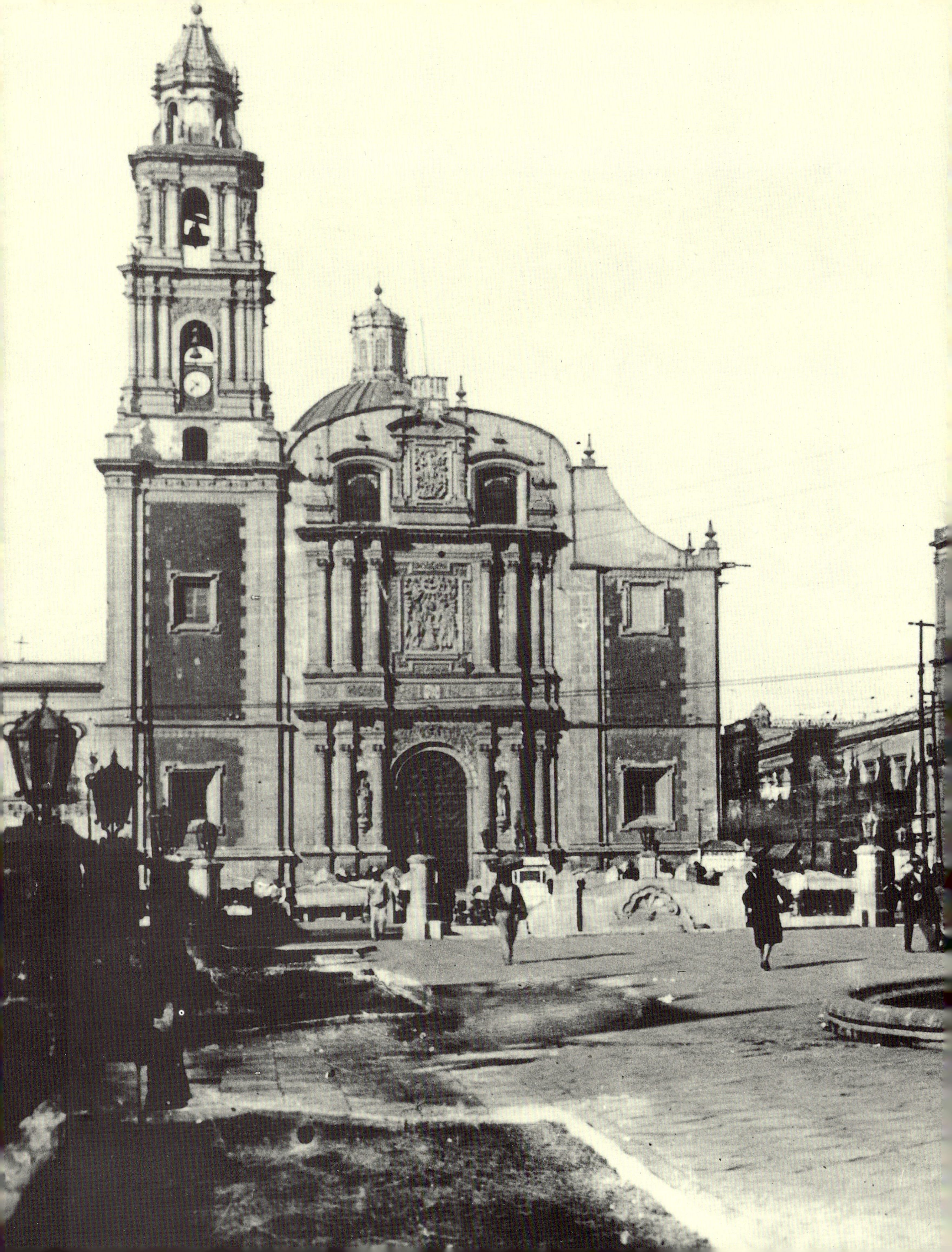

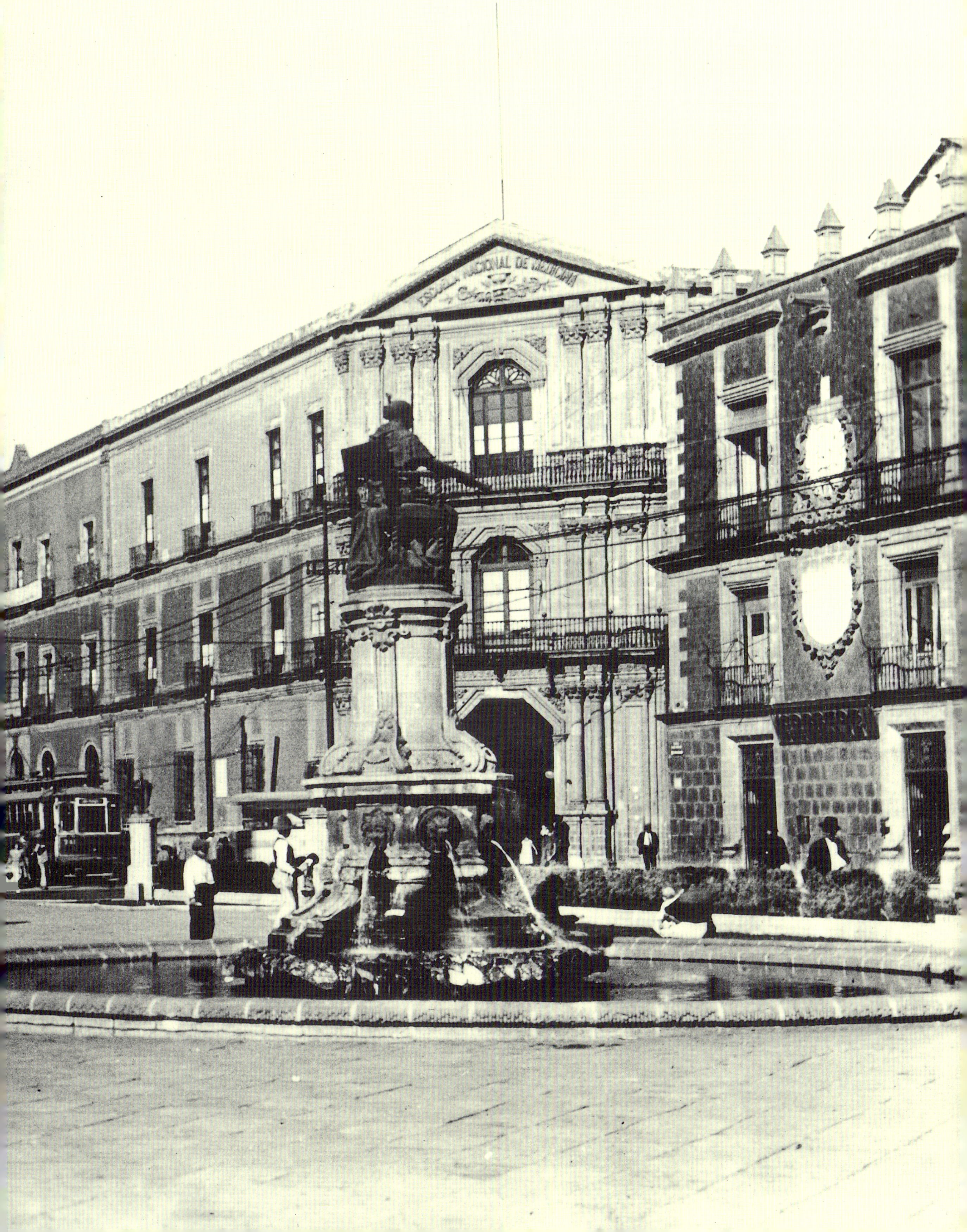
NACIONAL DE MEDICINA

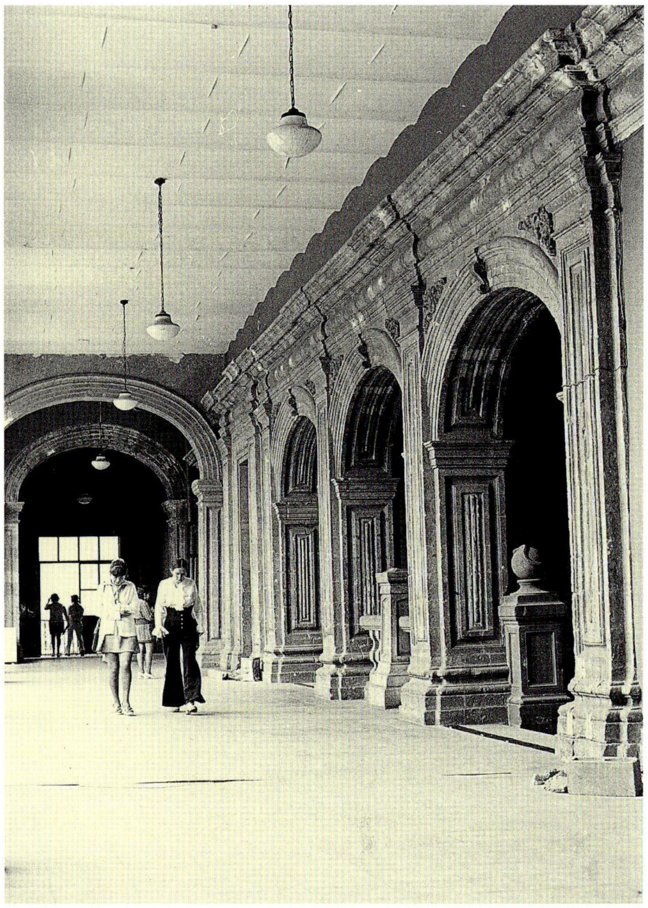

1

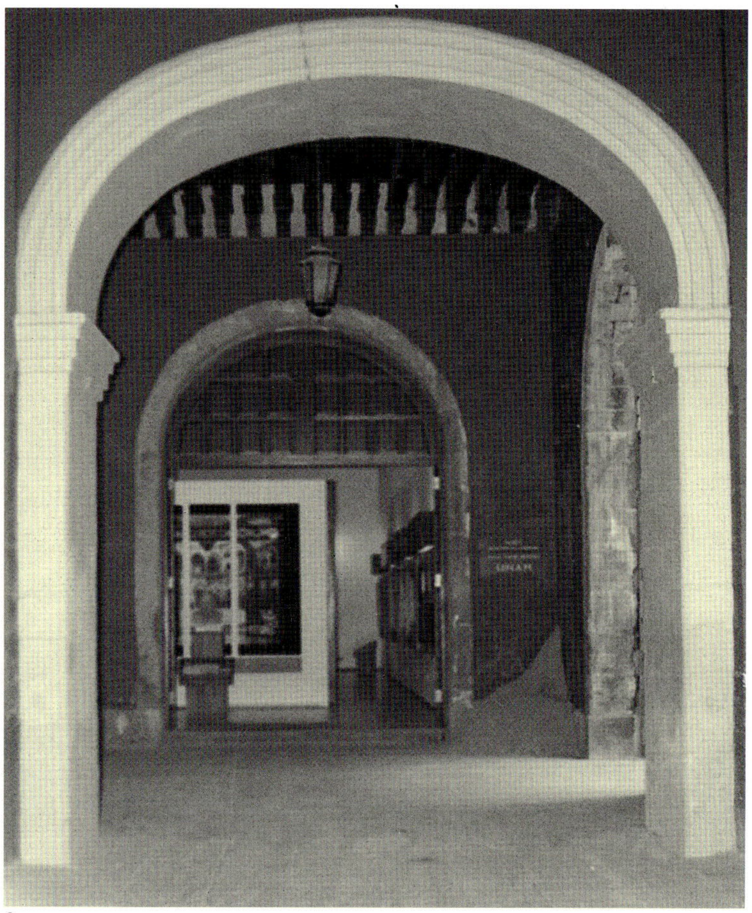

2

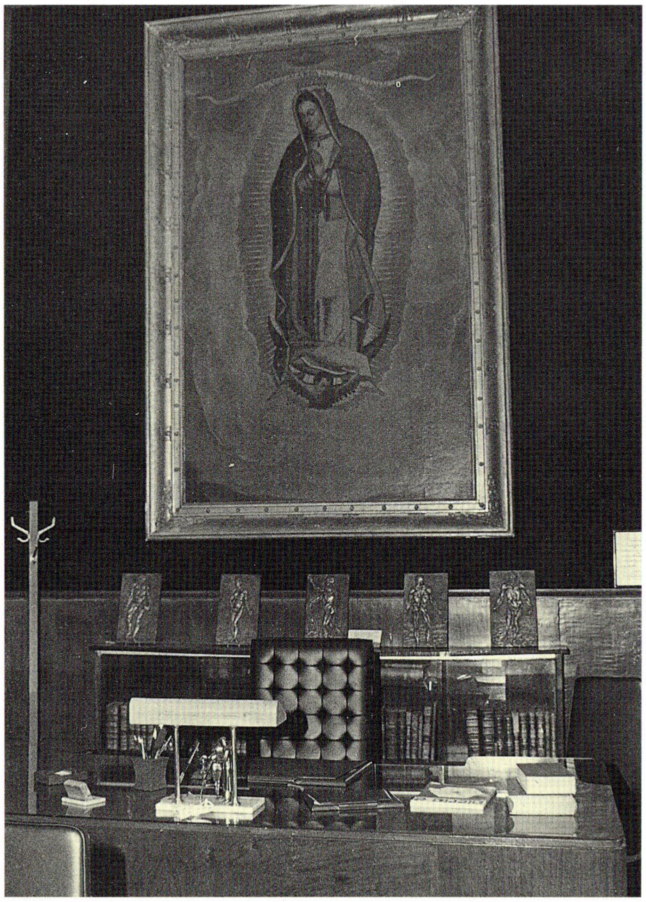

3

1 *Corredor del piso alto del patio principal, 1970*

2 *Entrada al primer Museo de Historia de la Medicina. Actualmente este es el cubo de entrada al auditorio "Gustavo Baz"*

3 *La jefatura del Departamento de Historia y Filosofía de la Medicina, 1973*

4 *El portón, visto desde el patio principal. El piso en rectángulos procede de la remodelación de 1968*

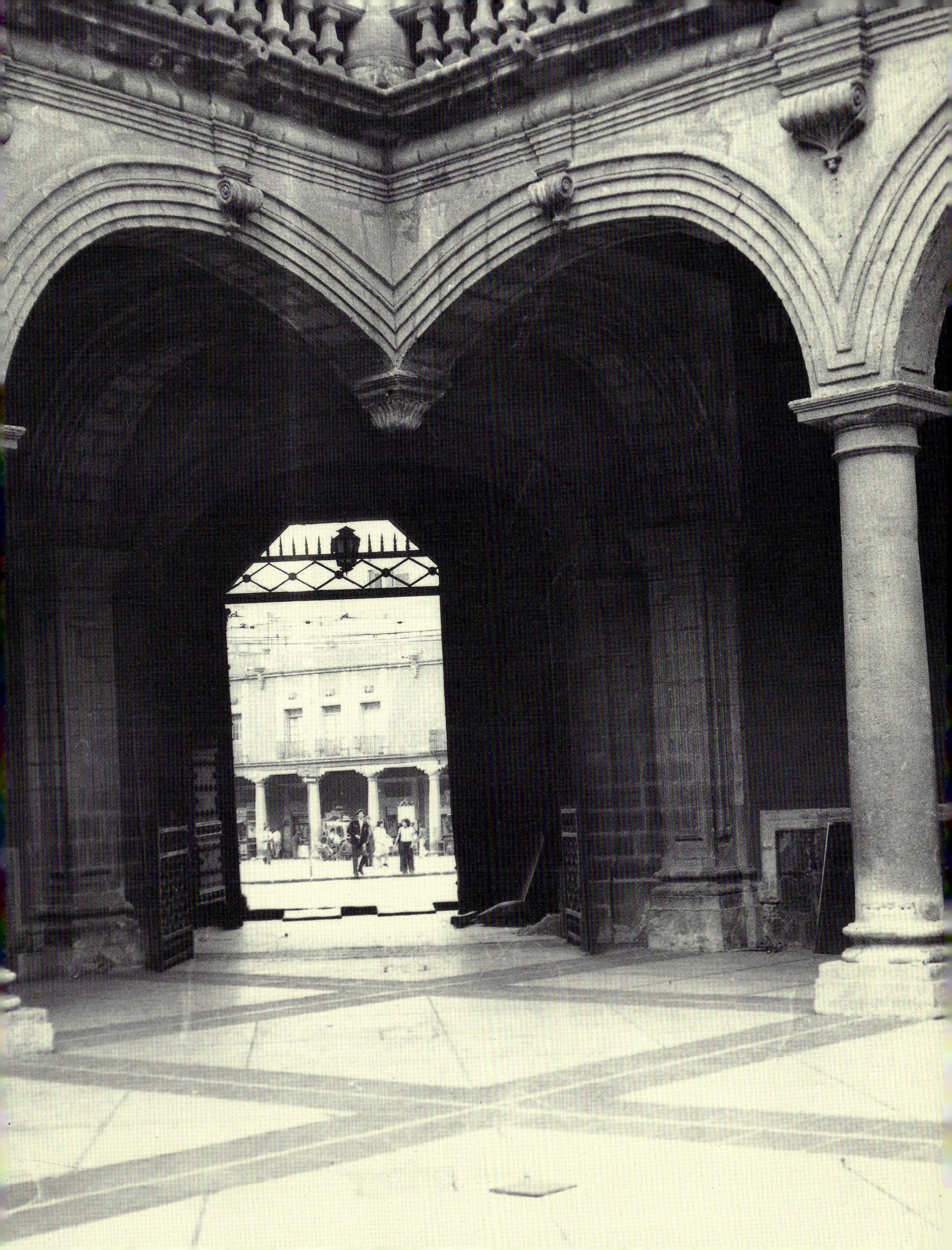

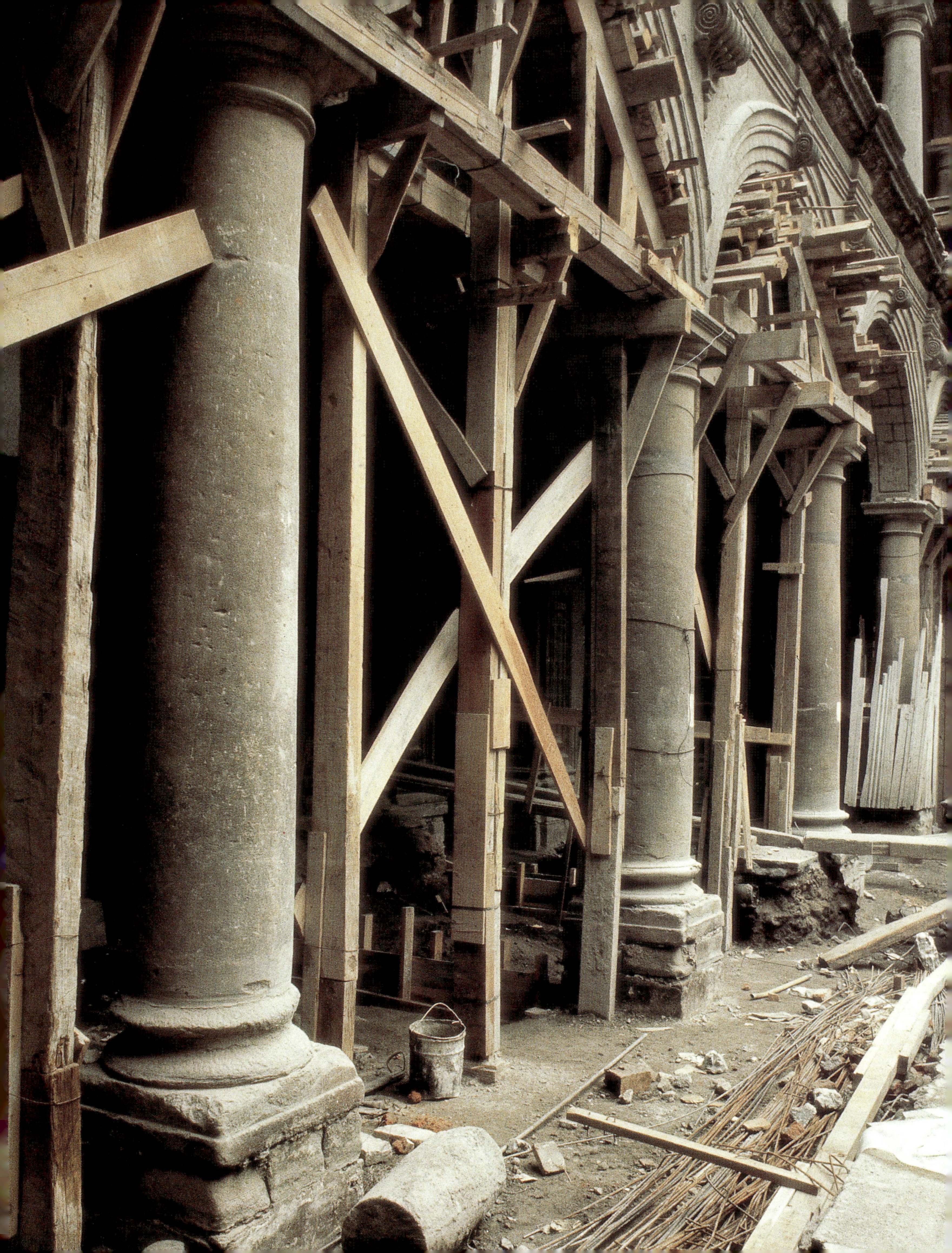

La restauración

Flavio Salamanca G.

Las modificaciones que tuvo el edificio como Escuela de Medicina, Escuela Nacional de Medicina y por último Facultad, realizadas en la segunda mitad del siglo XIX, principios del XX, y durante los años 1932-33, ampliamente descritas por el doctor Carlos Viesca en este libro, aumentaron el valor documental del monumento.

Si aceptamos que la historia de este tipo de edificios se da en capas, éstas deben quedar visibles en el proceso de restauración de manera que, a simple vista, puedan ser identificadas por el observador.

Inútil será relatar nuevamente la historia de los cambios que el edificio tuvo en sus diversas ampliaciones, modificaciones e incluso "remodelaciones", como la efectuada por el doctor Aureliano Urrutia, en pleno periodo revolucionario.

El carácter prestigiado de la materia y el peso de su historia, nos hacen considerar cuatro estratos que conforman la crónica del edificio:

- **Época pre Arrieta (1571-1732).** Vestigios de las casas que don Pedro de Arrieta tuvo que demoler para edificar el Palacio de la Inquisición. Representa un 5 por ciento.
- **El Palacio de la Inquisición.** Construido por Pedro de Arrieta (1732-1737). Representa un 70 por ciento.
- **Escuela de Medicina.** Modificaciones del ingeniero Juan de Bustillos (1856). Modificaciones del arquitecto Luis G. Anzorena (1876). Representa un 15 por ciento.
- **Obras bajo la dirección del Doctor Ignacio Chávez (1932-33).** Construcción del auditorio y arreglos al edificio por el arquitecto José Villagrán García. Representa un 10 por ciento.

El rescate del Palacio tuvo en cuenta fundamentalmente las recomendaciones internacionales que se hacen para la conservación de monumentos; una de ellas nos dice que al monumento deberá asignársele una función útil a la sociedad.

La función que el edificio tuviera como centro de educación médica en nuestro país confirmaba la determinación de mantenerle su trayectoria académica, tomando en cuenta además la responsabilidad de la profesión médica de transmitir esta herencia, a las actuales y futuras generaciones.

Siguiendo las recomendaciones internacionales se iniciaba el proceso de restauración como "una operación de carácter excepcional", cuya finalidad consistía, además del nuevo destino, en "conservar y revelar los valores estéticos e históricos en el respeto a los elementos antiguos y a las partes auténticas".

La idea de restaurar el edificio data de 1976, según los deseos expresados por un grupo de médicos al cumplir su quincuagésimo aniversario. En octubre de 1978, a la proposición en respuesta del entonces rector de la Universidad, doctor Guillermo Soberón Acevedo, se iniciaron las primeras reuniones para determinar el nuevo uso de los salones del edificio. Se propuso dividir las nuevas funciones que, vinculadas a la vida académica, se realizarían en el antiguo Palacio, mismas que se dividían en tres áreas diferenciadas por la misma célula arquitectónica. El patio principal sería el elemento central de recepción y distribución hacia el paraninfo de la Facultad y el auditorio, y en la planta alta estaría el Museo de la Medicina Mexicana. Sobre República de Brasil el patio integrador de las funciones de la Biblioteca, Archivo Documental y las del Departamento de Historia y Filosofía de la Medicina, junto con su acervo bibliográfico. Por último, la entrada al edificio por la calle de República de Venezuela, como un primer embrión del Departamento de Estudios de Postgrado de la Facultad de Medicina, unidad inicial que contempla la futura ampliación hacia las antiguas Cárceles de la Perpetua, edificio que, aunado al Palacio y a la residencia de los inquisidores, formaba esa trilogía monumental al servicio del Tribunal del Santo Oficio.

Durante el proceso de obra de restauración, fue necesario apuntalar toda la arquería del edificio, en virtud de haber vaciado el patio en un espesor promedio de un metro

Por su inserción en un punto vital de la ciudad, esta responsabilidad quedaba engrandecida de antemano. La elección entre verdad y belleza es un verdadero dilema cuando permanecen simultánea y contradictoriamente elementos de épocas diferentes e inclusive de diferentes autores.

La misión ejercida por el arquitecto restaurador responsable provoca siempre polémicas, sin que pueda, por la naturaleza de la actividad, ser de otra manera. Por lo tanto, la divergencia de puntos de vista que se manifiestan, ya sea en el seno de la opinión de los historiadores, de los aficionados o de las instituciones que son responsables, nos comprueban que en materia de restauración los criterios son discutibles, además de que en esta actividad lo subjetivo influye siempre en las decisiones.

El arquitecto restaurador, cuya formación tiende al desarrollo de la sensibilidad y de la imaginación, no podría hacer caso omiso, en su totalidad, de su propia personalidad. El ejercicio de una técnica experimentada que pone en práctica, lo induce a tomar decisiones objetivas de un prudente eclecticismo.

El arte de saber discernir los valores escondidos de lo que en un momento fue "obra de arte" y que las necesidades de uso desnaturalizaron, comienza a ponerse en evidencia en cuanto se inician los trabajos de exploración del edificio. Nos ayuda a redescubrir lo genial de la totalidad del valor que había desaparecido. Al inicio de los trabajos nos encontrábamos en un natural dilema: "El derecho a restaurar subjetivamente y el prioritario deber ante la historia objetiva", como atinadamente afirmara Claude Parent.

La importancia de aquilatar los valores arquitectónicos para establecer las acciones definitivas de restauración, solamente podía ser realizada en el seno de un equipo en el que, cada uno de sus componentes, de diversas especialidades, buscáramos siempre y sin cesar una doctrina en la restauración del Palacio que fuera aplicada como una decisión colegiada. El valor de las decisiones dependió en gran medida de la armonía con la que trabajó este órgano consultivo. La diversidad de sus componentes trabajó en el seno de una estructura pluridisciplinaria.

Situación legal del edificio

A partir de la autonomía universitaria y hasta finalizar la primera mitad del siglo XX, arreglos, modificaciones, vendrán a ser ínfimo problema comparado con las presiones demográficas de la población estudiantil que ocupaba el antiguo barrio universitario. Los planteamientos para resolver la necesidad de un gran número de aulas, se situaban a otro nivel; era necesario agrupar en un todo las antiguas escuelas y facultades, para lo que se decidió construir la Ciudad Universitaria.

El Patronato de la Universidad en el año de 1947 prepara un informe completo del estado que guardan los antiguos edificios de su patrimonio, mismo que incluía, obviamente, a la Facultad de Medicina. El edificio se había convertido en un bien de consumo y requería nuevamente reparaciones indispensables a su estabilidad. El dictamen y la realización de las obras urgentes quedaron a cargo del arquitecto Roberto Álvarez Espinosa y de los ingenieros Raúl Godín y Enrique González Camarena, a solicitud de su director, el doctor José Castro Villagrana. Las obras realizadas durante la primera mitad del siglo aparentaban una gran inutilidad para resolver el problema escolar; sin embargo habían consolidado durante cinco lustros, la estabilidad del monumento. La facultad se cambia a sus nuevas instalaciones en Ciudad Universitaria, entre 1954 y 1956, mientras que simultáneamente la Comisión de Monumentos Coloniales, en sesión celebrada el 14 de octubre de 1955, ratificaba la declaratoria de monumento del 9 de febrero de 1931, en la que asienta la necesidad de proteger y conservar el edificio por su relevante valor histórico y artístico.

Para realizar cualquier intervención de obra en el Palacio, fue necesario obtener las licencias y permisos autorizados por las dependencias correspondientes. Por tratarse de un edificio catalogado y por encontrarse dentro de los límites del Centro Histórico, era necesaria la autorización del Instituto Nacional de Antropología e Historia a través de la Dirección de Monumentos Históricos. La primera licencia obtenida fue para la realización de calas en pavimentos, pisos y techos, expediente de fecha 28 de febrero de 1979, otorgado por el Departamento de Licencias e Inspección de Monumentos del instituto anteriormente mencionado.

Durante la realización de las calas de exploración, aparte de los hallazgos de los vestigios de las casas demolidas para la construcción del Palacio, hubo otros hallazgos. Se encontraron 89 piezas de barro y madera para lo cual el mismo Instituto Nacional de Antropología e Historia, a través del Departamento de Restauración del Patrimonio Cultural, envió un encargado del taller de cerámica para realizar una inspección de todo lo hallado en este lugar, a través del oficio con fecha del 4 de abril de 1979.

También se obtuvieron los permisos y licencias necesarios por parte del Departamento del Distrito Federal a través de la Delegación Cuauhtémoc. Asimismo, la Oficina de Conservación de Obras Viales, otorgó la licencia para romper la banqueta y cambiar la entrada de la toma de agua, con fecha 25 de octubre de 1979. Además, dio la autorización para la colocación de andamios tubulares para la limpieza de la fachada.

Los programas

La acción por programas específicos determinó la ética de la acción y la selección de prioridades, a medida que los trabajos exploratorios iban realizándose, desarrollo que posteriormente condicionó la eficacia. Las frecuentes visitas de los asesores en cada uno de los diferentes programas permitió la elección de las decisiones y la concepción de los proyectos de restauración. De esa manera se obtuvieron la disposiciones técnicas de intervención más o menos perfeccionadas. Se pretendió obtener un equilibrio, a nivel de las acciones de restauración, que fuese coincidente con el uso de las áreas, situación que contempló su origen como Palacio de la Inquisición, y los cambios de función que durante cien años, como Escuela de Medicina, le confirieron al edificio.

Dicha acción por programa determinó que la realización de cada uno de ellos fuese coincidente en su término, de tal manera que al finalizar su realización, se terminasen los programas básicos e indispensables para la restauración del edificio. Aquéllos que requirieron de más tiempo, se terminaron conforme a lo previsto.

Históricamente, el *status* de la restauración distingue con claridad tres niveles de intervención:

- La necesidad objetiva de actuar en un edificio cuyas características histórico-estéticas son relevantes, entendida cabalmente con la Dirección General del Patrimonio Universitario.
- Una intervención técnica especializada que aglutine las decisiones y estudios necesarios para la restauración, con el fin de determinar la naturaleza del proyecto; y
- La realización de los trabajos de obra conforme a lo prestablecido. Estos trabajos fueron realizados por la Dirección General de Obras de la UNAM.

Los programas de investigación histórica, recuperación de pintura mural y arqueológica, aunados al arquitectónico, nos permitieron llegar al conocimiento exacto de su historia, materiales empleados, fisonomía, detalles ornamentales —tanto en la talla de la piedra como en las pinturas murales—, documentos históricos —como el muy valioso del levantamiento del arquitecto Joaquín de Heredia en 1831—, y otros. Todo esto nos permitió saber cómo era el edificio; el problema queda siempre en saber cómo es.

El Palacio de la Inquisición

Levantamiento de la fachada

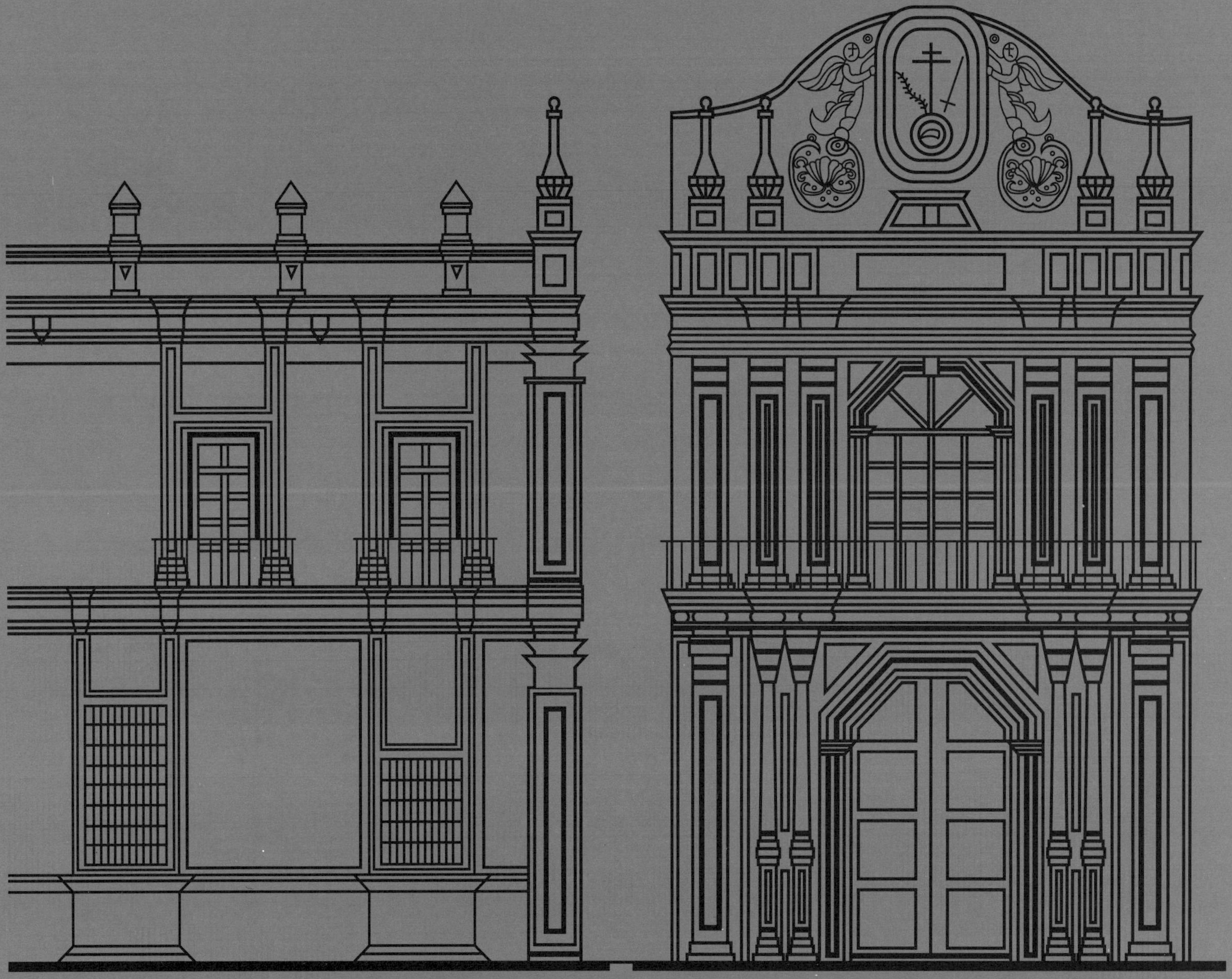

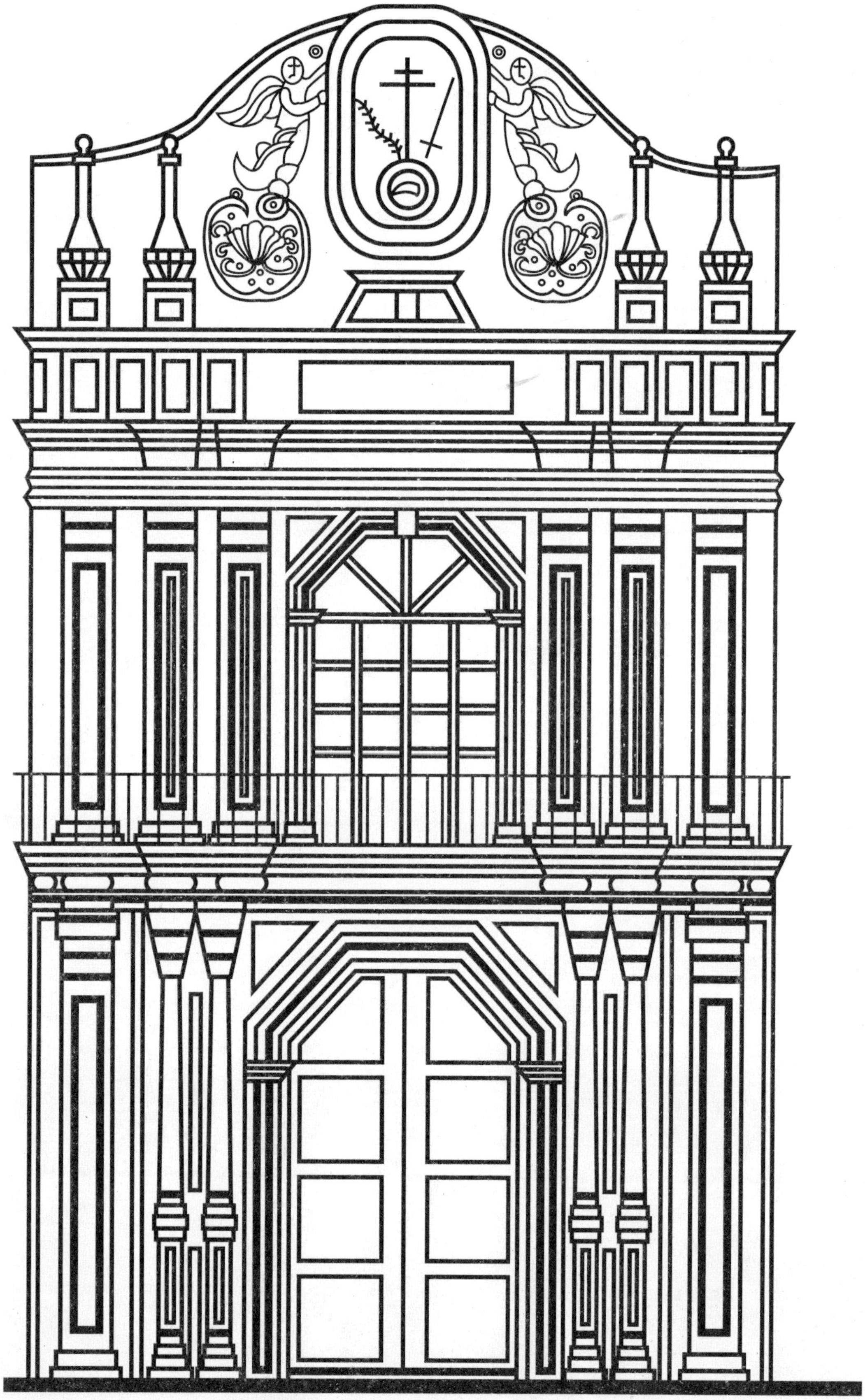

Planta baja

1 y 2 Tribunal
3 Secreto
4 Azotehuela
5 Cuarto del Alcaide
6 A las cárceles
7 Zarcito

Nota: En las áreas sin numerar no existe referencia de su uso en los planos originales.

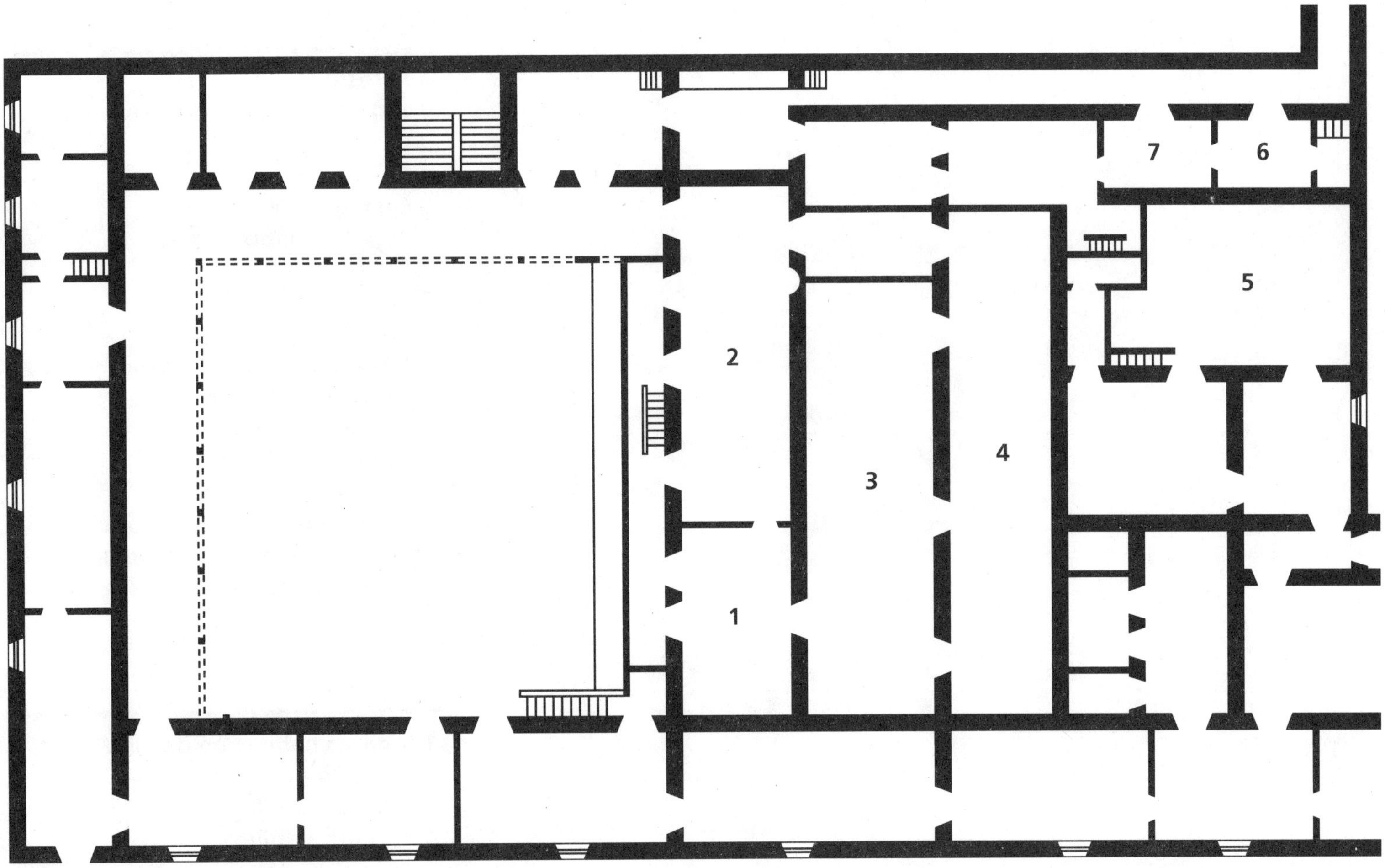

Antiguas casas Inquisitoriales, 1655.

Diego López de Murillo.

Previo a la construcción
del Palacio de la Inquisición,
el solar estaba ocupado por
un conglomerado de casas
que ya entonces eran utilizadas
por la misma institución.

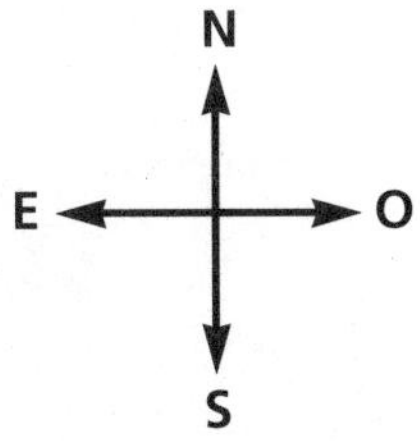

Planta Baja

1 Acceso
2 Antigua vivienda del proveedor
3 Cuarto para criados
4 Cochera interior
5 Pajar grande
6 Segundo patio
7 Caballerizas
8 Patio
9 Pasadizo
10 Antiguas piezas del tesoro
11 Patio de los Naranjos
12 Escalera privada a las cárceles
13 Piezas de habitación
14 Cuarto para criados
15 Primer patio o patio grande
16 Antiguas habitaciones del tesorero
17 Antiguas habitaciones del tesorero

Primer piso

1 Antigua habitación del Sr. Flores
2 Segundo patio
3 Salón de Autillos
4 Antiguo archivo
5 Patio
6 Antiguas habitaciones del Alcaide
7 Antigua pieza para libros prohibidos
8 Antigua sacristía
9 Antiguo ante-tribunal
10 Entrada a la Casa del Inquisidor
11 Patio central
12 Comedor

Nota: En las áreas sin numerar no existe referencia de uso en los planos originales.

Plano del Palacio de la Inquisición, 1823.

Arquitecto Joaquín de Heredia.

Los planos levantados por el Arquitecto Joaquín de Heredia revelan en su mayor parte la planta ideada por Pedro de Arrieta. Fueron hechos al suprimirse definitivamente el Tribunal del Santo Oficio.

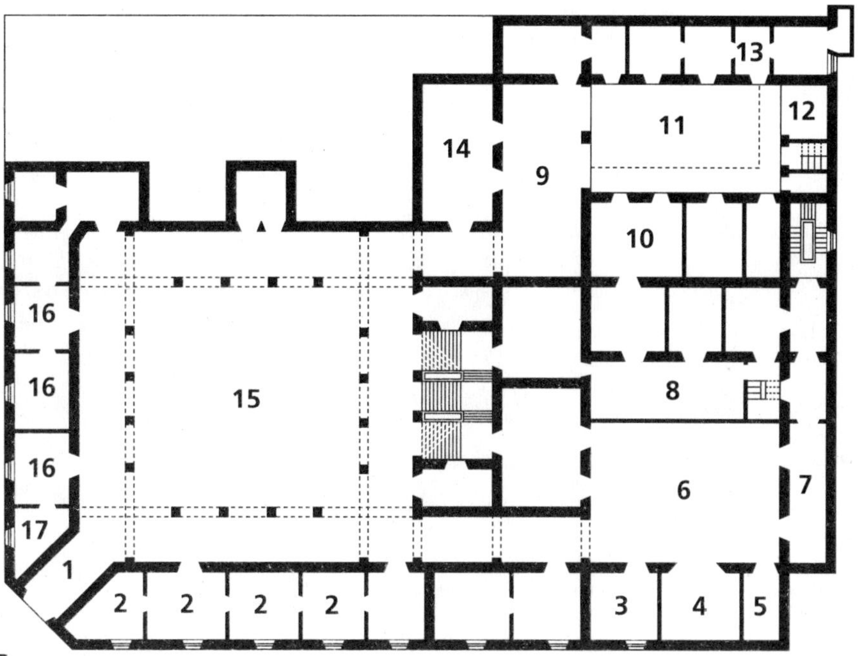

Planta baja

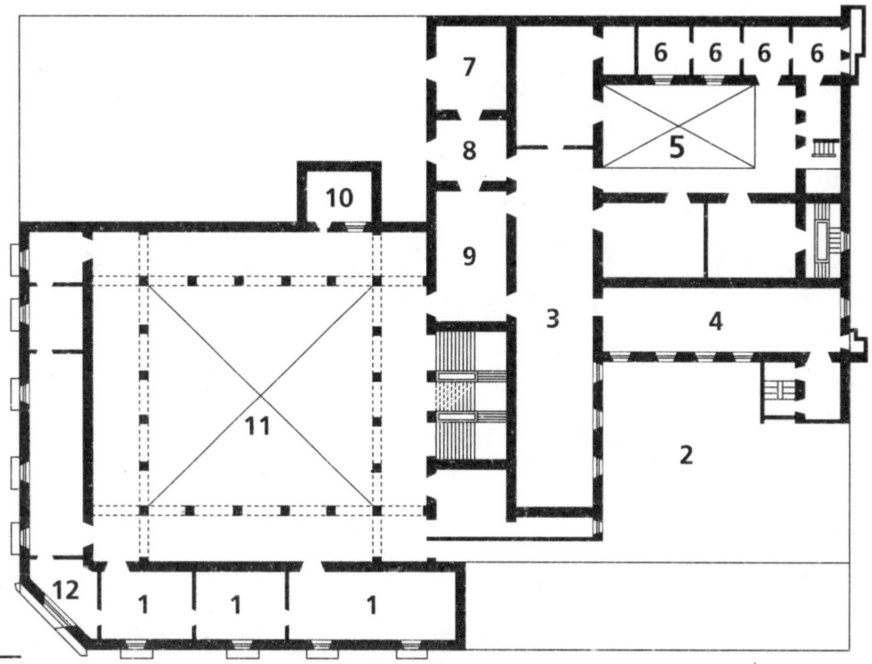

Primer piso

Planta Baja

1 Entrada
2 Portería
3 Pagaduría
4 Dirección
5 Secretaría
6 Archivo
7 Carro
8 Prefectura
9 Conserjería
10 Academia de Medicina
11 Patio de los Naranjos
12 Caballerizas
13 Archivo
14 Bodega
15 Sociedad Pedro Escobedo
16 Conserje
17 Patio principal
18 Sala de actos

Primer piso

1 Obstetricia
2 Biblioteca
3 Histología
4 Bodega
5 Rayos X
6 Histología
7 Fisiología
8 Patio de los Naranjos
9 y 10 Farmacia
11 y 12 Química
13 Patio
14 Patio principal
15 Museo

Segundo piso

1 Gabinete
2 Higiene
3 Operaciones
4 Azotehuela
5 Depósito de cadáveres
6 Anfiteatro
7 Anatomía descriptiva
8 Anfiteatro
9 Patio
10 Azotea
11 Anatomía topográfica
12 Azotehuela
13 Patio
14 Azotehuela
15 Bacteriología
16 Patio
17 Medicina legal

Tercer piso

1 Bacteriología
2 Meteorología
3 Servicios

Plano de la Escuela Nacional de Medicina, 1908.

Arquitecto Manuel F. Álvarez.

Los planos del Arquitecto Álvarez permiten ver las adaptaciones hechas para adecuar el edificio a las necesidades de la Escuela Nacional de Medicina. En ellos se incluyen el tercer piso, agregado al edificio en 1879.

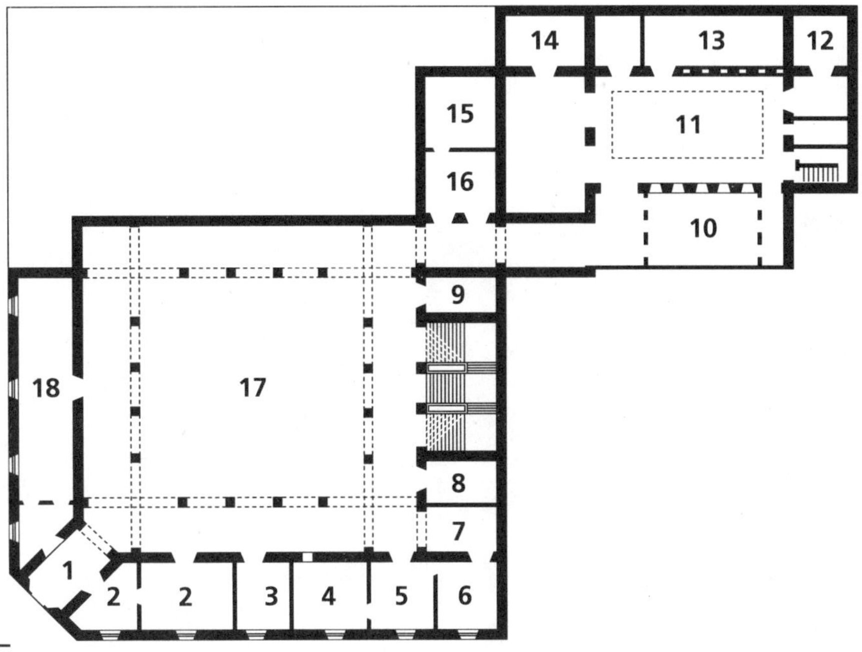

Planta baja

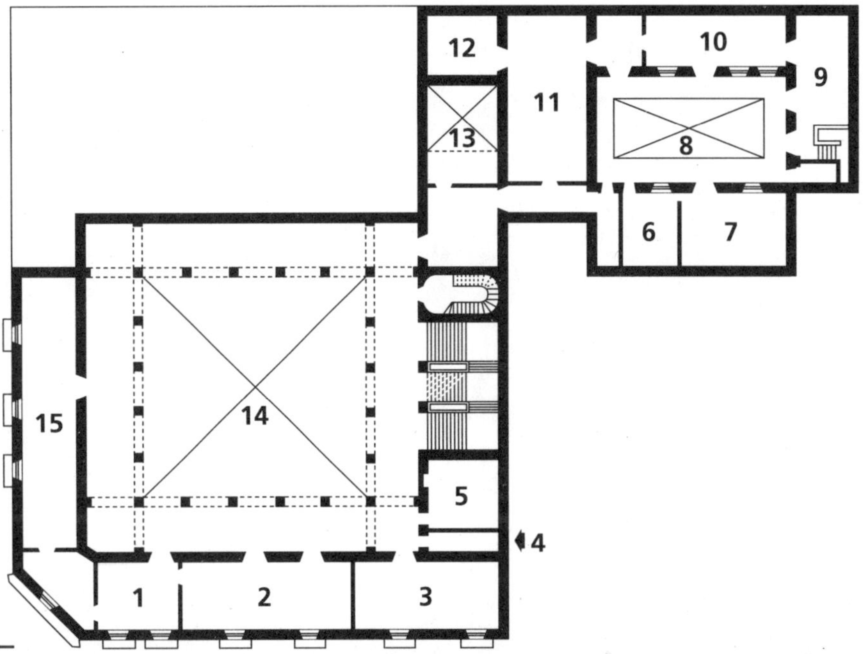

Primer piso

Tercer piso

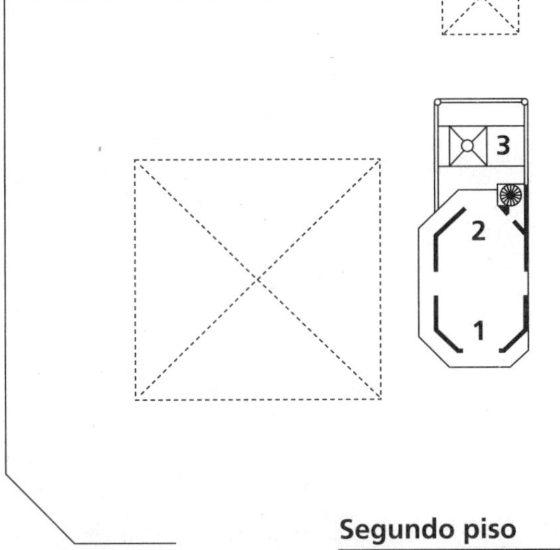

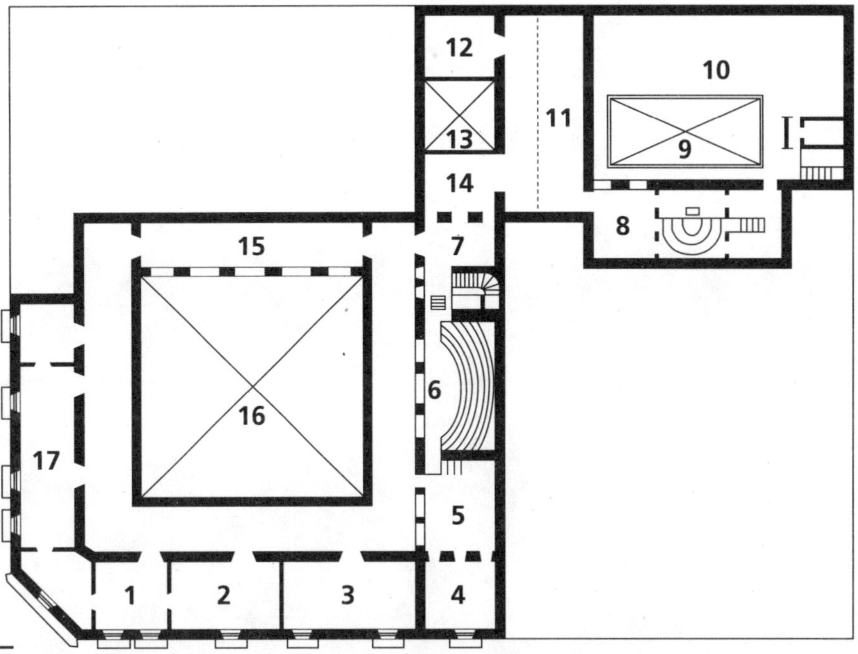

Segundo piso

Planta baja

1 Dirección
2 Archivos
3 Higiene
4 Sanitarios
5 Patio
6 Sacristía
7 Salón para la Academia de Medicina
8 Sanitarios
9 Fuente
10 Aula
11 Aula

Primer piso

1 Histología
2 Anatomía Patológica
3 Sociedad Manuel Acuña
4 Habitación portero
5 Cocina
6 Química
7 Habitaciones del intendente
8 y 9 Sanitarios
10 Salón Jefes de Trabajo
11 Salón Sociedad de Alumnos

Segundo piso

1 Gabinetes de trabajo de Fisiología
2 Patio
3 Sanitarios
4 Departamento de animales
5 Aula y gabinetes de trabajo de Microbiología
6 Azotea
7 Salón de clases orales de Fisiología

Plano del segundo patio, 1925.

Estos planos documentan las primeras adaptaciones que se hicieron al patio de lo que fuera el Colegio Francés, tras la adquisición del inmueble por la Escuela Nacional de Medicina en 1925.

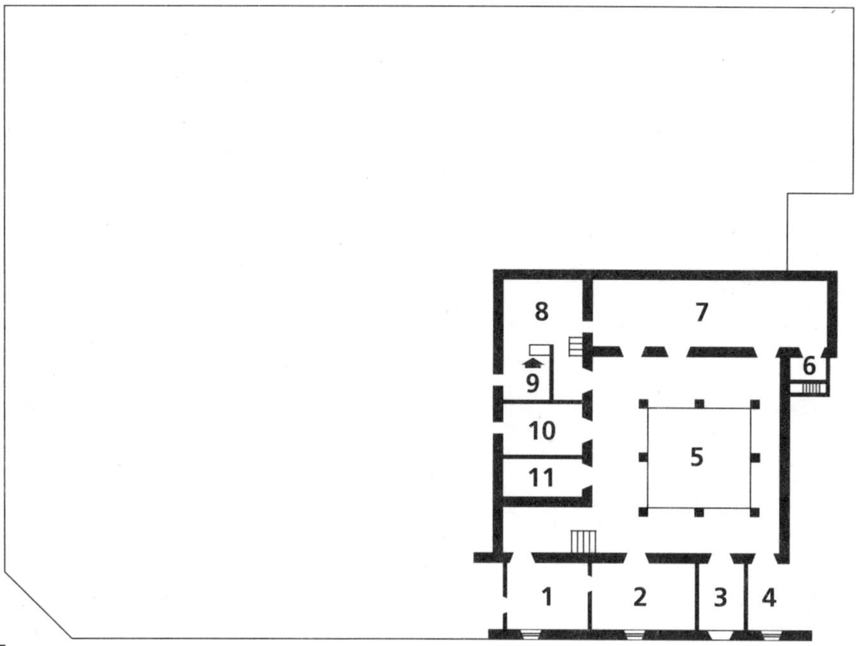

Planta baja

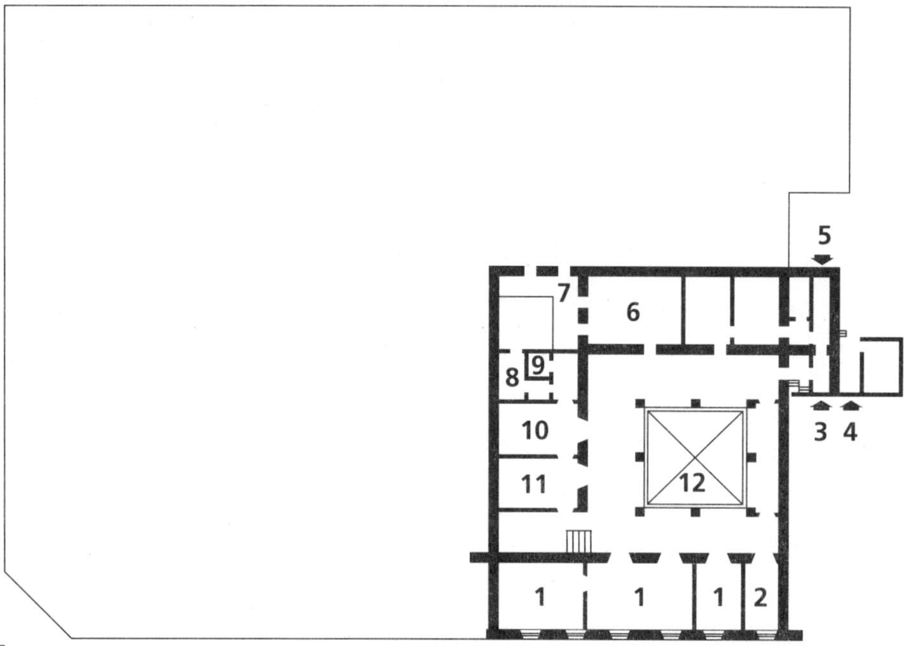

Primer piso

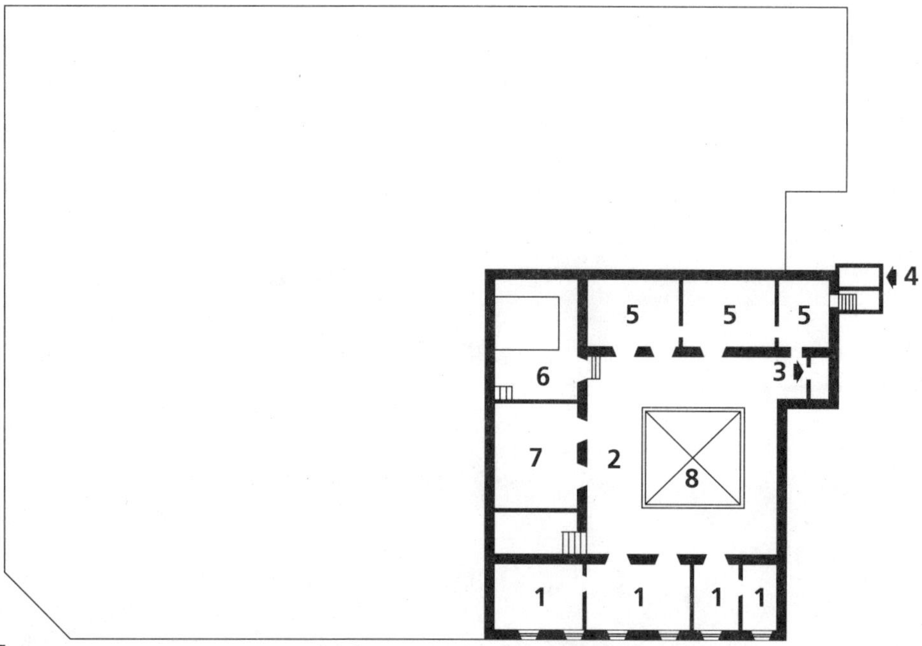

Segundo piso

Planta Baja

1 Entrada
2 Portería
3 Aula Miguel Jiménez
4 Archivo
5 Secretaría
6 Dirección
7 Aula
8 Aula
9 Entrada
10 Salón de profesores
11 Biblioteca de la Academia de Medicina
12 Segundo patio
13 Sociedad de alumnos
14 Conserjería
15 Patio de servicio
16 Academia de Medicina
17 Museo
18 Auditorio
19 Vestíbulo del auditorio
20 Sanitarios
21 Vestidor
22 Patio
23 Sanitarios
24 Patio principal
25 Salón de juntas
26 Vestíbulo

Primer piso

1 Laboratorio
2 Patio
3 Jefatura del Departamento de Fisiología
4 Laboratorio del Jefe del Departamento de Fisiología
5 Biblioteca del Depto. de Fisiología
6 Aula Magna de Fisiología

Plano de la Escuela Nacional de Medicina, 1933.

Arquitecto José Villagrán.

Las reformas hechas al edificio
con motivo de la celebración
del Centenario del Establecimiento
de Ciencias Médicas,
se concentraron
en la transformación del Patio
de los Naranjos en auditorio
y en la instalación
de departamentos
de ciencias básicas y laboratorios,
en el segundo patio.

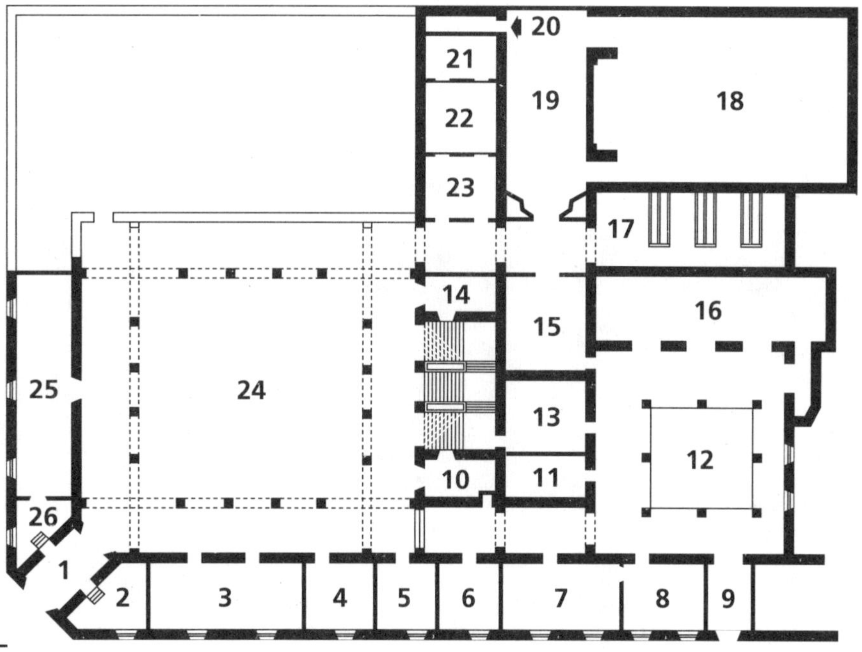

Planta baja

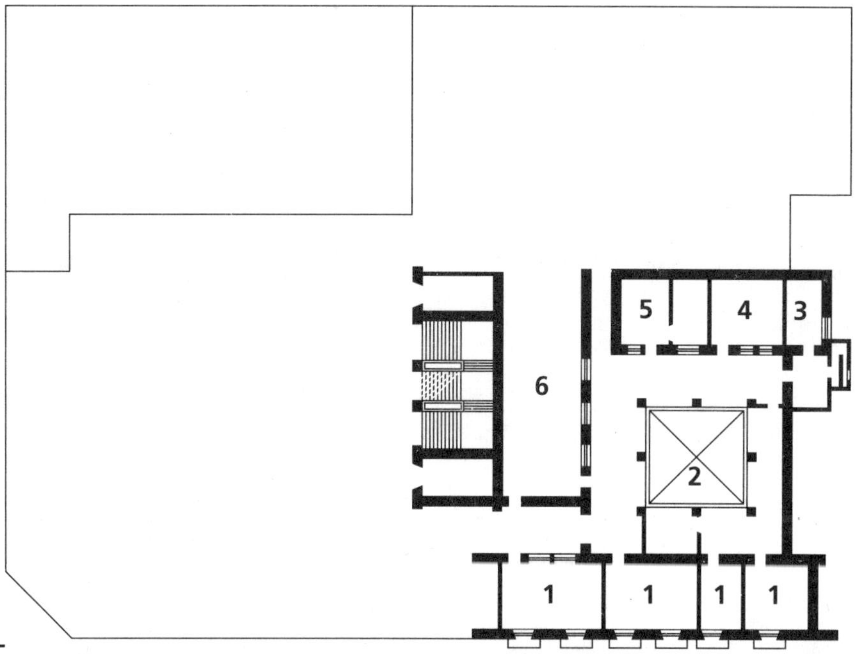

Primer piso

Planta baja

1 Entrada
2 Museo de la Medicina Mexicana
  a) Sala de la pieza del mes
  b y c) Sala del México Antiguo
  d) Sala de Herbolaria
  e) Sala Juan Somolinos
  f) Sala Donato G. Alarcón
  g) Coordinación del Palacio de la Escuela de Medicina
  h) Sala Guillermo Soberón, Museo de Sitio
  i) Sala de exposiciones temporales
  j) Botica Manuel Esesarte, siglo XIX
3 Servicios
4 Segundo patio
5 Administración
6 Aula
7 Auditorio Dr. Gustavo Baz Prada
8 Vestíbulo del auditorio
9 Sanitarios
10 Patio
11 Aula
12 Departamento de Historia y Filosofía de la Medicina
13 Librería y cafetería
14 Dirección de la Facultad de Medicina
15 Patio
16 Paraninfo
17 Información
• Acceso a las cárceles de la Perpetua

Primer piso

1 Museo de la Medicina Mexicana
  a) Sala de los siglos XVII y XVIII
  b) Sala del siglo XVI
  c) Sala Tomás G. Perrín
  d) Sala Ceras del siglo XIX
  e) Sala Laboratorio de Fisiología
  f) Sala del siglo XIX
2 Unidad de Educación Médica Continua
3, 6, 14 Sanitarios
4 Aula Magna
5 Patio
7 Salón de Profesores Eméritos
8 Aula
9 Aula
10 Biblioteca
11 Sala de lectura
12 Patio
13 Aula
15 Patio principal

Plano del Palacio de la Escuela de Medicina, 1978-1980.

Dirección General
de Patrimonio Universitario.

Durante la reconstrucción realizada en 1978-1980 se buscó restituir los espacios originales, conservando los rasgos más representativos de épocas posteriores.

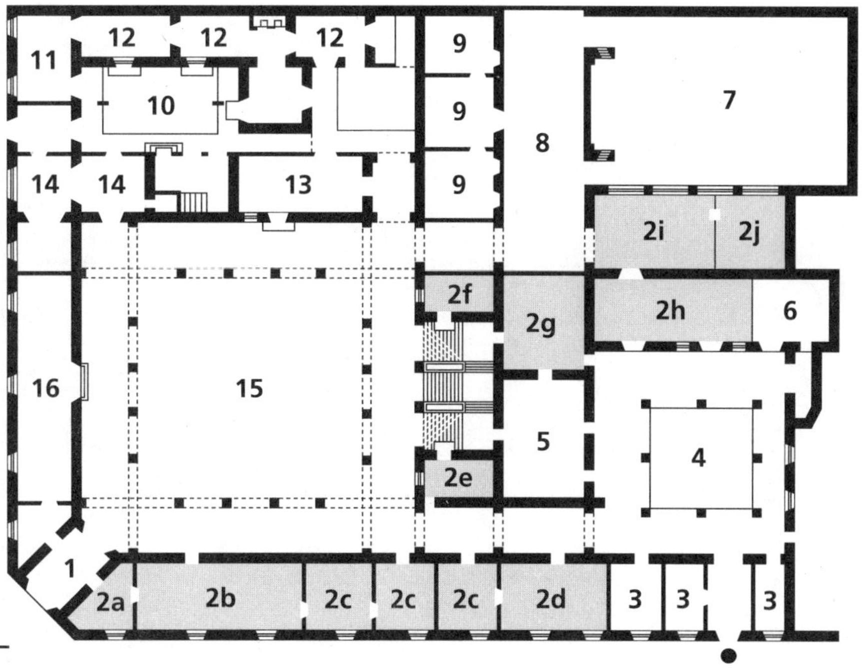

Planta baja

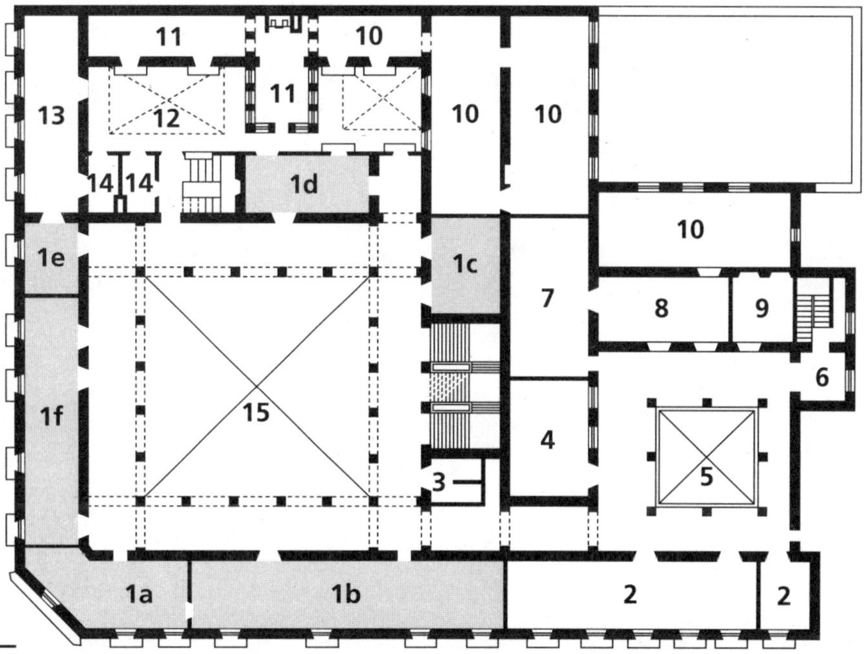

Primer piso

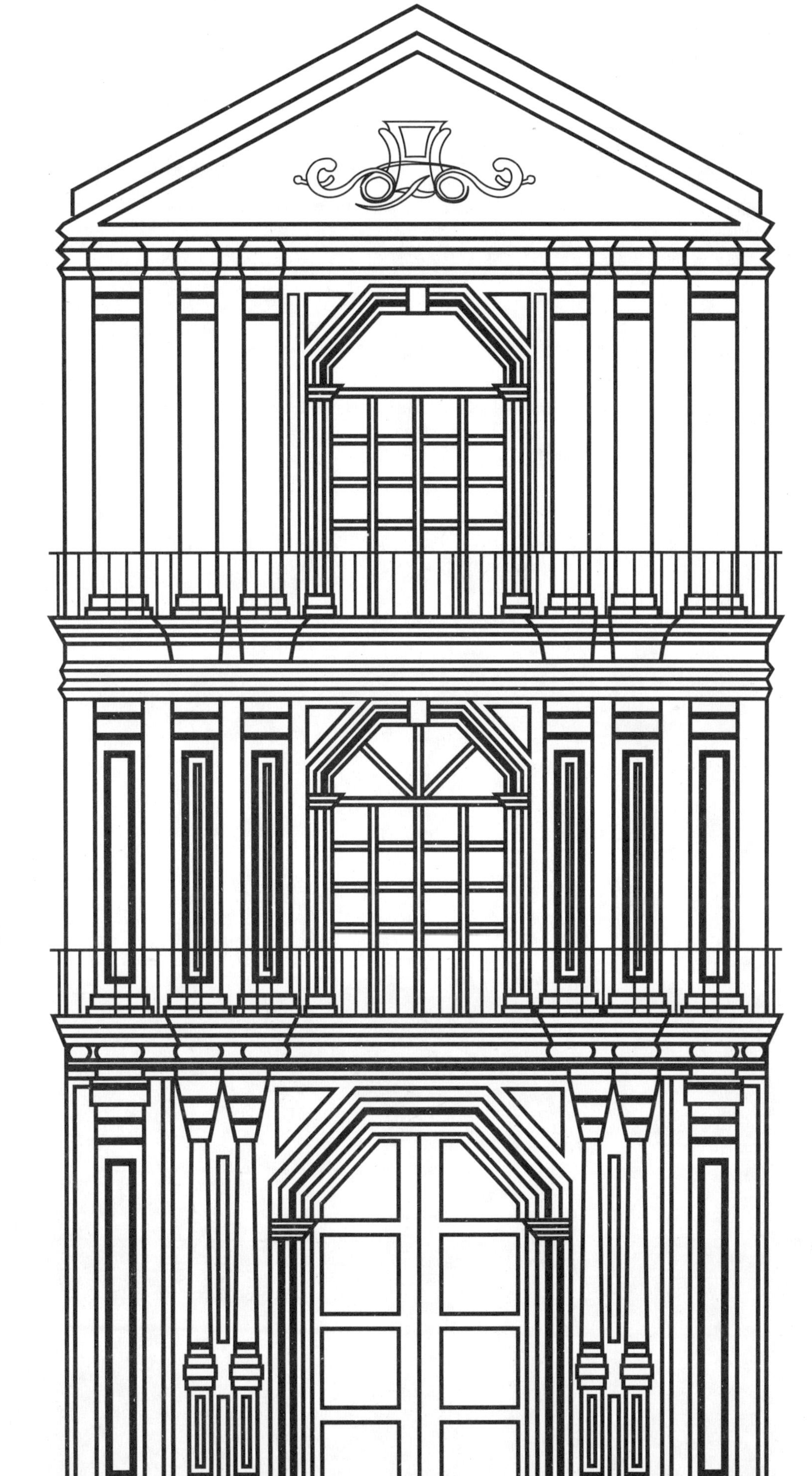

La Escuela Nacional de Medicina

Levantamiento de la fachada

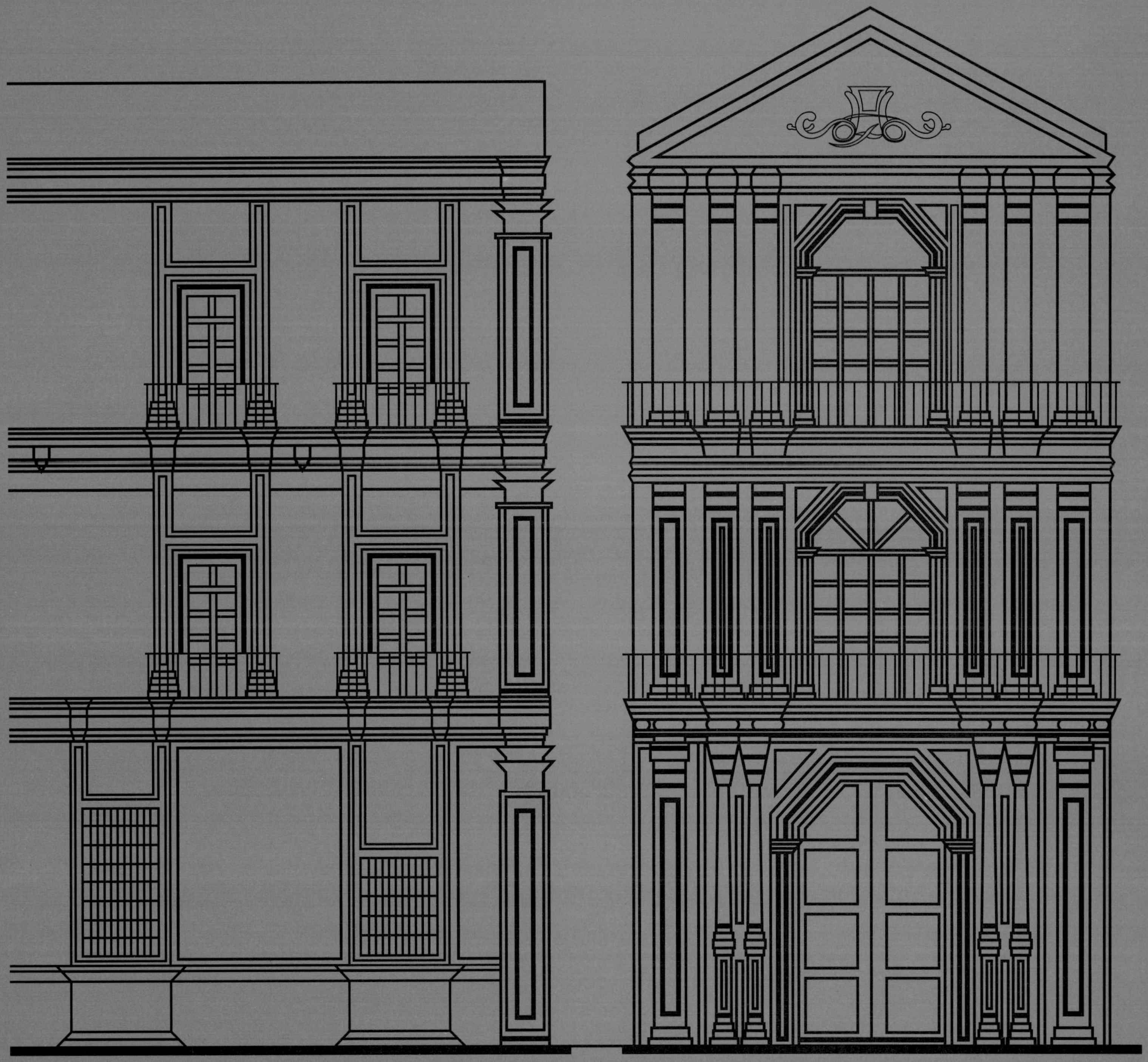

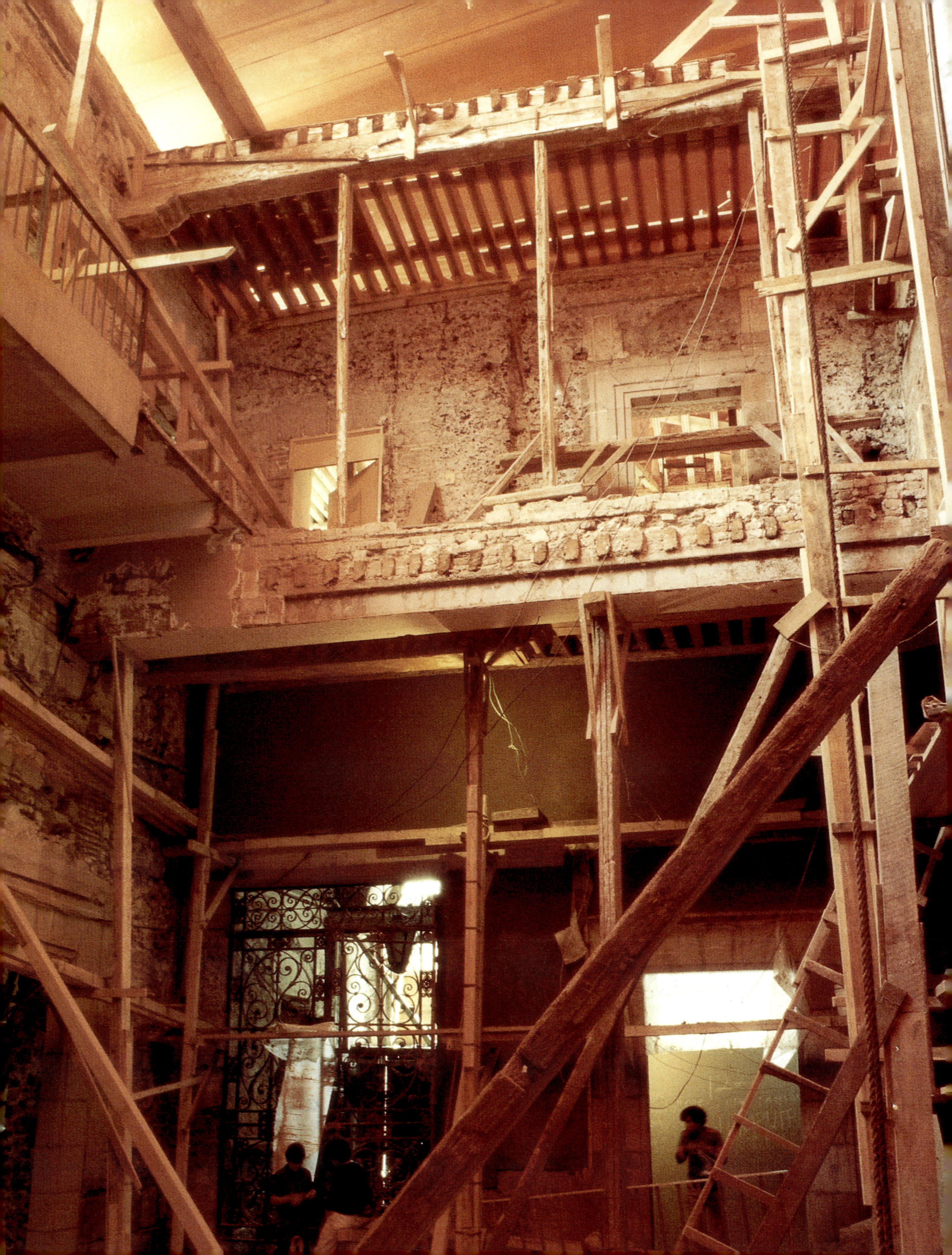

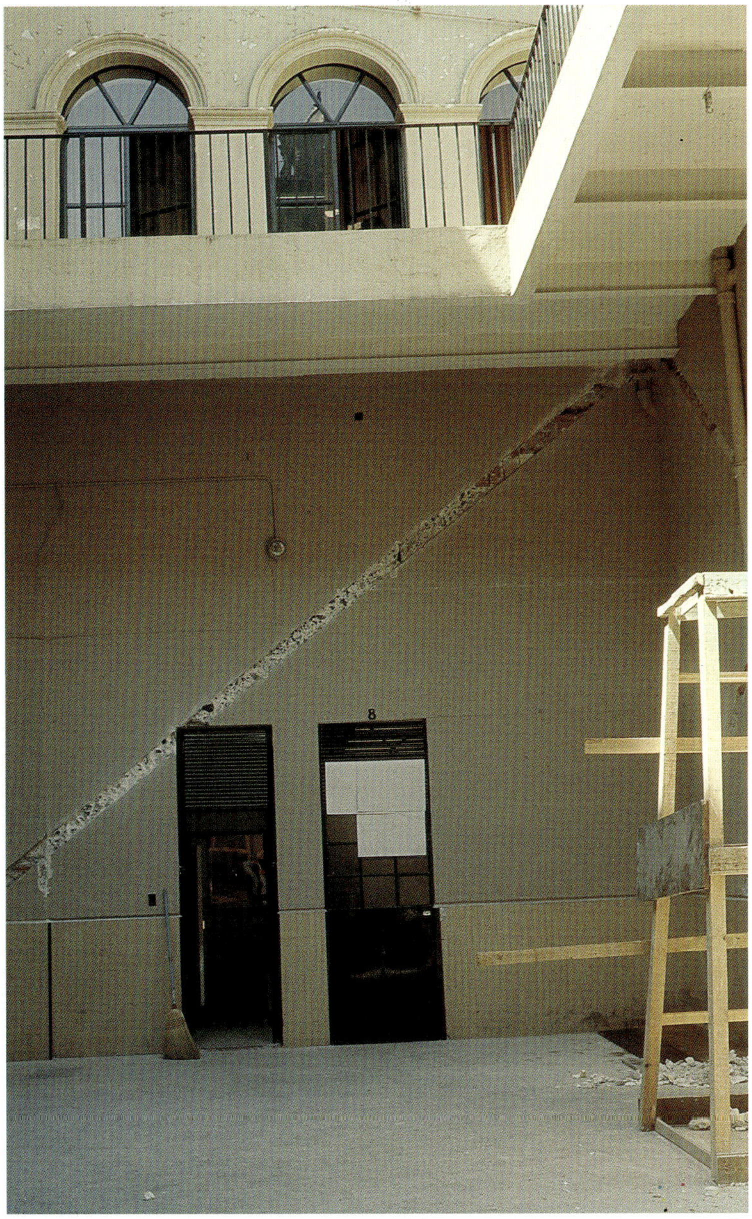

2

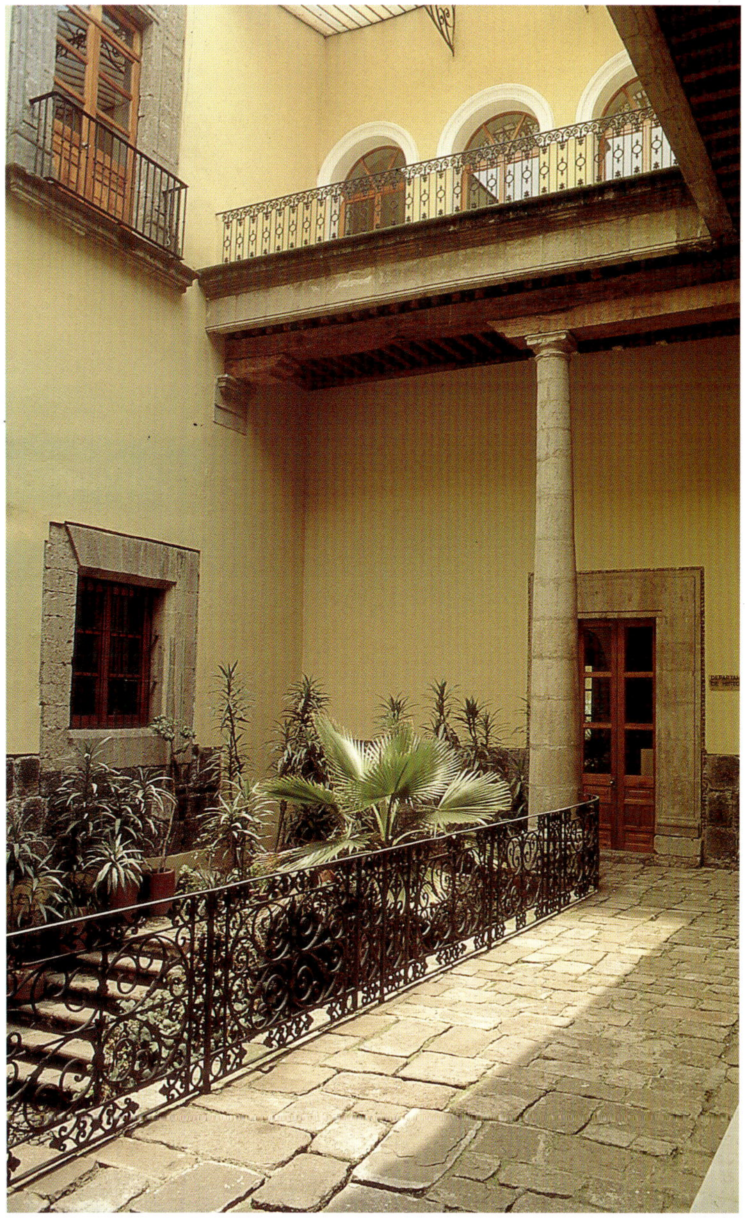

3

1 *Vista hacia el oriente del patio sobre República de Brasil, durante los trabajos de restauración*

2/3 *Patio sobre República de Brasil, al efectuarse las exploraciones correspondientes; aspecto actual*

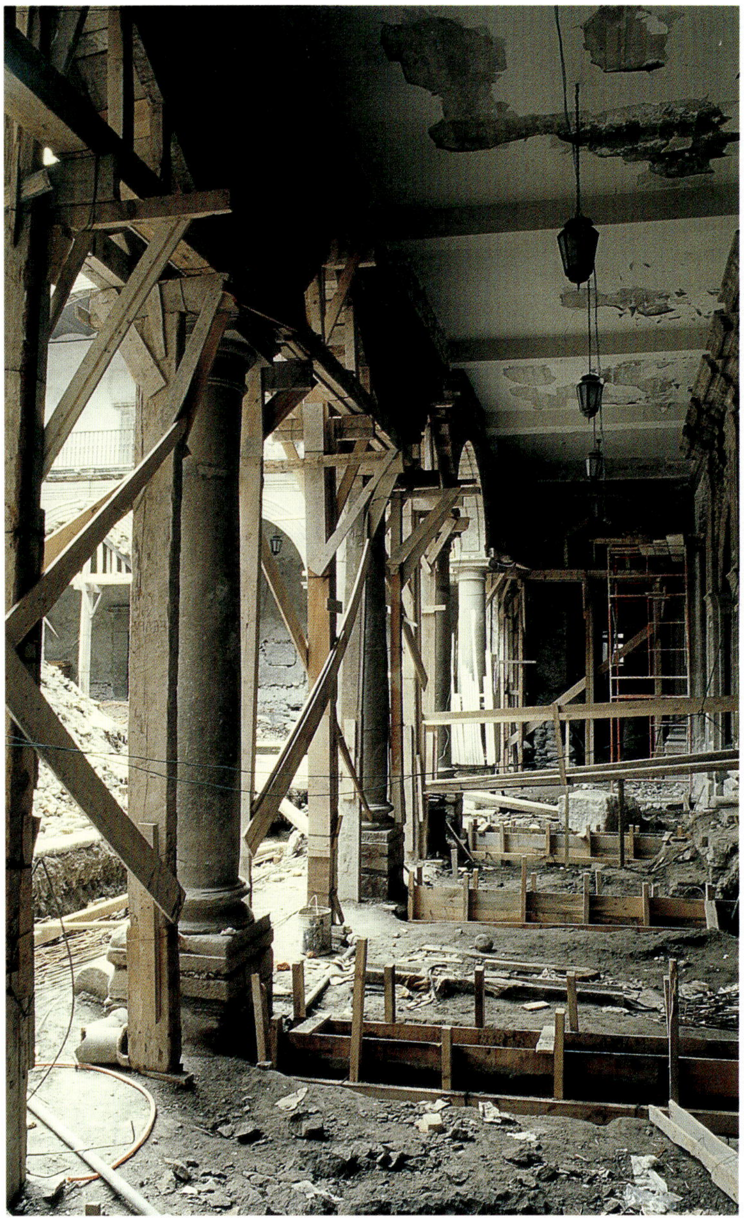

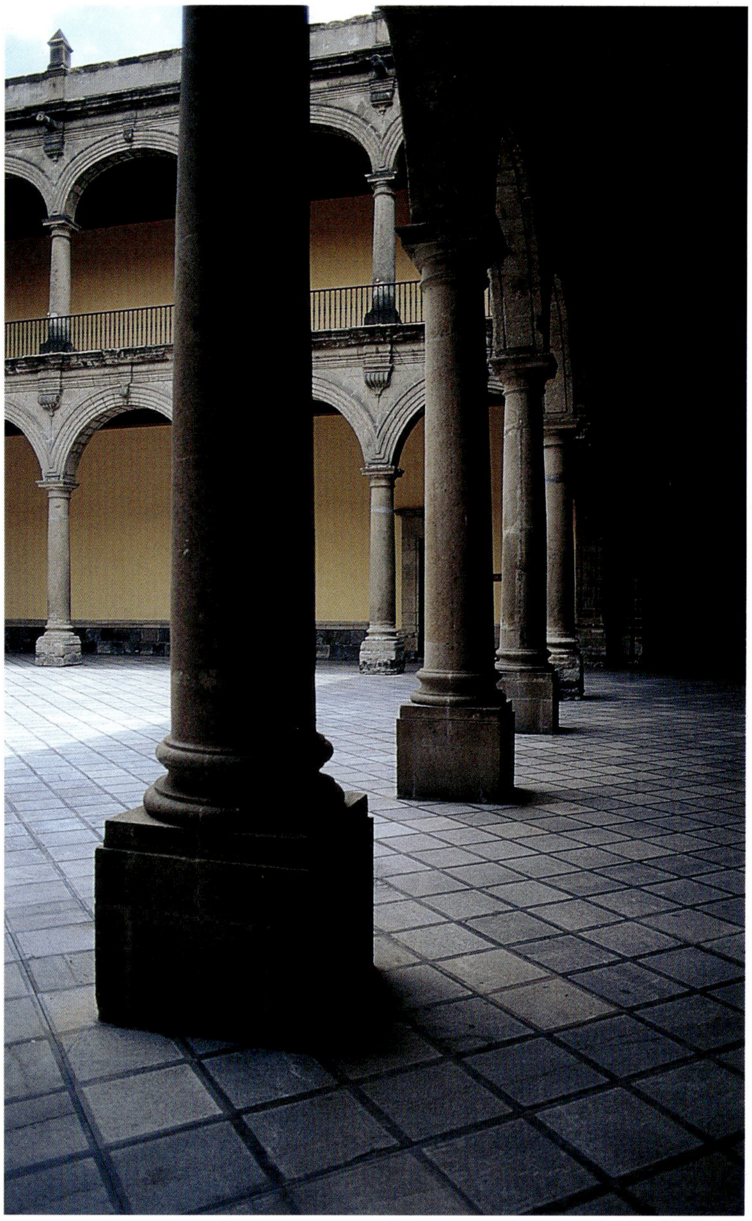

1 *Construcción de contratrabes de concreto por debajo de las columnas del patio principal*

2 *Vista actual del patio. La proporción monumental del edificio fue recuperada*

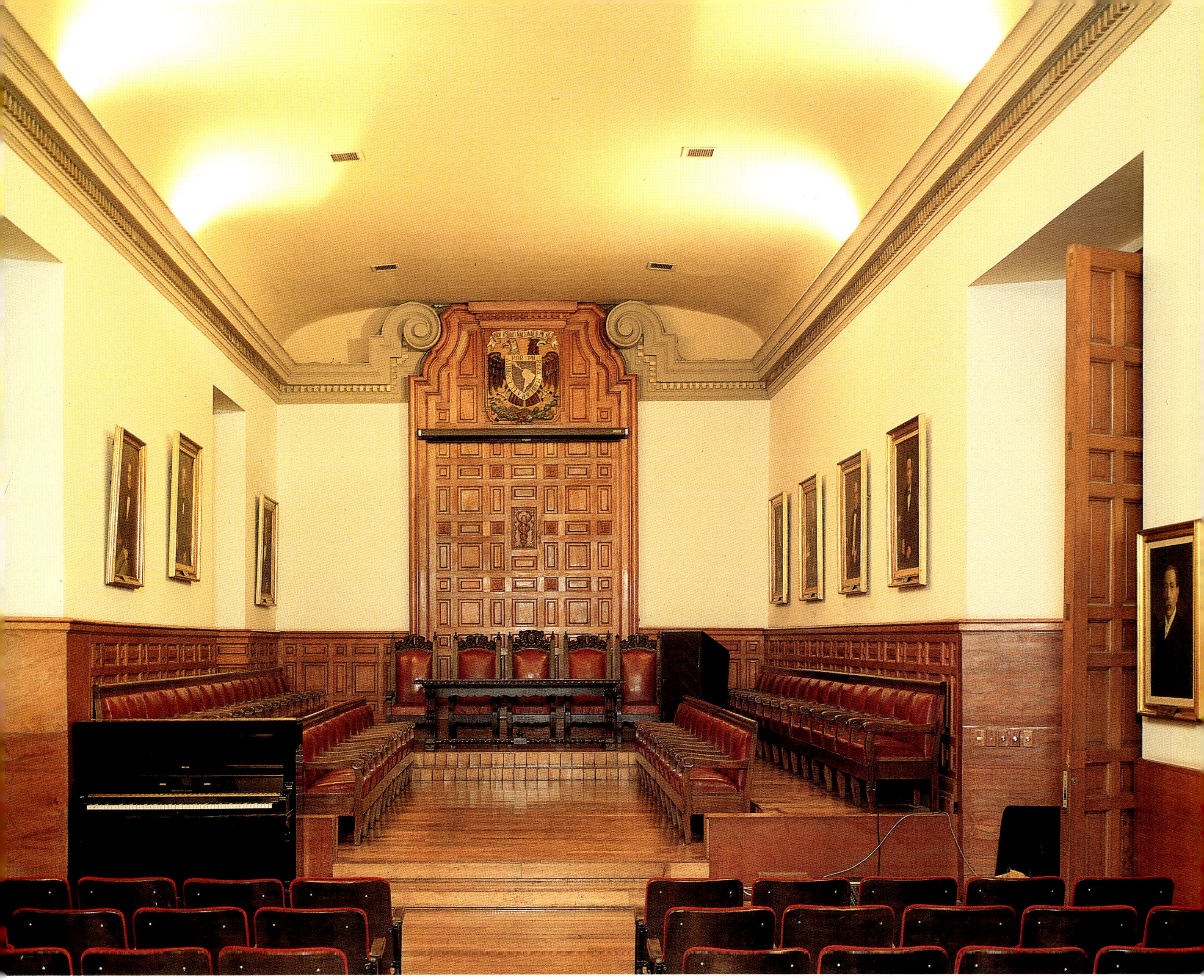

El paraninfo, después de su restauración en 1980

Calas de exploración

Después de haber concluido los planos de levantamiento arquitectónico, se procedió a efectuar las calas de exploración de pisos, pavimentos, muros y techos, en todo el Palacio.

Se inició esta operación con las calas en pisos, que consistieron en hacer excavaciones de aproximadamente 1 × 1 metros, ampliándose según los resultados obtenidos; se marcó con un número cada cala para su identificación y zonificación; después se colocaron hilos para dividir la cala en coordenadas y así llevar un mejor control descriptivo, paso por paso; después de demoler el firme, se quitó capa por capa de tierra, registrando cada paso con su respectiva descripción, así como fotográficamente. Este procedimiento permitió encontrar diferentes tipos de pavimentos, denotando cada época. La excavación continuó hasta llegar a la capa estéril, permitiendo así conocer los niveles originales de piso terminado, tanto del Palacio de la Santa Inquisición, como de las casas que fueron demolidas para la construcción del mismo.

Los niveles variaron en toda la planta baja tanto de patios, corredores y crujías del Palacio, de 0.80 hasta 1.50 metros de profundidad. En las calas efectuadas al pie de columnas, muros, basamentos y quicios, se fue marcando el nivel de piso terminado.

Las calas efectuadas en muros, se realizaron después de haber sido explorados los aplanados para verificar la existencia de vestigios de pintura mural, tanto en las paredes interiores como en las exteriores; después de esta inspección se procedió a efectuar las calas en forma de cruz, que van de piso a techo, en forma diagonal. Esto arrojó datos sobre la edad de cada muro, en función de la composición del mismo, del material empleado y de vanos originales cegados. Se detectaron, también, modificaciones a la funcionalidad del inmueble, permitiendo conocer la concepción del proyecto original de este Palacio.

Las calas en techos se realizaron con el fin de conocer los materiales y el estado tanto de entrepisos como de techos o azoteas, dando por resultado que la mayoría de éstos eran de viguería de madera, colocada a la manera franciscana. Esto permitió conocer el estado de las cabezas de las vigas, así como el entablado, el espesor de los rellenos, etcétera. En algunos casos se encontraron pisos originales de madera en planta alta.

Este tipo de calas, al igual que las calas en pisos y muros, fueron registrados descriptiva y fotográficamente.

Hallazgos arqueológicos

Durante las calas en los patios para encontrar niveles originales de piso terminado, se encontraron vestigios de muros de piedra, de lodo y tezontle, pisos de piedra bola, así como marcos de puertas pertenecientes a las construcciones que fueron demolidas para construir el Palacio de la Santa Inquisición.

Al realizar las excavaciones en el lado norte del patio principal, se encontró una antigua cava que contenía una cantidad considerable de recipientes de barro, como jarros de diversas formas, platos con sello (lebrillos), ollas, pedacería, tres cubetas y dos barriles de madera con asas y cinchos de fierro, siendo un total de ochenta y nueve piezas.

Demoliciones y desmantelamientos

Después de concluidas las calas de exploración en pavimentos, pisos, muros y techos, y de haber logrado la identificación clara y precisa de los elementos parásitos, se prosiguió a su demolición en los tres niveles.

Se empezó con la demolición de todos los elementos que se encontraban en el nivel de la azotea, desmantelando las instalaciones y muebles de los laboratorios que ahí se encontraban y continuando con la demolición de elementos parásitos como baños, muros divisorios de tabique y mezzanines en plantas alta y baja del Palacio.

Se prosiguió también al desmantelamiento de plafones, barandales de fierro y canceles en los tres niveles, así como al de rejas y ventanas nuevas en el nivel de las azoteas. Dos veces por semana, se efectuaron lecturas sobre nivelación del Palacio, para controlar todos los movimientos del mismo.

Recuperación de niveles • vanos • espacios originales

Con el resultado de las calas en pisos, que arrojaron datos sobre los niveles originales de piso terminado en toda la planta baja del Palacio, se inició la recuperación de los niveles de los patios. En el patio principal, se encontraron los niveles de las casas que fueron demolidas para la construcción de este Palacio y, además, el nivel del patio original, lo que provocó dejar una ventana arqueológica como testimonio de esa época.

Se continuó con la recuperación del nivel del patio principal. Para realizar esta labor se llevó a cabo un estudio para excavar el patio por medio de lienzos y así evitar una descompensación estructural en el Palacio, ya que el nivel original de piso del patio se encontró con una variación de 0.80 a 1.20 metros de espesor. Simultáneamente a estos trabajos, se efectuó la recuperación de los niveles de las crujías o locales internos que dan a los patios, variando la recuperación de nivel hasta en 1.50 metros.

Durante todo este proceso de recuperación de los niveles originales, se procuró recuperar todos los materiales pétreos para nuevo uso dentro del Palacio. Asimismo, a lo largo de toda la restauración, se efectuaron dos veces por semana lecturas de la nivelación del edificio para controlar todos los movimientos que pudieran afectar el interior del Palacio.

Vanos • Los vanos originales cegados encontrados a través de las exploraciones en los muros internos y externos de las plantas baja y alta del Palacio, fueron recuperados para devolver sus ventanas originales.

Al recuperar los vanos originales, siendo en su mayoría marcos y jambas de cantera, se procedió a la restauración de la piedra. En algunos casos se hicieron injertos y, a veces, se sustituyó la pieza. En todos los elementos de cantera, como bases de columnas, marcos, jambas, capiteles, cornisas, gárgolas, escalones, elementos en fachada, etcétera, se tomó el mismo criterio de restauración y se recuperaron elementos arquitectónicos de cantera, como las almenas del patio principal.

Espacios originales • Con la recuperación del nivel original de piso y con el desmantelamiento de los plafones en las crujías de todo el Palacio, se recuperaron los espacios internos, mientras que los espacios externos originales de la planta baja fueron recuperados al bajar el piso de patios y corredores a su nivel original.

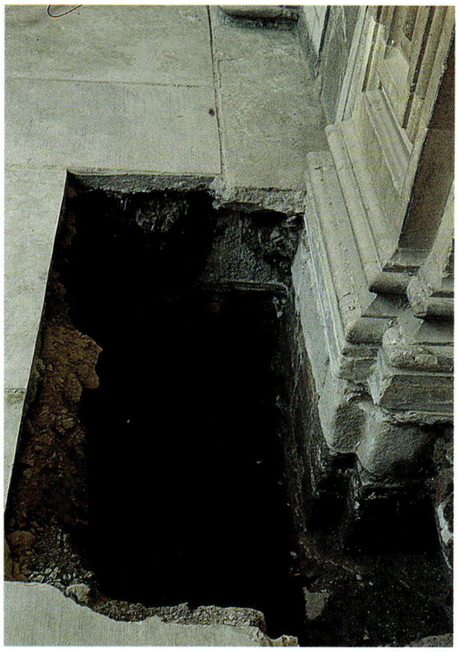

1

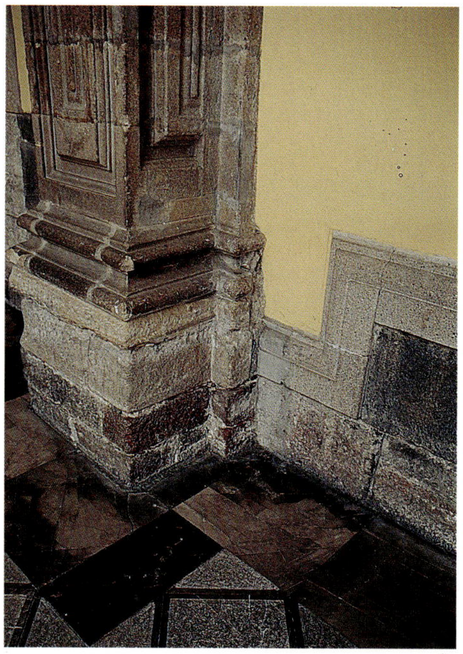

2

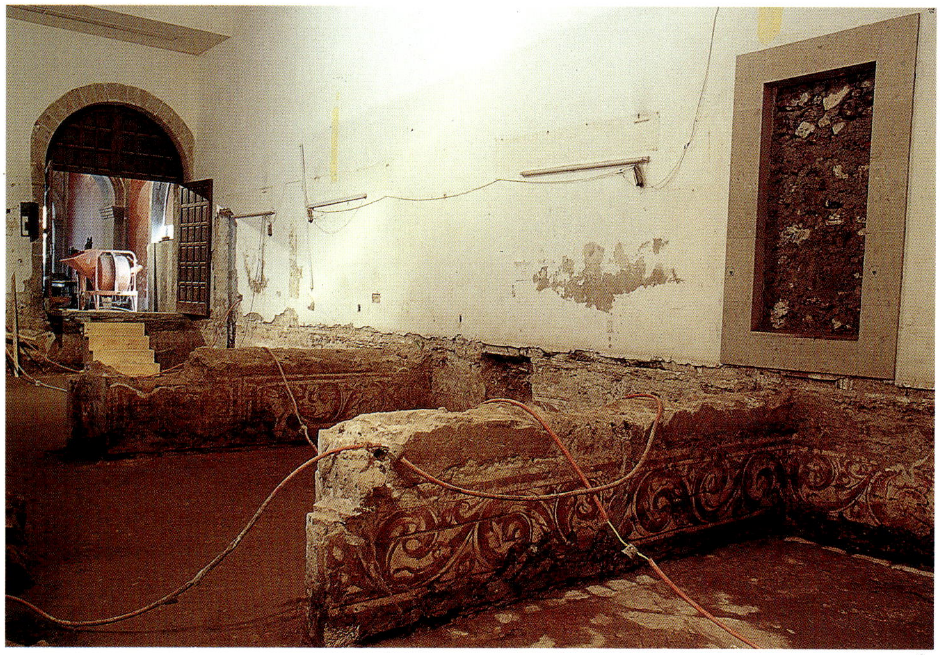

3

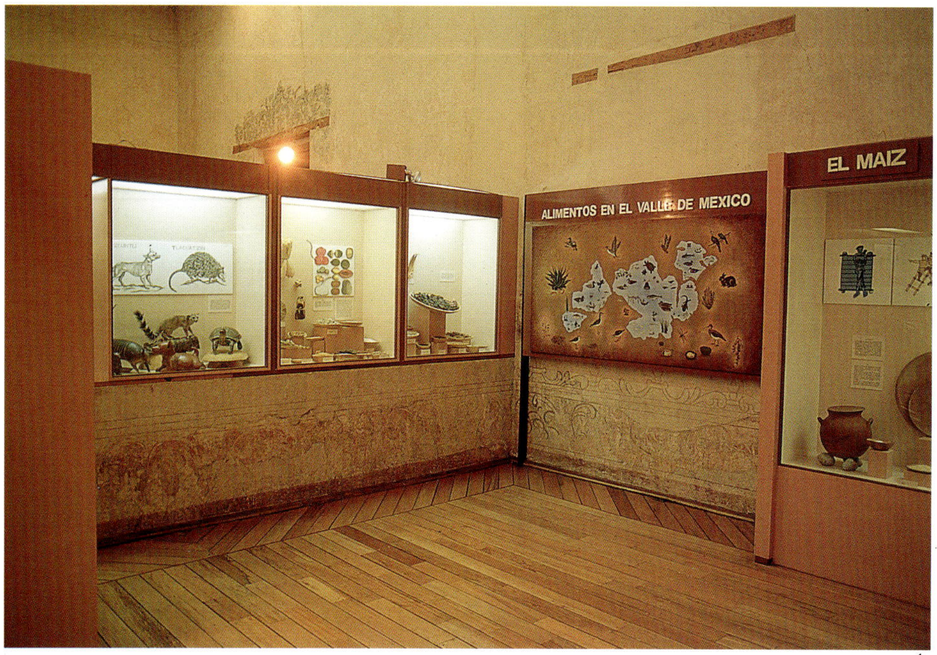

4

1/2 *Cala de exploración en una de las pilastras del patio principal*

3 *Trabajos de recuperación del nivel original del piso*

4 *Sala "México Antiguo" del Museo de la Medicina Mexicana, durante los trabajos de recuperación del nivel original del piso*

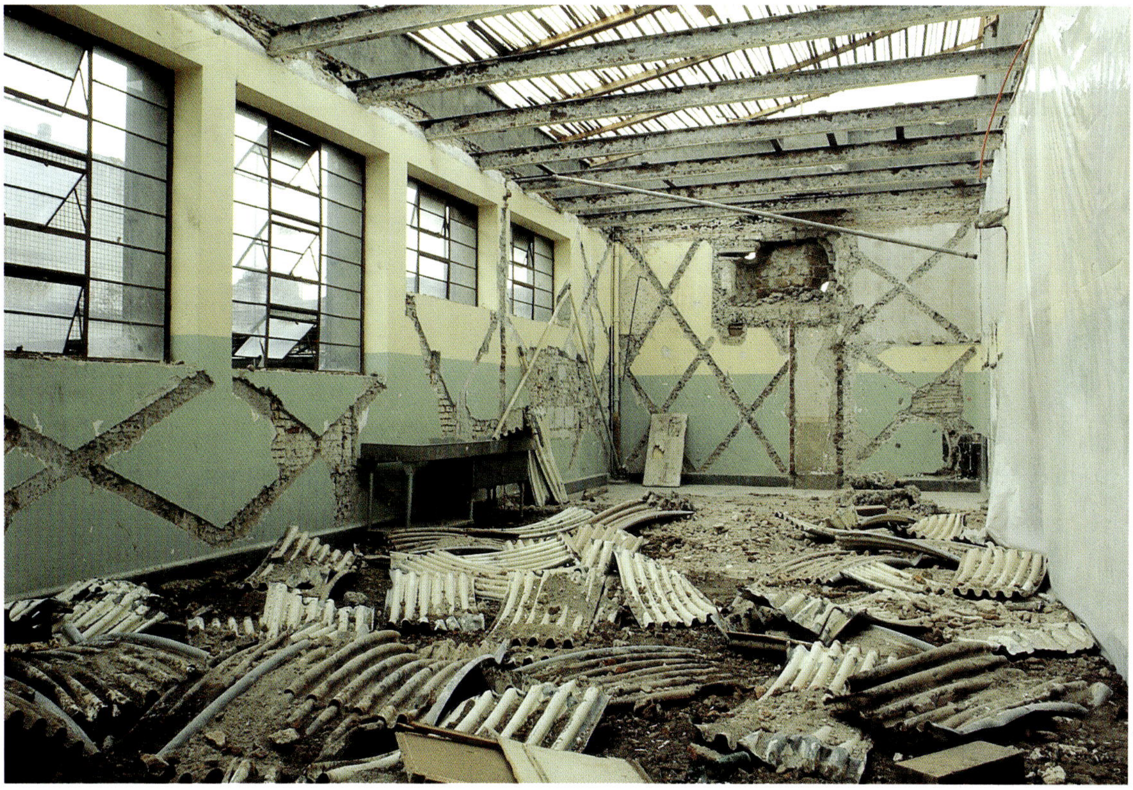

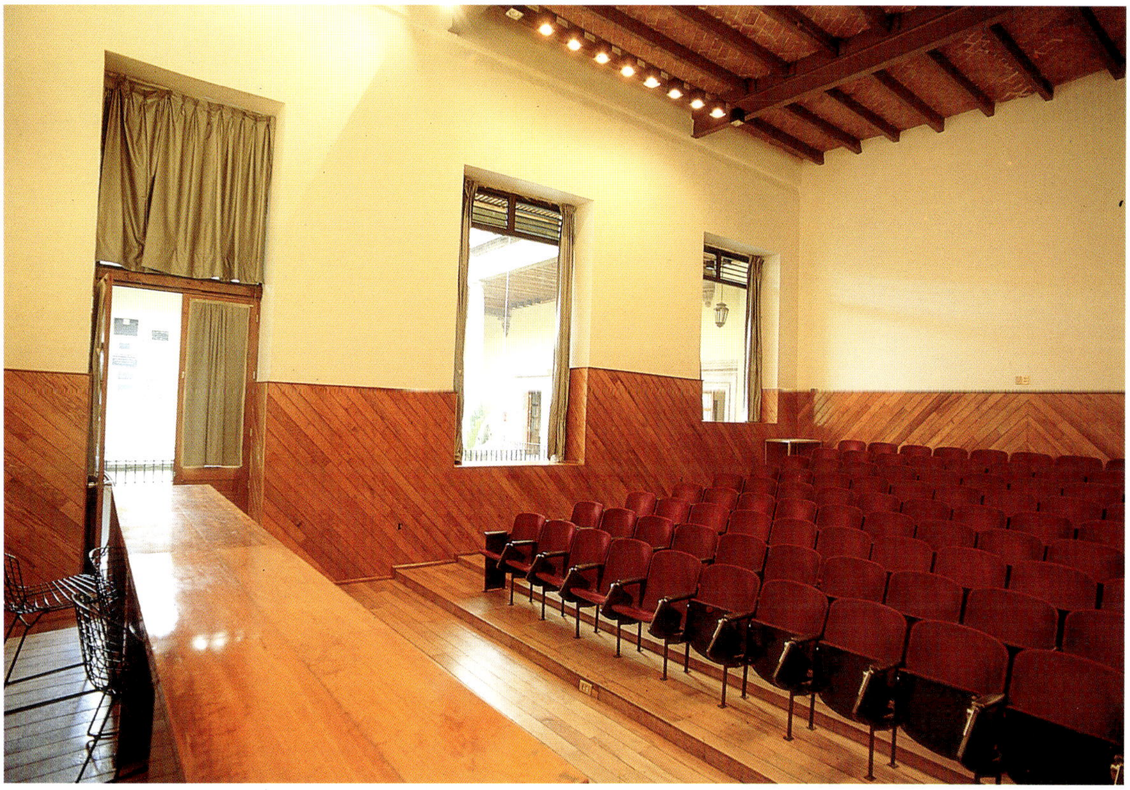

Restauración del espacio donde actualmente se encuentra el acervo histórico

La planta alta del segundo patio la ocupaba el departamento de Fisiología, actualmente Aula Magna

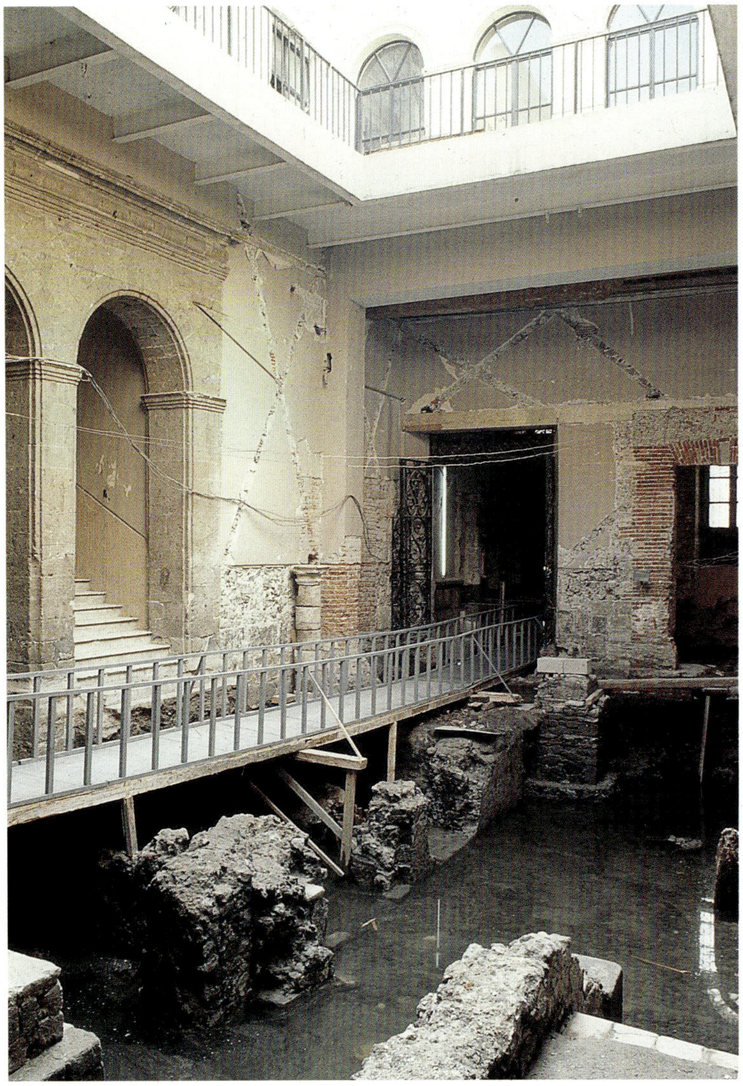

1

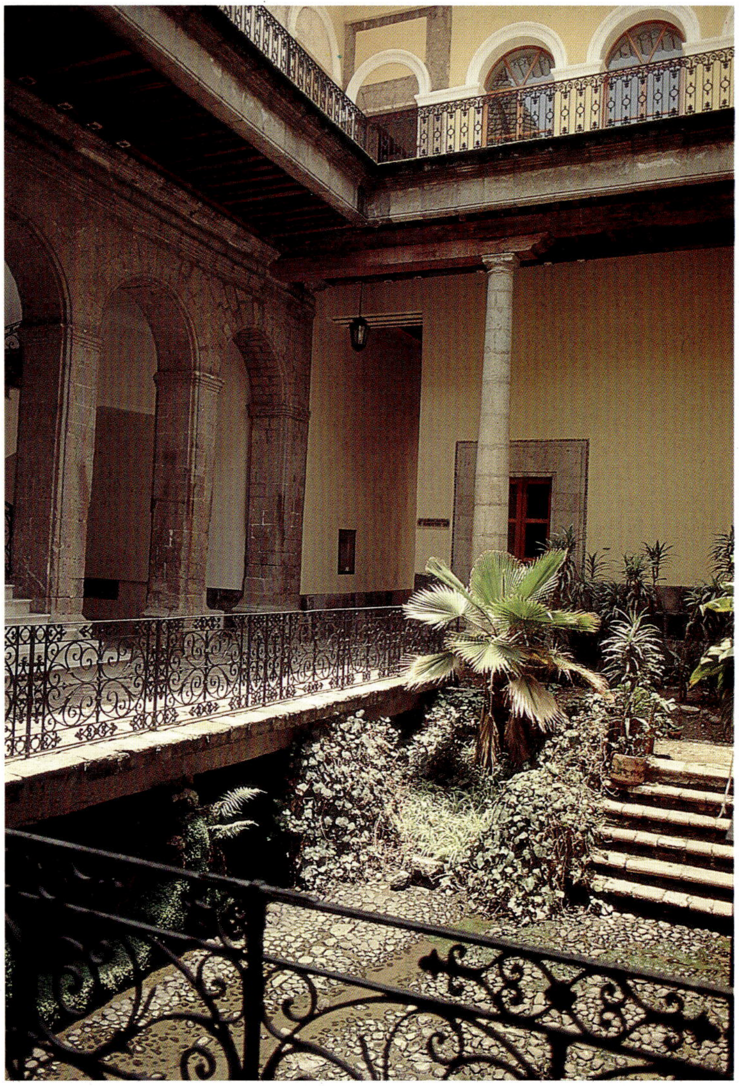

2

1/2 *Restauración y vista actual del patio sobre República de Brasil*

3/4 *El escalón que aparece flotando en el muro, era el de acceso a una antigua aula antes de la recuperación del nivel original del piso*

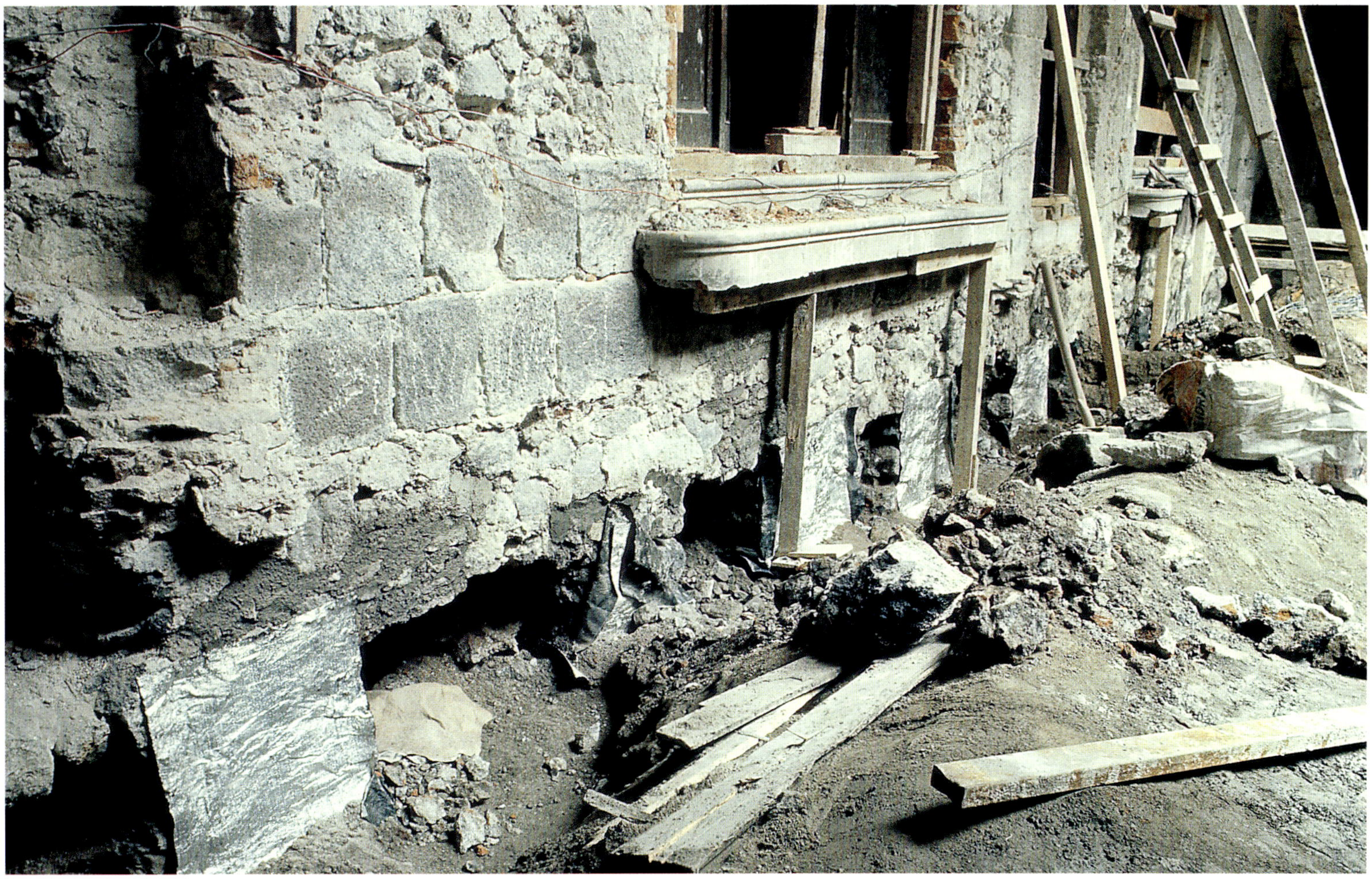
3

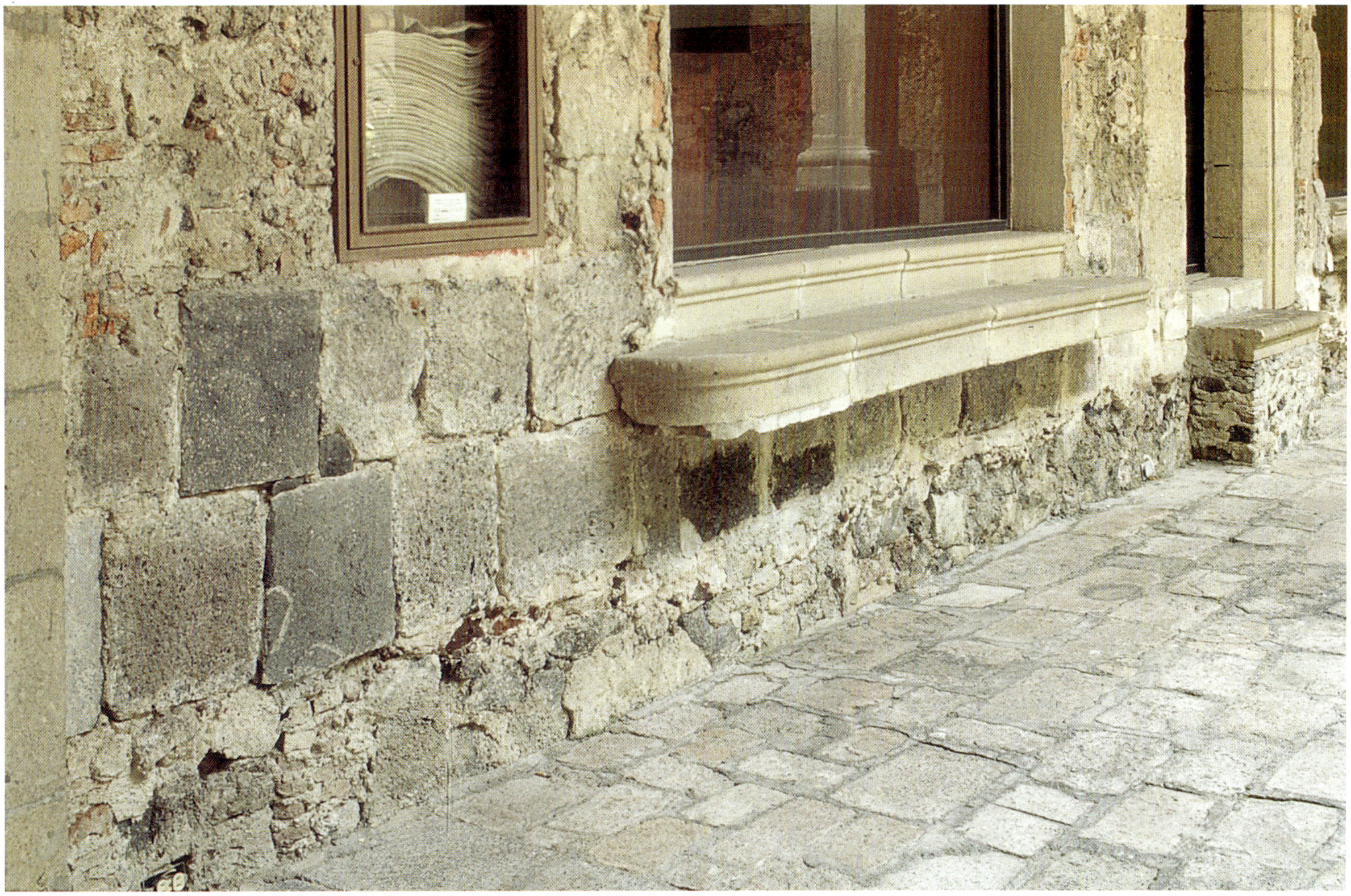
4

Análisis estructural

Durante el proceso de restauración se hicieron sondeos estructurales para verificar la resistencia de los elementos portantes, dando por resultado que el edificio se encontraba en un muy buen estado en sentido vertical y era necesario reforzarlo solamente en sentido horizontal.

Se empezó por consolidar las áreas demolidas con anterioridad y se procedió a la colocación de testigos de yeso en las grietas existentes tanto de muros como de azoteas, con el fin de verificar e identificar las zonas de más movimiento.

Con los sondeos estructurales ya realizados, se celebró un estudio sobre la consolidación estructural del Palacio, y en base al estudio de nuevo uso del mismo se hicieron necesarios refuerzos en ciertas zonas, sobre todo en aquellas donde existía una carga muerta constante, como fue el caso del acervo bibliográfico.

La solución para la consolidación estructural del Palacio en el sentido horizontal fue la construcción de membranas hechas a base de concreto armado, ya que la mayoría de los entrepisos, techos o azoteas eran de bóveda catalana, de viguería de madera, colocadas a la manera franciscana; se hizo un estudio para verificar la resistencia de las vigas, pero lamentablemente en muchos casos las cabezas de las vigas se encontraban en muy mal estado y, dadas la dimensiones de la viguería, era muy difícil reponerlas en su totalidad. Entonces, se procedió a la limpieza y al tratamiento de conservación de las mismas, a base de inmersión en pentaclorofenol. La limpieza fue hecha a base de removedor comercial y para realizar este trabajo fue necesario el injerto. Al colocar nuevamente la viguería, se presentó la oportunidad de completar los entrepisos y techos de algunos salones con la viguería original de gran escuadría y colocar la viguería nueva en otros salones. Lamentablemente no fue posible conseguir toda la viguería necesaria para completar los techos, sobre todo en la planta alta, debido a las dimensiones del claro. Después de la colocación de la viguería y el entablado se colocó una película de polietileno para proteger la madera. Sobre ella se colocó la armadura de fierro y la losa de aproximadamente 15 a 20 centímetros de espesor, fungiendo como membrana estructural que consolida horizontalmente al edificio. Se hace notar que dichas membranas quedaron ocultas a la vista, ya que sólo la viguería de madera es visible; y para evitar que en años futuros hubiera algún problema con las cabezas de las vigas por estar en contacto con el muro o con algún parásito, se llegó a la solución de colocar, en el alma de la viga, tres pernos de 3/8 de diámetro con rondana y tuerca hexagonal, amarrados a la armadura de la losa, quedando éstos ahogados. Posteriormente en el lecho bajo de la viguería se colocaron clavocotes, para quitar de la vista las tuercas.

La viguería de madera, así como la bóveda catalana, sirvieron de cimbra perdida para la construcción de las membranas.

En lo que se refiere a la consolidación de los muros de cal y canto, ésta se logró a base de inyecciones de lechada, cemento, arena fina y aditivo expansor.

Impermeabilización de muros en planta baja

Cuando se recuperaron los niveles originales de toda la planta baja del Palacio, se presentó el problema del nivel tan superficial de aguas freáticas de la Ciudad de México y se procedió a buscar una solución para evitar la humedad de una manera definitiva. Tomando en cuenta todos los procedimientos a usar para la impermeabilización de los muros, se hicieron varias pruebas con técnicas diferentes que a continuación se describen.

Sistema de impermeabilización por medio de electrólisis • Este sistema consiste en taladrar el muro a una profundidad de 60 centímetros, una altura de piso terminado de 1.10 metros con una secuencia de dos taladros cada metro. La perforación se hace de arriba hacia abajo con una inclinación de aproximadamente 45°. Posteriormente se inserta en los taladros una tubería de cobre de media pulgada agujereada, donde después se le vierte una sustancia a base de sulfato de cobre y la energía eléctrica.

La reacción en el sulfato de cobre provoca un efecto impermeabilizante en forma de cristales que saturan todos los orificios del muro de cal y canto, con un radio de acción de 50 centímetros tomando como centro del radio el taladro.

Este sistema de impermeabilización fue descartado por no tener las garantías suficientes en dicha operación y por su complicado mantenimiento.

Sistema oxibón • Consiste en derretir el muro de cal y canto a alta temperatura, por medio de una manguera conectada a un tanque de acetileno y a un tanque de oxígeno, insertando en la punta de la manguera una varilla con el alma de acero de 3 metros de largo, recubierta de cobre. La combinación del acetileno y el oxígeno forma una flama en la punta de la varilla y, al aplicarse al muro, forma una amalgama entre la flama, la varilla de acero y el muro, provocando que tanto la varilla de acero, como el muro se derritan. El rendimiento fue de 1 metro lineal de varilla por 10 centímetros de profundidad y una perforación de una y media pulgadas. Por consiguiente, este sistema fue descartado, ya que este rendimiento se realizaba por un operador en tres horas.

Sistema de impermeabilización a base de puentes marinos • Este sistema consiste en degollar los muros de cal y canto a partir de piso terminado hacia abajo, con una perforación de 1 metro de largo, por 0.40 de alto, por lo ancho de muro. En la parte baja del puente se coloca una membrana gruesa como impermeabilizante, a base de una capa de asfalto, una capa de plomo, una capa de malla de polietileno y ambas caras de la membrana cubiertas con papel de estaño. Esta membrana se aplica con asfalto en frío como pegamento y después con soplete se une a la membrana del puente contiguo para lograr así una sola unidad en todos los muros de cimentación del Palacio. Después de su colocación, se volvió a colocar la mampostería que había sido quitada para la realización de este trabajo.

Se optó por este sistema, multiplicándose el número de albañiles para realizarse en un tiempo aceptable.

Pisos • muros • pintura mural

Los acabados que se utilizaron en pisos fueron de dos tipos: pétreos y de madera. En los espacios exteriores tales como patios y corredores se emplearon los siguientes materiales: en el patio principal, se colocó mármol gris de Puebla martelinado; en planta baja y en planta alta; en el patio hacia la calle de República de Brasil, se utilizó el piso recuperado en las excavaciones, siendo todo de cantera; en planta baja y planta alta, se colocó mármol blanco y negro de Carrara en forma de dominó, como se encontraba a principios de 1900, coincidiendo con la escalera también de mármol de Carrara.

En el patio hacia la calle de República de Venezuela, también se utilizó el piso de cantera, recuperado durante las excavaciones; mármol gris y pulido de Puebla se colocó en la planta alta.

En los pisos interiores de las crujías, después de la impermeabilización de los muros en planta baja, se colocó un firme de concreto; después, sobre éste, se colocó un entramado de polines con sección piramidal como troquel para colocar después el piso de tablón colonial; después de la colocación de los polines se instaló una capa de asfalto común, como consolidante para fijar los polines. Después de ocho días de enfriado y secado, se procedió a la colocación del tablón.

En el piso de la planta alta, se empleó el mismo sistema de colocar el entramado de polines y fijarlo con asfalto, para después colocar el tablón colonial; en algunos salones se reprodujo el diseño de parquet de madera que se encontró en las exploraciones y en otros se colocó parquet en forma de pluma. En los salones destinados para guardar el acervo bibliográfico se colocó piso de cemento pulido, dividido en forma de grandes rectángulos por lámina de aluminio.

Muros • El acabado de muros consistió en primer lugar en recuperar los aplanados originales del Palacio, siendo éstos a base de cal y arena. En la mayoría de estos aplanados se encontraron vestigios de pintura mural de la época colonial y pintura mural del periodo independiente y se procedió a su restauración, consistiendo en descubrimiento, limpieza, consolidación y reintegración de color. En los muros que no contenían pintura mural, se dio acabado similar al usado en la época co-

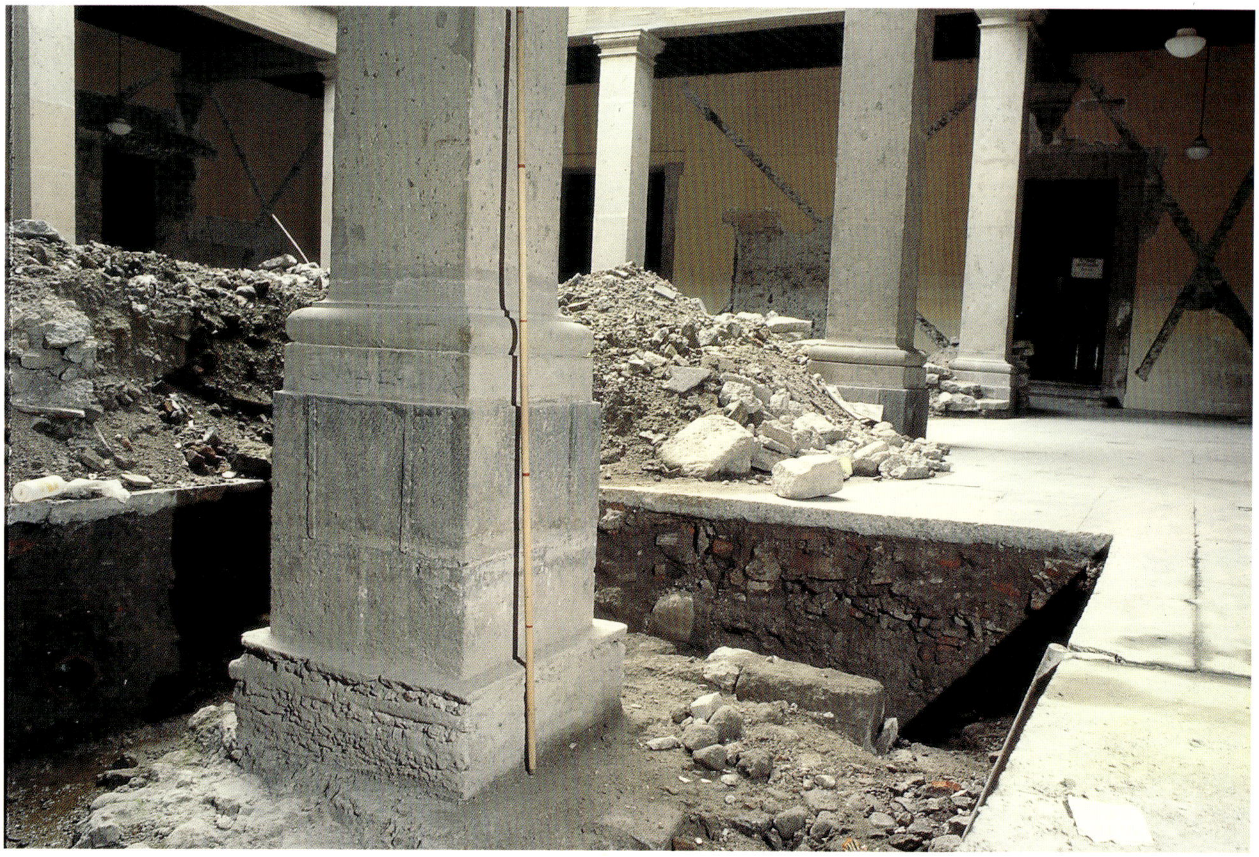

1

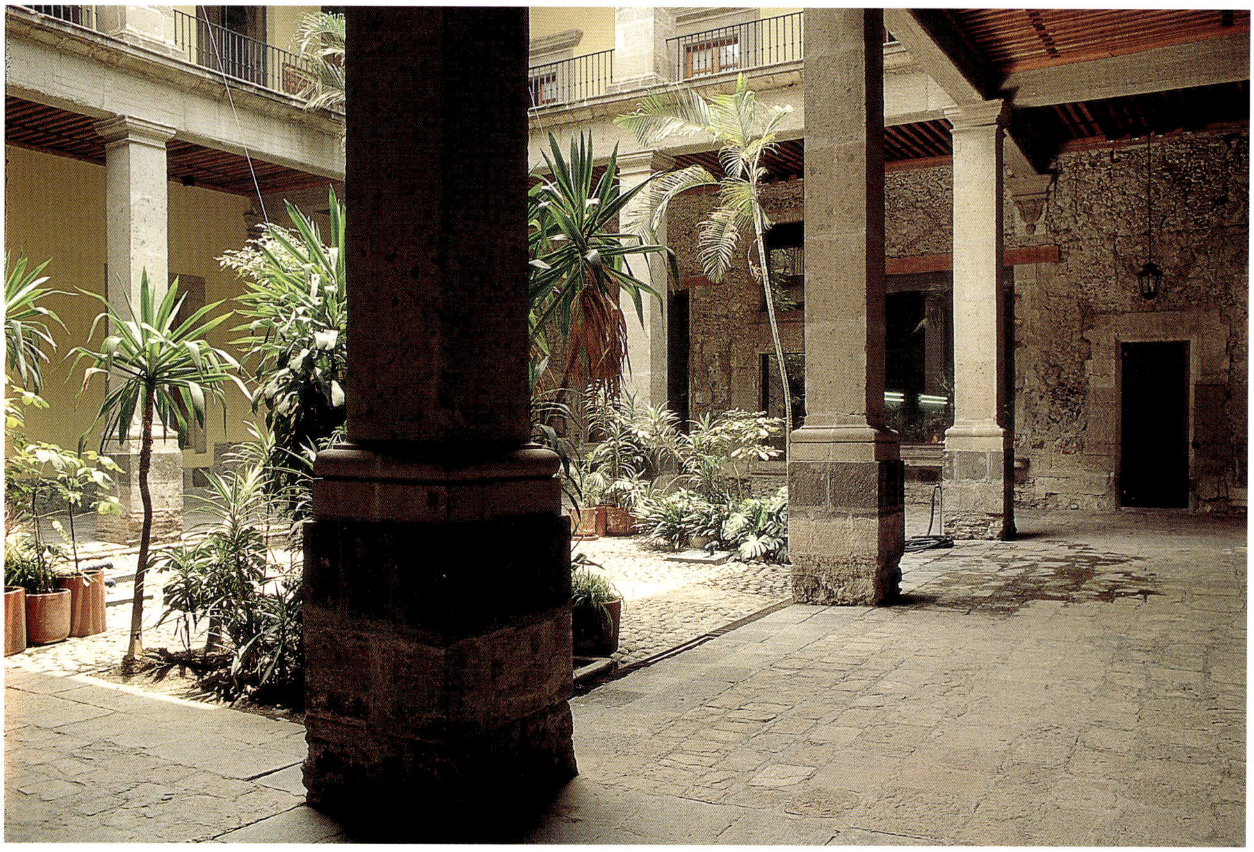

2

1
2

Cala de exploración en el piso del patio, sobre República de Venezuela, para determinar la dimensión de la base de la columna

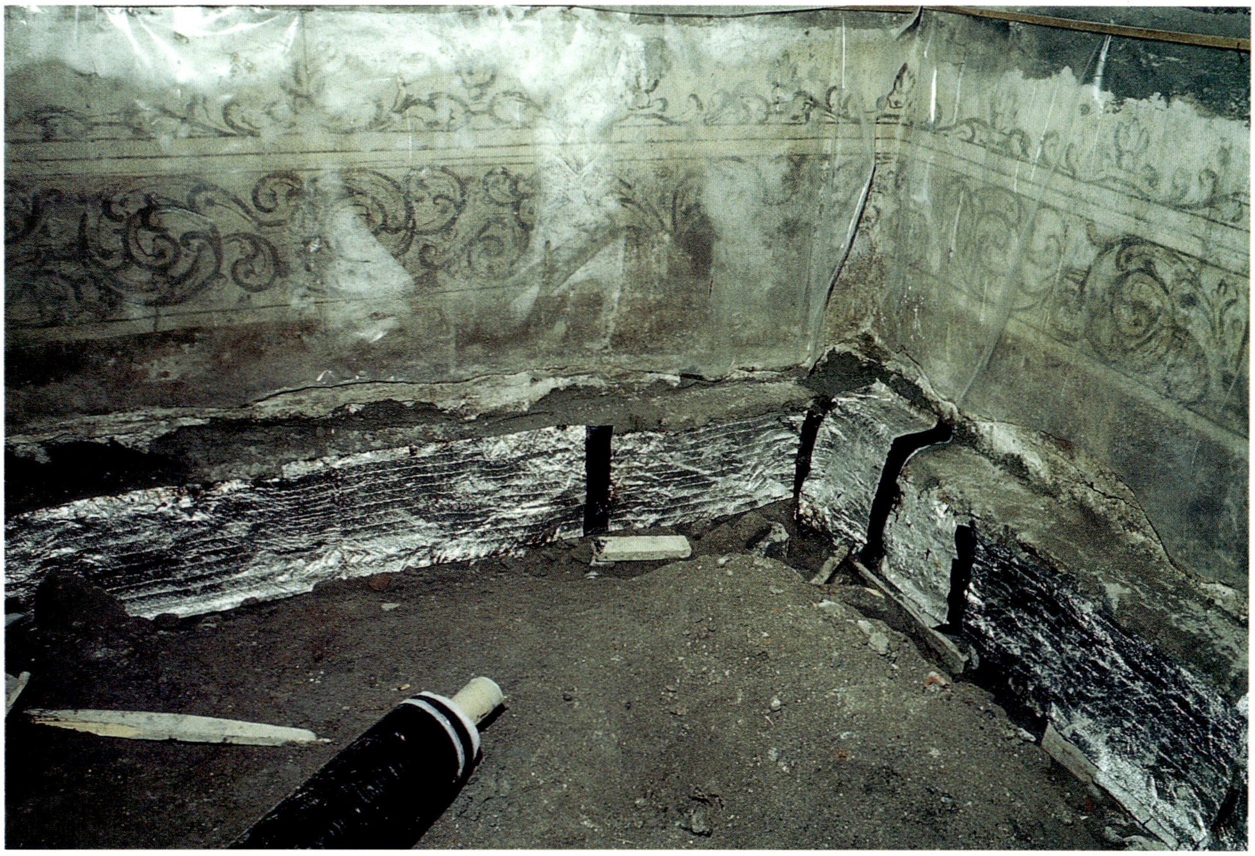

3

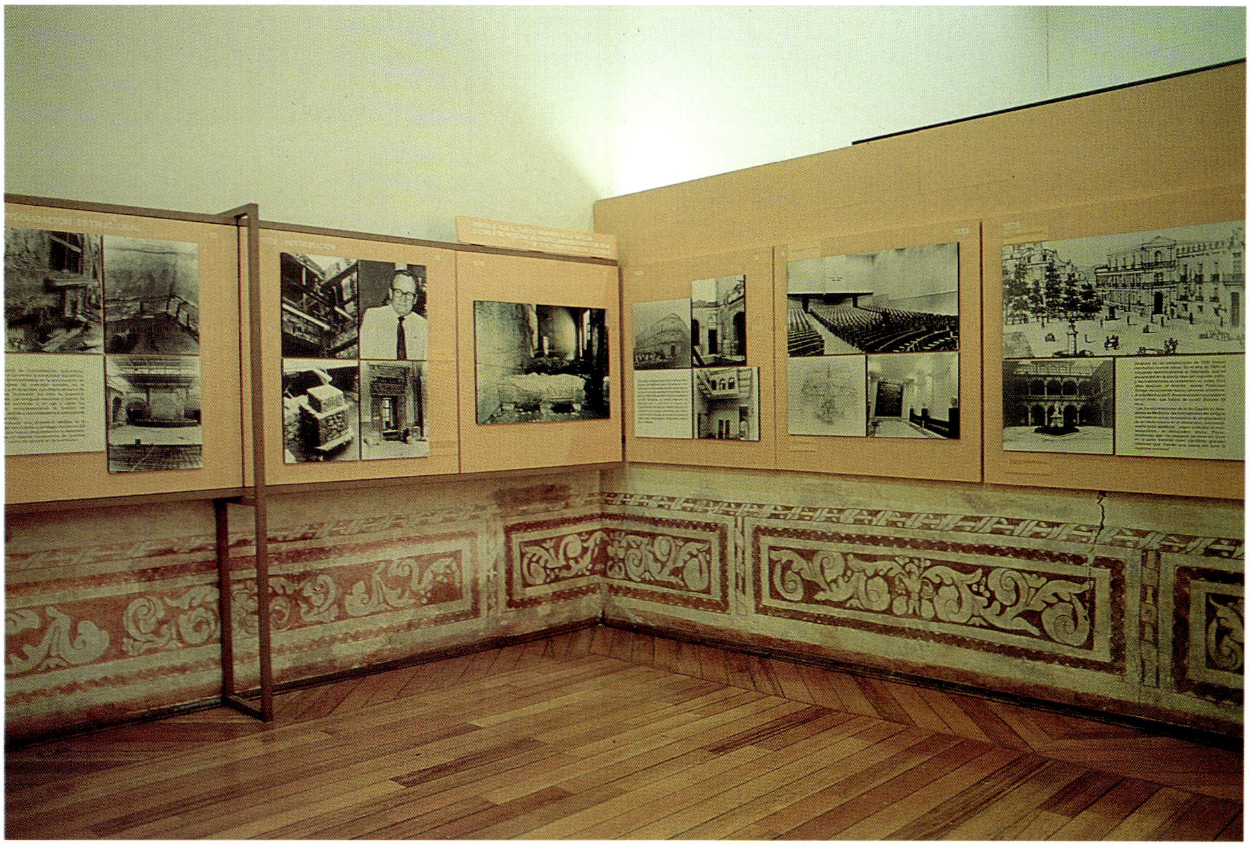

4

3 *El sistema usado fue el de puentes marinos para colocar el impermeabilizante a base de capa de asfalto, capa de plomo, malla de polietileno y recubrimiento de una capa de estaño*

4 *El logro en la impermeabilización de los muros permitió obtener áreas libres de humedad en el ambiente*

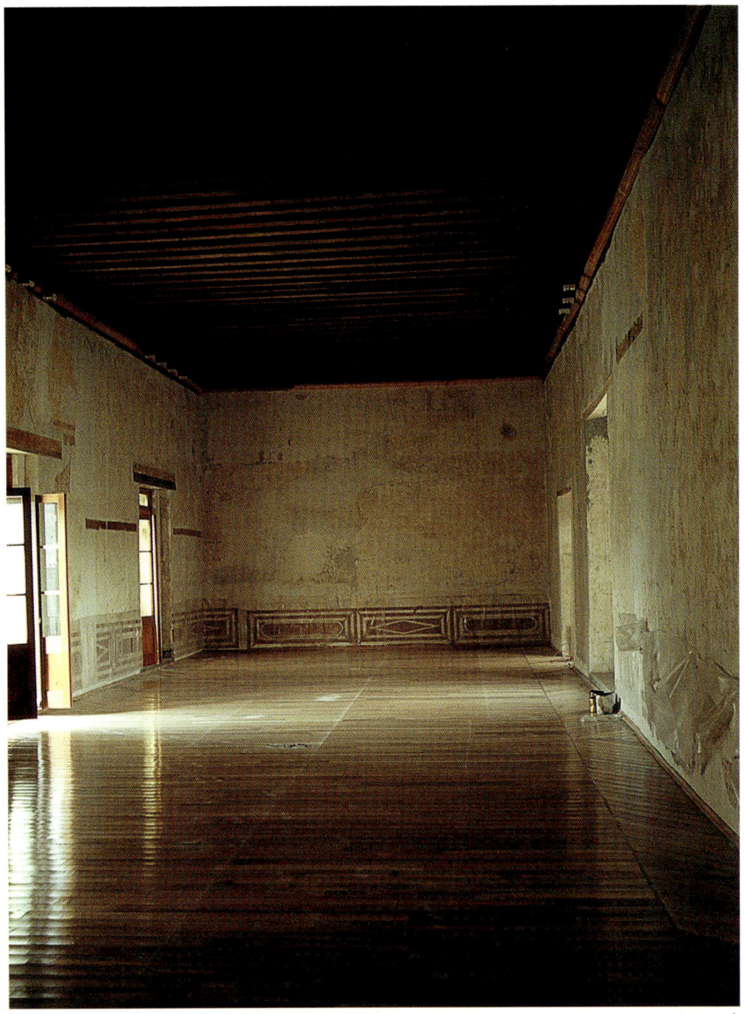

1

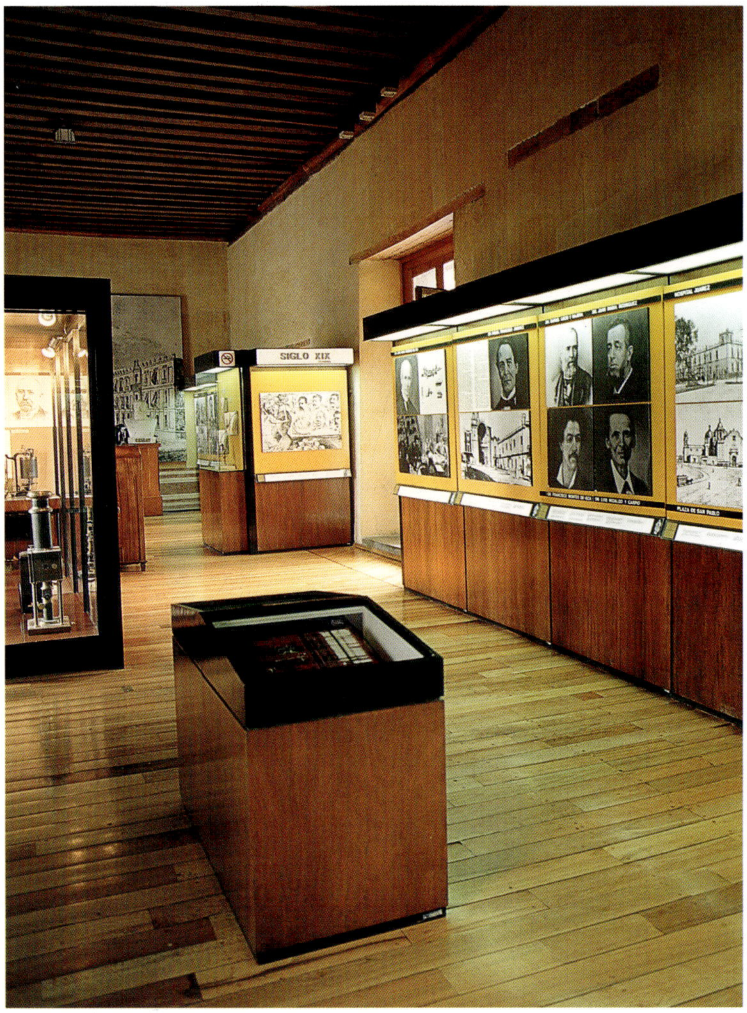

2

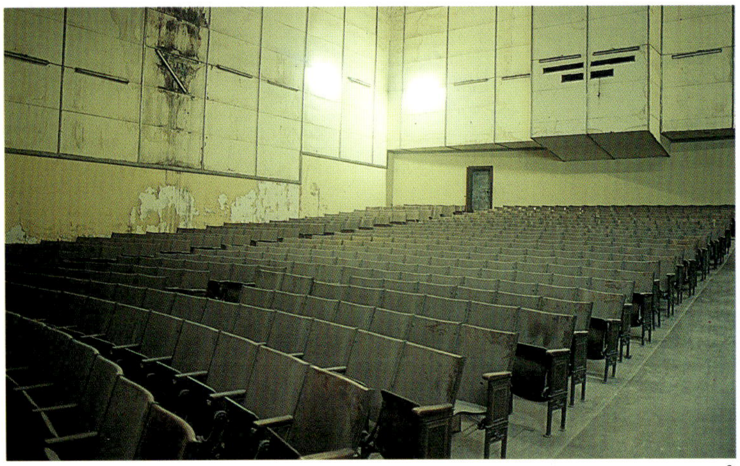

3

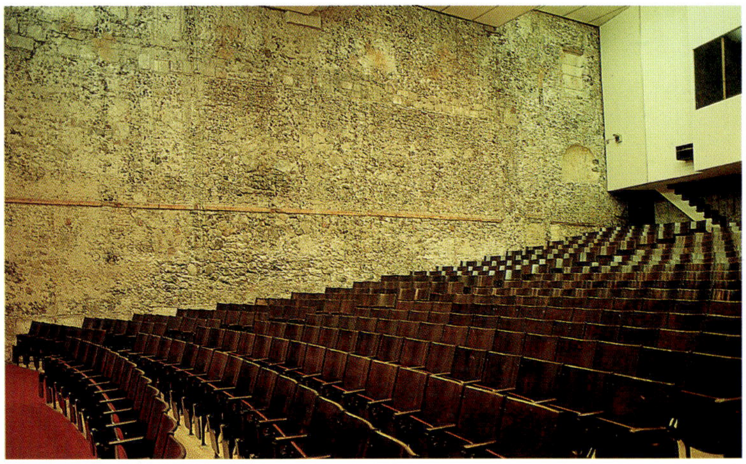

4

1/2 *Proceso de restauración de la actual "Sala del Siglo XIX" del Museo de la Medicina Mexicana*

3/4 *Auditorio de la Escuela Nacional de Medicina, construido en 1933, antes y después de los trabajos de restauración*

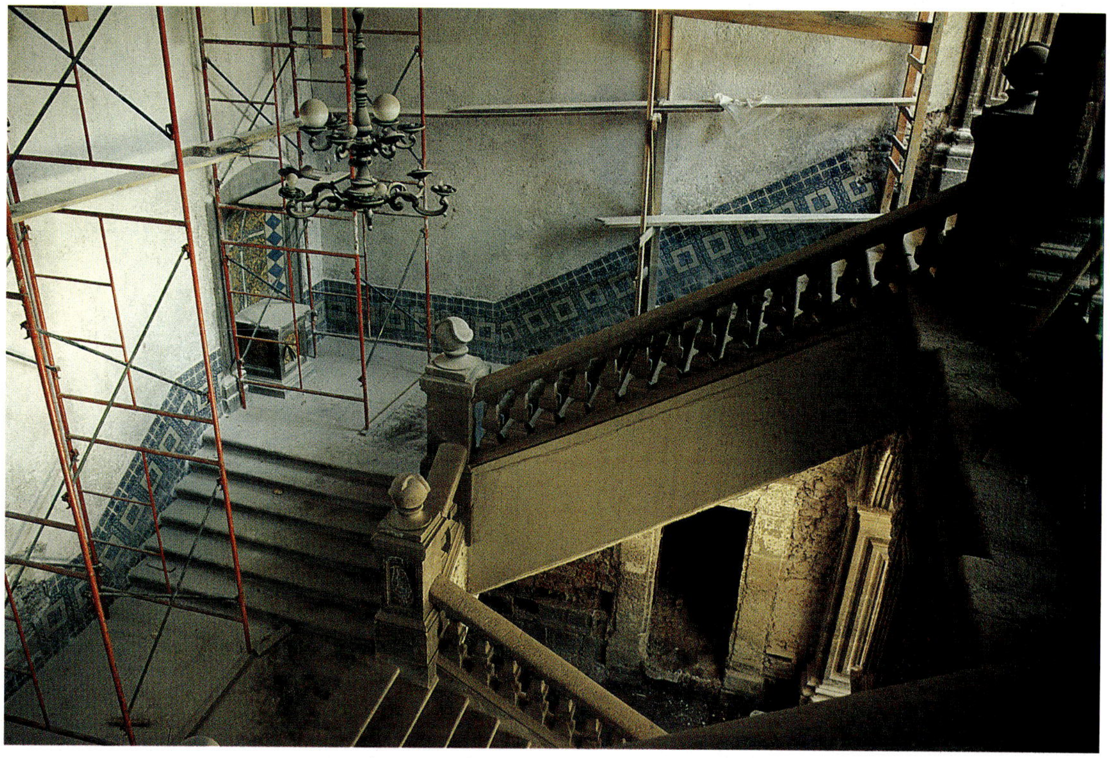

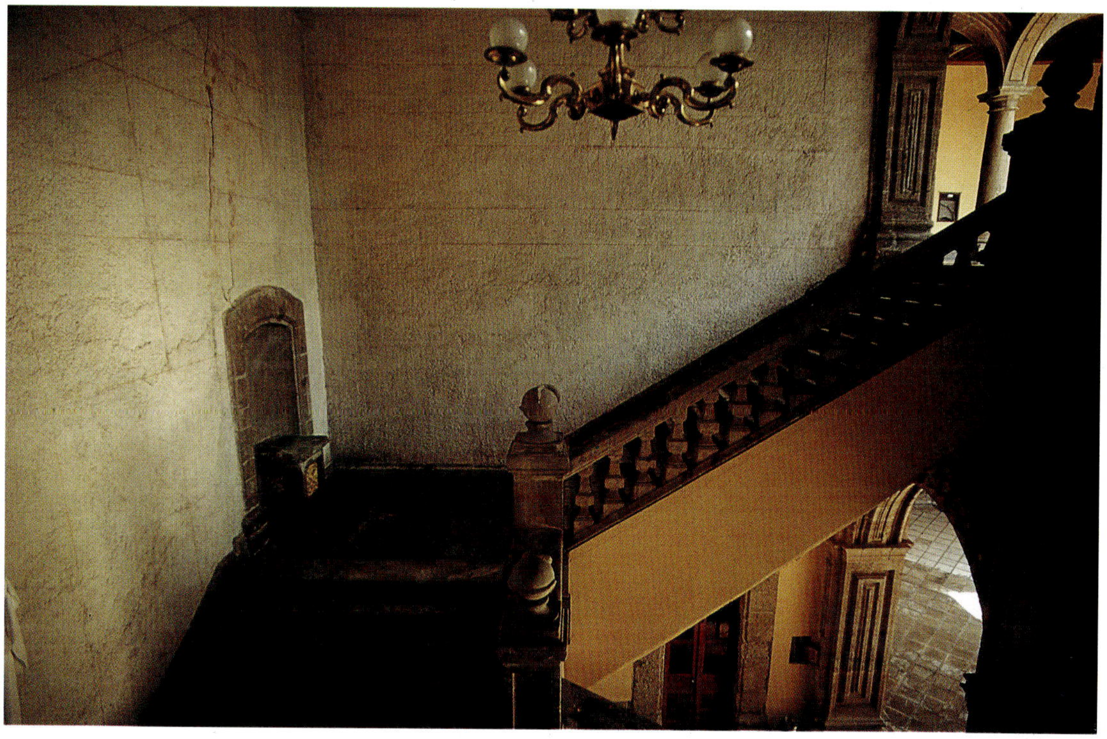

Volumen de la escalera monumental, durante y después de su restauración

lonial; lógicamente que en los salones modificados durante el periodo independiente, así como en los salones modificados al estilo Art Decó, se colocó un enlucido nuevo de yeso a regla, pintado con vinílica en colores claros.

Para los muros norte y este del segundo patio, planta baja, se tomó el criterio de dejarlos sin aplanado, es decir, dejar el muro aparente de cal y canto, mostrando todas las intervenciones de vanos, sufridas en distintas épocas. El caso de los muros norte y sur del Auditorio principal, que también fueron dejados sin aplanado, se debió a que en este lugar se encontraba el Patio de los Naranjos, que fuera demolido aproximadamente en los años treinta para la construcción de dicho Auditorio. Con esto se pretendió hacer notar la estructura del Auditorio en lo que fuera el patio.

Pintura mural • Tomando en consideración que la mayoría de los edificios de esta época se decoraban con formas y colores en sus muros, tanto en la parte baja (rodapié o guardapolvo) como en la parte alta del muro (friso), se efectuaron calas verticales de exploración sobre los muros, de piso a techo en todos los salones del Palacio, encontrando en la mayoría de ellos ricas decoraciones pertenecientes a la época colonial y al periodo independiente.

La pintura mural de la época colonial es la que predomina en todo el Palacio. En casi todos los salones se encontraron vestigios de decoraciones en los guardapolvos y en los frisos.

El trabajo de conservación y restauración de la pintura mural que se realizó en el Palacio consistió, en primer lugar, en recuperar las decoraciones y aplanados originales de los muros.

Estos aplanados son de cal y arena y algunos fueron modificados en diferentes épocas, aplicando sobre ellos dos o más capas de pintura o de acabados diversos. Casi en su totalidad, el aplanado original de los salones fue decorado con pintura a la cola; en algunos salones decorados en el periodo independiente, emplearon pintura al aceite.

Las decoraciones originales consisten en guardapolvos color rojo óxido, en ocasiones formando figuras geométricas o haciendo dibujos en flores; o simplemente, en color rojo aplicado uniformemente. En los frisos que coronan los salones se encontraron, también, guías de flores, con dibujos de racimos intercalados con caritas de ángel, cabezas de animales o escudos pequeños de la Inquisición.

Las decoraciones pertenecientes al periodo independiente se distinguen por diseños que crean ilusión óptica en todas las paredes, ricas en colorido y formas, con motivos geométricos: rectángulos simulando mármol, columnas estriadas con sus capiteles corintios, arcos con dintel, tonalidades que dan sombras y, en algunos casos, simulación de ventanas con sus marcos y cristales.

Criterio y proceso de restauración de la pintura mural

El criterio que se llevó a cabo para la conservación y restauración de la pintura que decora los muros, fue el de hacer coincidir las decoraciones con el proyecto general de la restauración del Palacio. Por ejemplo: la recuperación de la decoración original se hizo considerando el estado de conservación de las diferentes capas de pintura mural original, por lo que se realizaron calas en diferentes áreas de cada muro para determinar cuál de ellas quedaría a la vista y se tomó en cuenta su valor histórico-estético.

El tratamiento de las lagunas (faltantes de pintura), se realizó con materiales reversibles, procurando completar los elementos decorativos siempre en un tono más claro que el original, con el fin de diferenciar los trabajos de restauración.

Además, todos los trabajos de restauración fueron documentados fotográficamente antes, durante y después del proceso.

Restauración • Las calas realizadas en los muros, fueron hechas con exacto y bisturí. Dichas calas mostraron varias capas de pintura superpuestas a la capa original que se deseaba recuperar.

El trabajo de eliminación de las capas superpuestas se realizó por métodos mecánicos. Esto implicó una labor muy delicada, pues se emplearon hojas de bisturí que desprendieron las capas cuidando de no lastimar el objetivo. En esta tarea, definitivamente lenta, sólo en muy pocos casos se empleó solvente.

La consolidación de la pintura, cuando ésta fue requerida, se hizo a base de un acetato de polivinilo que permitió fijar sólidamente las partículas de pintura que se encontraban en forma de escamas en la superficie. Al encontrar bolsas de aire en los muros, se realizó una consolidación por medio de inyecciones de polvo de mármol y acetato de polivinilo. Una vez consolidados los muros se realizaron los resanes correspondientes empleando un mortero a base de cal y arena fina para dar el mismo acabado del original. Los muros originales habían sufrido diversos cambios, es decir, habían sido picados casi en su totalidad con el fin de amarrar los nuevos enlucidos o aplanados, por lo que en algunos casos se presentaron sumamente lastimados.

Posteriormente se prosiguió con la reintegración de color en las lagunas de la capa pictórica, realizadas con materiales reversibles como el acuarela o el acrílico.

El acabado en el resto del muro, es decir, donde no había alguna decoración, se hizo con cola a la tiza, como se usaba en la época colonial. La conclusión del proceso de restauración se finalizó con la aplicación de fijadores en toda la superficie del muro.

Material y equipo utilizado

Para los trabajos de restauración se emplearon resinas consolidantes, resinas adhesivas del tipo acrílico y acetatos de polivinilo, los cuales permiten una mayor estabilidad ante los cambios de temperatura, humedad y luz. Los materiales de carga fueron por lo general "enertesyy", incoloros como el carbonato de calcio. Los solventes usados fueron los de menor grado de toxicidad, y se cuidó que presentaran pronta evaporación y que no dejaran residuos, para evitar que pudieran alterar algún otro material. Los colores que se utilizaron fueron estables a la luz y al medio con el que están aglutinados.

Plafones • Restauración de portones y del artesonado

En gran parte de los salones del Palacio, se logró conservar la viguería de madera que alguna vez fuera la estructura horizontal. Esto se logró perfectamente en toda la planta baja del edificio, salvo en los salones de la época independiente, en donde se volvieron a colocar plafones de yeso con sus cornisas que unían de una manera muy delicada, al plafón del muro, colocándosc al ccntro de estos plafones, un florón de yeso de donde alguna vez colgaron grandes candiles de cristal de roca.

En algunos salones de la planta alta, donde fue prácticamente imposible la adquisición de nuevas vigas de las dimensiones necesarias, se optó por colocar un falso plafón hecho a base de módulos cuadrados de yeso que tienen un bajo relieve con el escudo de la Santa Inquisición.

El plafón de los corredores del patio principal tanto en planta baja como en alta, fue hecho a base de medios polines de madera, colocados a la manera franciscana, es decir, dejando el espacio de una viga entre viga y viga. Esta solución fue optada por la sencilla razón de que para colocar vigas de la escuadría original, era necesaria la demolición de todos los entrepisos y azotea (hechos a base de concreto armado), lo cual aparte de ser muy costoso, requería de mucho tiempo de ejecución.

Restauración de portones y artesonado • Paralelamente a los trabajos de obra de restauración en el Palacio, se llevó a cabo la restauración del portón de la entrada principal, así como la del portón de la entrada por la calle de República de Brasil.

Para la realización de estos trabajos, fue necesario el desmontarlos y trasladarlos al taller de restauración instalado en el mismo edificio.

Portón de la calle de República de Brasil • Este trabajo se inició a principios de 1980.

El portón es de manera de cedro rojo, perteneciente a la época independiente, ya que esta zona del Palacio había sido transformada en ese estilo por pertenecer a una familia, antes de ser propiedad de la Universidad.

El proceso de restauración se ejecutó de la siguiente manera: se limpió superficialmente con perilla de hule y brocha, por las dos caras de la hoja; se elaboraron las calas de pintura continuando

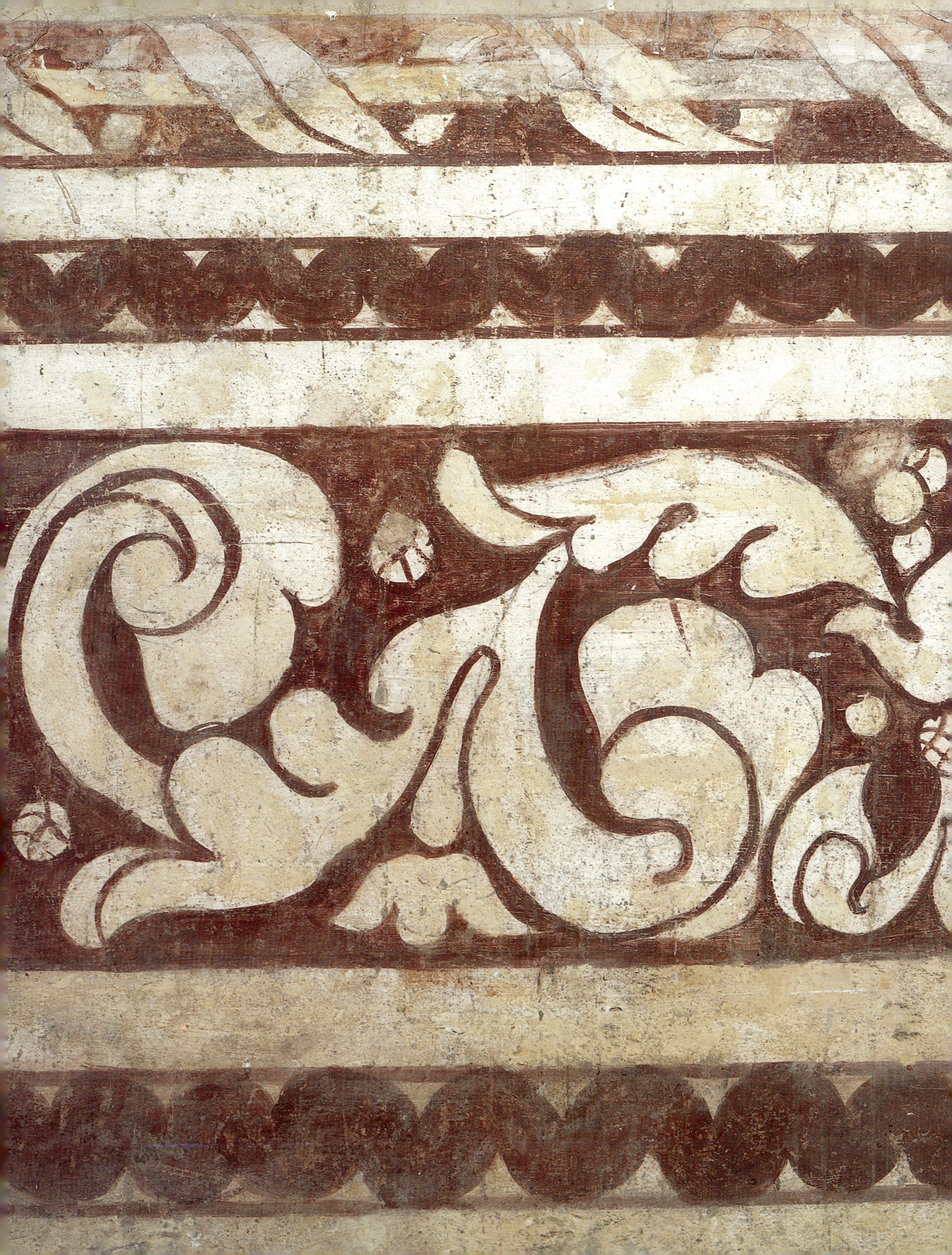

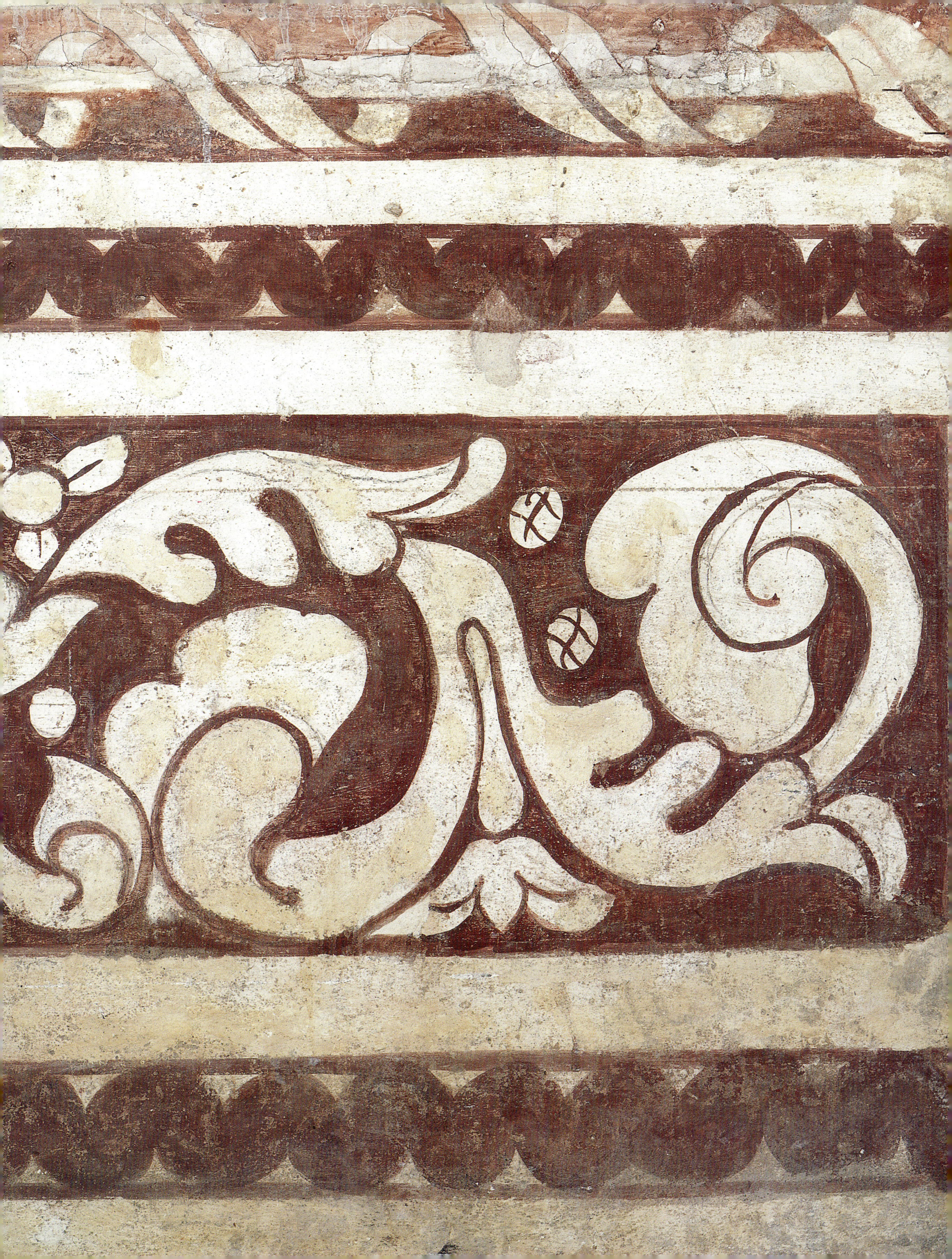

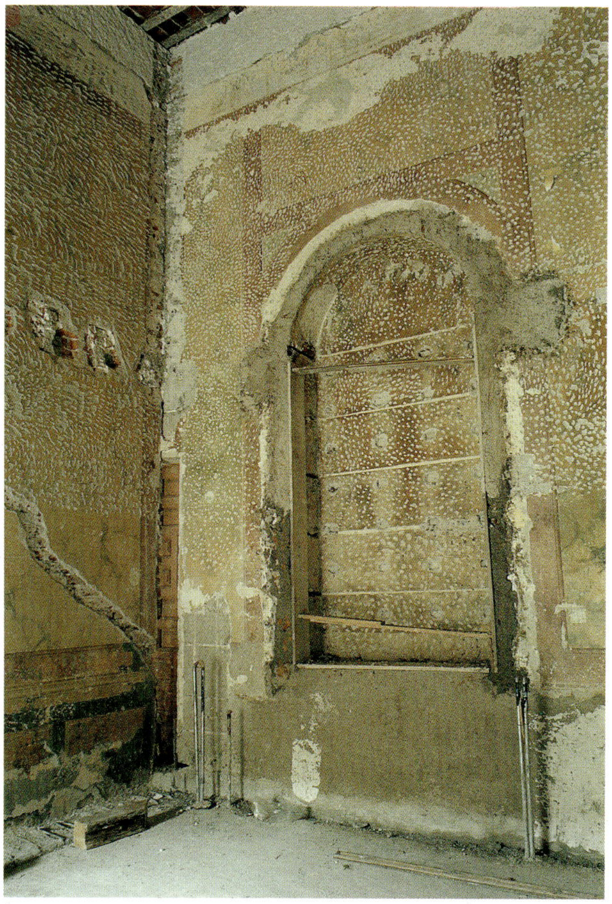

1

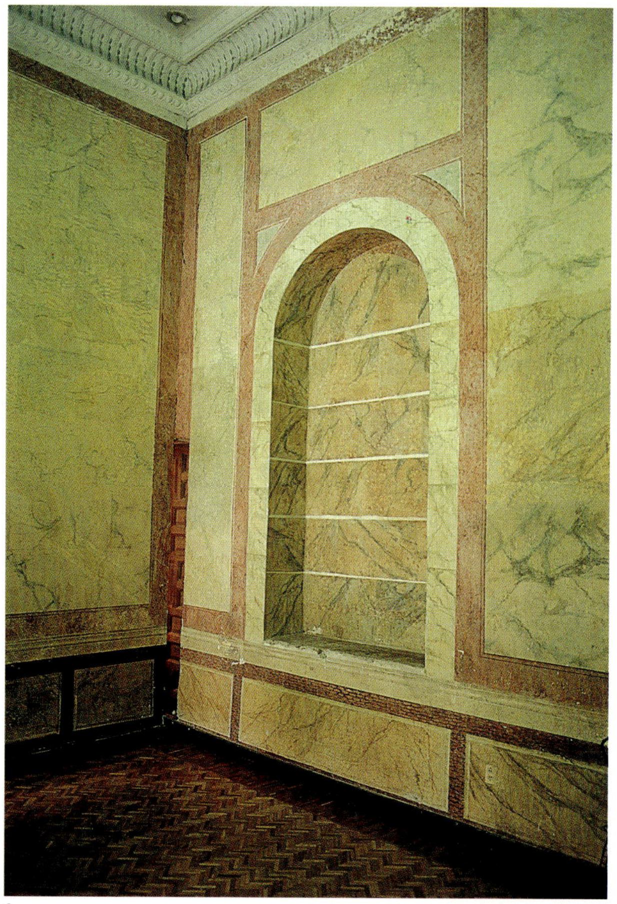

2

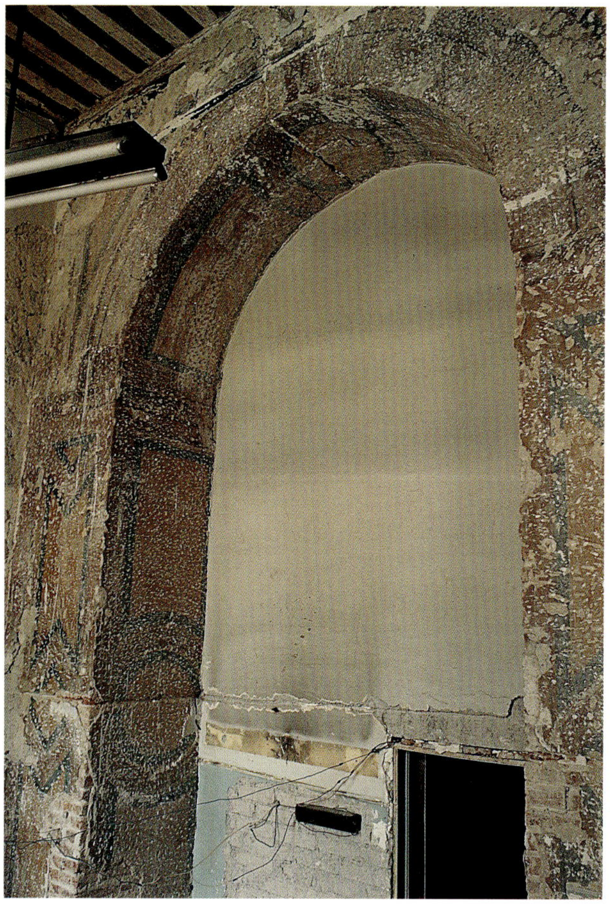

3

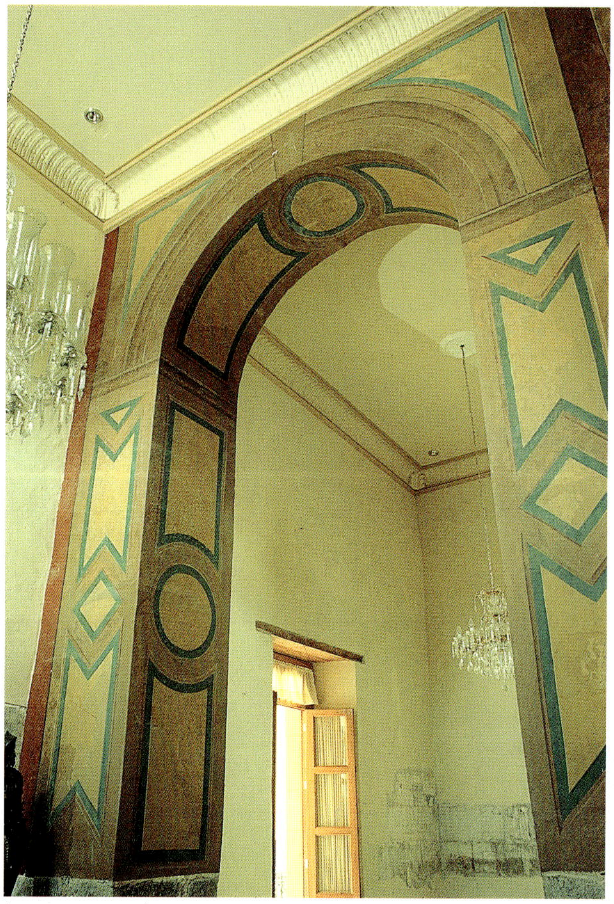

4

1/2 *Pintura ornamental al agua-cola, realizada hacia 1900. Ubicada en los salones de la planta alta*

3/4 *Pintura mural de "ilusión óptica", antes y después de su restauración* con la eliminación de barnices y pintura, de posterior aplicación, a base de removedor, thinner, cuñas metálicas, estopa, y cepillos de ixtle. Al tener el portón con el color natural de la madera, se pudieron apreciar los resanes e injertos de madera que lo afectaban. Posteriormente se llevó a cabo la limpieza e inyecciones de pentaclorofenol en las grietas; luego se elaboraron los resanes a base de resinas y algún material de carga y se tallaron las piezas faltantes con el mismo tipo de madera, dando un colorido a las piezas de nueva fabricación. Al concluir estos trabajos se aplicó pentaclorofenol en toda la superficie; como medida contra la humedad se protegieron con resinas los travesaños superior e inferior; la protección de la madera fue hecha a base de ceras. Ya concluido todo este trabajo se prosiguió a su colocación.

Restauración del portón principal • El desmontaje del portón principal se realizó a principios del mes de junio de 1980. El portón es de madera de cedro blando con un peso aproximado de dos toneladas por hoja. Se trasladó al taller de restauración, iniciando este trabajo con la limpieza general de los portones, con perillas de hule y brocha, por ambas caras; luego se procedió a eliminar los barnices y remover las pinturas de posterior aplicación a la manufactura del portón y se hicieron las calas correspondientes a las capas de pintura, hasta llegar a la capa original. Una vez limpio el portón de todas estas capas de pintura, se prosiguió a la eliminación de resanes e injertos de madera que lo afectaban tanto física como estéticamente. Inmediatamente, se efectuó otra limpieza para que los portones estuvieran libres de impurezas y se procedió a inyectar las grietas con pentaclorofenol. Simultáneamente a este proceso, se realizó un estudio de la proporción original del portón, pues debido a los hundimientos sufridos en el Palacio, se vio también afectado llegando a reducirse hasta en 5.85 metros, siendo que su tamaño de altura original había sido de 6.10 metros. Este aumento en los tableros inferiores fue realizado a base de madera de cedro blando, utilizando placas metálicas para su reforzamiento y estabilidad. Ya obtenida la proporción de las dos hojas del portón se continuó con el procedimiento general de restauración; se elaboraron los resanes necesarios a base de resinas y material de carga. La reposición de las piezas faltantes de madera se fabricaron con cedro blando; se efectuó después la integración de color de las piezas nuevas (aumento) y faltantes, aplicando después pentaclorofenol en toda la superficie y protegiendo a base de resinas los travesaños superiores e inferiores de madera, como medida contra la humedad. La protección final de la madera fue a base de cera. Las piezas metálicas se limpiaron con ayuda de solventes y las piezas faltantes fueron hechas por un artesano en herrería. Al final todas estas piezas fueron pulidas.

Artesonado • Los trabajos de limpieza y consolidación del artesonado fueron realizados *in situ*.

Se procedió a la limpieza de la madera en base a solventes y por medios mecánicos, continuando con procesos para la desaparición de insectos parásitos y con la protección de la madera por medio de insecticidas e inyecciones de pentaclorofenol.

Enseguida, se elaboraron las calas en la pintura de coloración rojiza, siguiendo con la limpieza y consolidación del dorado y demás capas pictóricas.

Asimismo, se fabricaron las piezas faltantes de madera, uniendo los fragmentos por medio de adhesivos y se elaboraron molduras de yeso faltantes, a las que se reintegró después el color deseado.

La aplicación, preparación y reintegración del dorado fueron hechas de acuerdo a los criterios de restauración en las piezas de reciente fabricación. Todo este trabajo se realizó en un tiempo considerable, pues se requería de sumo cuidado.

La restauración del antiguo Palacio de la Inquisición, incluyendo sus estratos arquitectónicos posteriores, que adicionaron historia y por lo tanto valor documental al edificio, fue una operación de carácter excepcional.

Con el resultado de las primeras calas en pisos, que nos revelan los niveles originales de piso terminado en su época de esplendor, en toda la planta baja del Palacio se inició un proceso de recuperación del espacio original en la concepción arquitectónica de Pedro de Arrieta. Los vestigios y niveles más antiguos encontrados representan las casas en donde funcionó el Tribunal de la Inquisición durante 162 años, conservados con objeto de dejar una constancia de la primera etapa en la historia de este excepcional monumento.

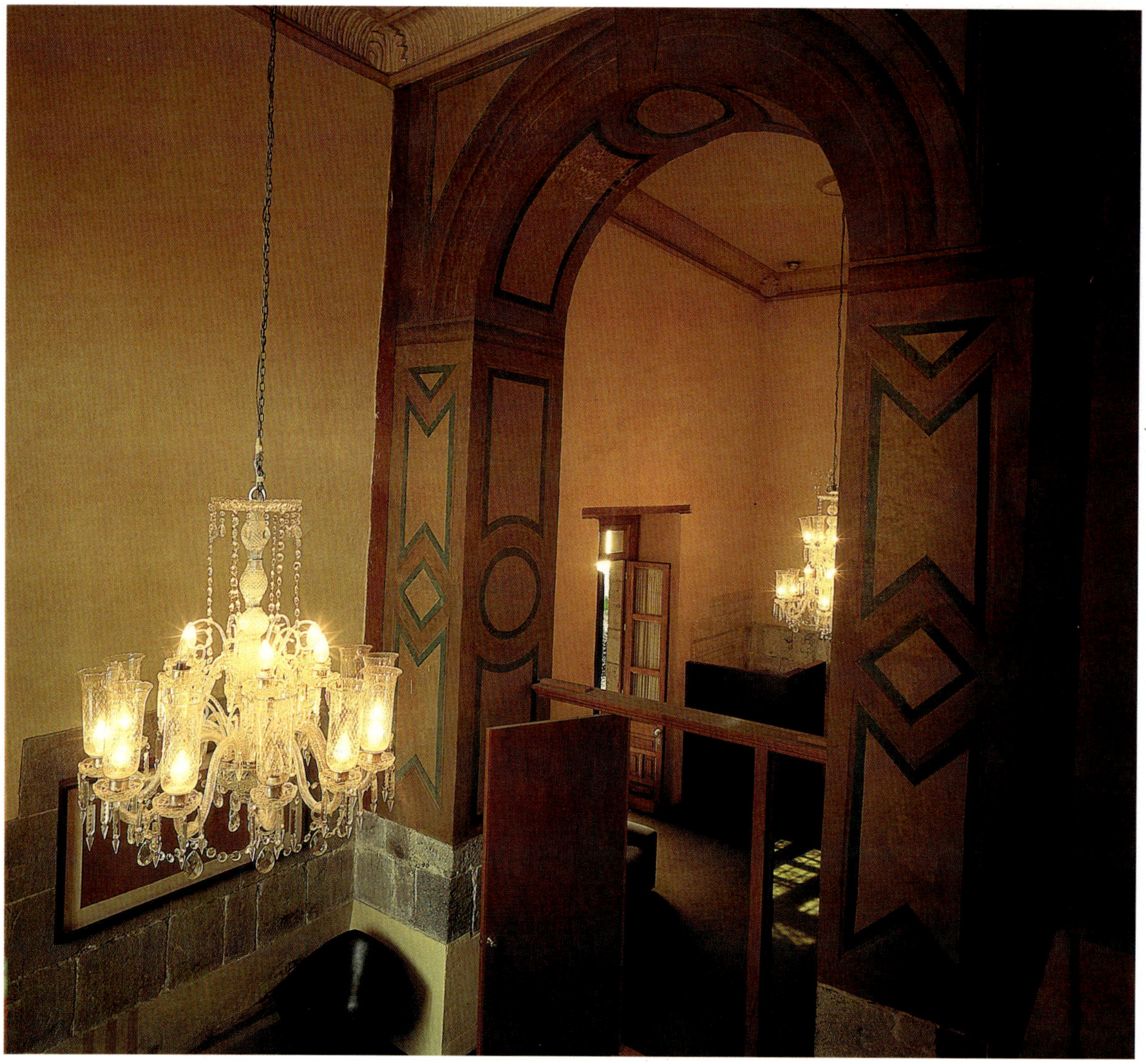

1

La recuperación de los niveles de las crujías (locales), perimetrales a cada uno de los patios, permitió recuperar también el volumen original de los interiores de los aposentos, en algunos casos considerablemente disminuido por la colocación de falsos plafones de iluminación y rellenos subsecuentes de pisos hasta de 1.50 metros de espesor. Con el rescate de los vanos originales, que por razones de uso, habían sido tapiados, mutilados o modificados, les fue devuelta su función original, por ejemplo, a ventanas que se habían usado como puertas de acceso a las aulas y que fueron conservadas como testimonio del esplendor de la Escuela Nacional de Medicina.

Los trabajos de restauración iniciados en 1978 y terminados a fines de 1980, lograron rescatar el edificio en su contexto arquitectónico. Durante los seis años siguientes se restauraron los vestigios de pintura mural de diferentes épocas. En el año de 1993, las autoridades de la Facultad de Medicina juzgaron conveniente rendir un homenaje a quienes dedicaron un gran esfuerzo en favor de la enseñanza médica. El antiguo salón de los Autos de Fe, del Palacio de la Inquisición, se remodeló como salón de Profesores Eméritos.

En su perspectiva histórica, Pedro de Arrieta nos aclara cuál fue el papel de un constructor que logró descifrar todo el lenguaje de códigos arquitectónicos de su estilo barroco-renacentista en uno de los periodos más brillantes de la arquitectura mexicana. El trabajo de restauración consistió fundamentalmente en recobrar el *espacio arquitectónico original*. La recuperación de marcos de piedra en puertas y ventanas, remates, pintura mural y obras, son un complemento a la labor de rescate de un edificio cuyas características lo colocan como uno de los monumentos más importantes del Centro Histórico de la Ciudad de México.

La restauración de los bienes muebles del Palacio, iniciada con el proceso de obra, ha seguido realizándose en mobiliario y decoración 1

Detalle del portón de la fachada principal 2

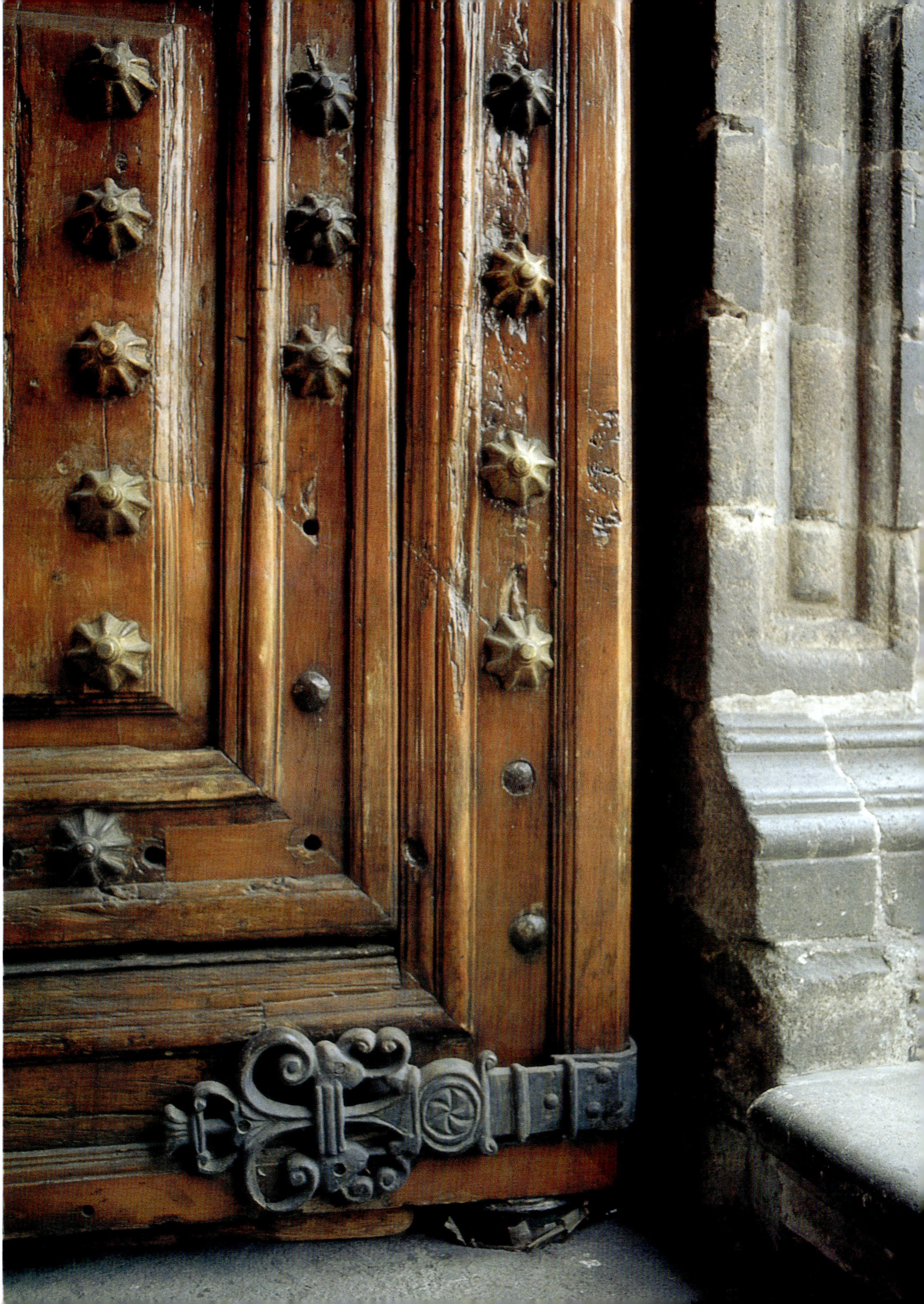

Bibliografía

Amerlinck, María Concepción. "Pedro de Arrieta, su origen y testamento". En: *Boletín Monumentos Históricos,* INAH, no. 6 (1981).

Angulo Íñiguez, Diego y Enrique Marco Dorta. *Historia del arte hispanoamericano*, Barcelona, Salvat, 1945-1950, 3 vols.

Bargellini, Clara. *La arquitectura de la Plata. Iglesias monumentales del centro-norte de México, 1640-1750*. España: UNAM, Instituto de Investigaciones Estéticas, Turner Libros, 1991.

Bérchez, Joaquín. *La arquitectura mexicana de los siglos XVII y XVIII*, Col. Arte Novohispano, t. III, Milán: Grupo Azabache Leonardo-DeLuca Editori, , 1992.

Berlin, Heinrich. "Artífices de la catedral de México". En: *Anales del Instituto de Investigaciones Estéticas*, no. 11 (1944).

"El arquitecto Pedro de Arrieta. Documentos para la Historia del Arte en México". En: *Boletín del Archivo General de la Nación*, vol. 17, no. 1 (1945).

"Salvador de Ocampo, a Mexican Sculptor". En: *The Americas,* Academy of Franciscan History, vol. 4, no. 4 (abr. 1948).

"Three master architects in New Spain". En: *The Hispanic American Historical Review*, vol. 27, no. 2 (1947).

Boyer, Richard. "La ciudad de México en 1628. La visión de Juan Gómez de Trasmonte". En: *Historia Mexicana*. México, El Colegio de México, vol. 29, no. 3 (ene-mar 1980).

Castro Morales, Efraín. "Los maestros mayores de la catedral de México". En: *Artes de México*. Año 21, no. 182-183 (1976).

"Arquitectura de los siglos XVII y XVIII en la región de Puebla, Tlaxcala y Veracruz". En: *Historia del Arte Mexicano*. México, INBA-Salvat, 1982.

"Juan Montero, ensamblador y arquitecto novohispano del siglo XVII". En: *Boletín Monumentos Históricos*. INAH, no. 6 (1981).

La ciudad de México en el siglo XVII. México, FCE, 1985. (Lecturas Mexicanas 95).

De la Maza, Francisco. *El Palacio de la Inquisición*. México, UNAM, 1951.

El arte colonial en San Luis Potosí. México, UNAM, 1985.

El palacio de la Inquisición. Escuela Nacional de Medicina, México, UNAM, Instituto de Investigaciones Estéticas, 1951. (Ed. del IV Centenario de la Universidad de México, 9).

"Las piras funerarias en la historia y en el arte de México. Grabados, litografías y documentos del siglo XVI al XIX." En: *Anales del Instituto de Investigaciones Estéticas*. (1946).

Díaz, Marco. "El templo de la Casa Profesa". En: *Artes de México*. Año 20, no. 172 (1960).

Fernández del Castillo, Francisco y Castañeda, Hermilo. *Del Palacio de la Inquisición al Palacio de la Medicina*. México, Facultad de Medicina, UNAM, 1986.

Fernández, Martha: "Cristóbal de Medina Vargas y el Acueducto de Santa Fe". En: *Estudios acerca del arte novohispano. Homenaje a Elisa Vargas Lugo*, México, UNAM, 1983.

"Algunas reflexiones en torno a las portadas de la catedral de México". En: *Anales del Instituto de Investigaciones Estéticas*, vol. 14, no. 53 (1983).

Arquitectura y gobierno virreinal. Los maestros mayores de la ciudad de México. Siglo XVII. México, UNAM, Instituto de Investigaciones Estéticas, 1985. (Estudios y fuentes del arte en México, 14).

Artificios del barroco, México y Puebla en el siglo XVII. México, UNAM, 1990 (Col. de arte: 44).

La arquitectura de la ciudad de México en el siglo XVII: México, DDF, 1987.

Retrato hablado. Diego de la Sierra. Un arquitecto barroco en la Nueva España. México,UNAM, Instituto de Investigaciones Estéticas, 1986. (Monografías de Arte, 14).

Fernández de Echeverría y Veytia, Mariano. *Historia de la fundación de la ciudad de Puebla de los Ángeles, en la Nueva España, su descripción y presente estado*. 2a. ed., Puebla, Ediciones Altiplano, 1962.

González Franco, Glorinela, Reyes y Cabañas, Ana Eugenia y Olivas Vargas, Angelina. "Notas para una guía de artistas y artesanos de la Nueva España I". En: *Boletín Monumentos Históricos*, INAH, no. 1 (1979).

"Notas para una guía de artistas y artesanos de la Nueva España II". En: *Boletín Monumentos Históricos*. INAH. no. 4 (1980).

"Notas para una guía de artistas y artesanos de la Nueva España III". En: *Boletín Monumentos Históricos*. INAH. no. 5 (1981).

González Galván, Manuel. "Modalidades del barroco mexicano". En: *Anales del Instituto de Investigaciones Estéticas*. VIII, 30 (México, 1961).

El arte virreinal en Michoacán. México, Frente de Afirmación Hispanista, 1978.

"Génesis del barroco y su desarrollo formal en México". En: *Historia del Arte Mexicano*. México, INAH, Salvat, 1982.

López Reyes, José Luis. *Ramo: Templos y Conventos*, segunda parte. México, UNAM, Instituto de Investigaciones Estéticas, 1985 (Catálogos de Documentos de Arte en el AGN: 9).

Manrique, Jorge Alberto. *Los dominicos y Azcapotzalco. Estudio sobre el Convento de Predicadores de la antigua Villa*. Xalapa, Universidad Veracruzana, 1963. (Cuadernos de la Facultad de Filosofía, Letras y Ciencias, 17).

Martínez Cortés, Fernando, editor. El Palacio de la Escuela de Medicina. México, UNAM, 1983. p. 147.

Montoya Rivero, María Cristina. "Variantes de la arquitectura barroca religiosa en los estados de México, Hidalgo y Guerrero". En: *Historia del Arte Mexicano*. México: INAH, Salvat, t. V 1982.

Moyssén, Xavier. "La calzada de los Misterios". En *Revista Euzkadi. Caminos de México.* no. 47 (1969).

Muriel de la Torre, Josefina. "El convento de Corpus Christi de México. "Institución para Indias Caciques". *En: Anales* del Instituto de Investigaciones Estéticas, II, 7 (México, 1941).

Convento de monjas en la Nueva España. México, Santiago, 1946.

Nava Rodríguez Gil, Sergio Gerardo. *El maestro de las portadas de San Miguel*, tesis, México, UNAM, 1982.

Olvera Calvo, María del Carmen y Reyes y Cabañas, Ana Eugenia. *La importancia de las fuentes documentales para el estudio de los artistas y artesanos de la ciudad de México. Siglos XVI al XIX*, tesis, UNAM; 1991.

Palacio Nacional. México: Secretaría de Obras Públicas, 1976.

Pineda Mendoza, Raquel. Ramo: Obras Públicas. México: Instituto de Investigaciones Estéticas, UNAM, 1984 (Catálogos de Documentos de Arte en el AGN: 3).

"El proyecto para la capilla de la Inquisición". En: *Anales del Instituto de Investigaciones Estéticas*, vol. 3, no. 3 (1945).

Ramírez Montes, Guillermina. Ramo: Templos y Conventos. Primera parte. México: UNAM, Instituto de Investigaciones Estéticas, 1983 (Catálogos de Documentos de Arte en el AGN: 2).

La escuadra y el cincel. Documentos sobre la construcción de la catedral de Morelia. México, UNAM, Instituto de Investigaciones Estéticas, 1987. (Monografías de Arte, 7).

Ramo. Reales Cédulas. Duplicados. México: UNAM, Instituto de Investigaciones Estéticas, 1986. (Catálogos de Documentos de Arte en el AGN: 10).

Rivera Cambas, Manuel. *México pintoresco, artístico y monumental. Vistas, anécdotas y episodios de los lugares más notables de la capital y de los estados, aun de las poblaciones cortas, pero de importancia geográfica o histórica.* México, Imprenta de la Reforma, 1882, 3 tomos.

Robles, Antonio de. *Diario de sucesos notables (1665-1703).* México, Porrúa, 1946, 3 tomos.

Salamanca, Flavio. "La construcción del actual Palacio de la Medicina". En *El Palacio de la Escuela de Medicina.* México, UNAM, 1983.

Toussaint, Manuel. *Arte Colonial en México.* 5a. ed., México, UNAM, Instituto de Investigaciones Estéticas, 1990.

Tovar de Teresa, Guillermo. *México barroco.* México, Secretaría de Asentamientos Humanos y Obras Públicas, 1981.

Vargas Lugo, Elisa. *Las portadas religiosas de México.* 2a. ed. México, UNAM, Instituto de Investigaciones Estéticas, 1986 (Estudios y fuentes del arte en México, 27).

El claustro franciscano de Tlatelolco. México, Secretaría de Relaciones Exteriores, 1975.

Zúñiga Cortés, Miguel. *Una operación de compraventa. (La Escuela de Medicina).* México, Sociedad Mexicana de Geografía y Estadística, 1965.

Documentos de Archivo

Berlín, Enrique. *Boletín del Archivo General de la Nación*, t XVI, no. 1.

Comunicaciones sobre la inauguración del auditorio de la Facultad de Medicina. Claudio Castro, Carlos C. Hoffmann, Enrique O. Aragón. 1934. AHFM, leg. 164, exp. 7, ff. 27-35.

Diario Oficial, t. III, no. 50. México, 19 de septiembre de 1854.

Durán, Ignacio. Oficios dirigidos al Exmo. señor Ministro de Justicia, Negocios Eclesiásticos e Instrucción Pública. 28 de febrero de 1856. AGN. Ramo: Instrucción Pública, vol. 77, exp. 22.

Envío de presupuestos para reformas del edificio. 1910. AHFM, leg. 173, exp. 15, f.148.

Escritura de compraventa del 7 de junio de 1854. Original en el Archivo Histórico de la Facultad de Medicina. UNAM.

Fonseca, José Urbano. Oficio informando al señor Lares. Inspector General de Instrucción Pública acerca de las obras en la Escuela de Medicina. 8 de agosto de 1854. AGN. Instrucción Pública. Vol. 56. Exp. 20. Oficio exponiendo la inminencia del comienzo de la obra de construcción del anfiteatro. 12 de octubre de 1854. AGN . Instrucción Pública, vol. 56, exp. 20.

Informe de gastos para reparaciones. 1913. AHFM, leg. 173, exp. 19, f. 530.

Instalación eléctrica de la fachada. AHFM, leg. 173, exp. 15, ff. 176-178.

Lares. Inspector General de Instrucción Pública. Oficio al señor José Urbano Fonseca, autorizando presupuesto para la obra en la Escuela de Medicina. 20 de junio de 1854. AGN, Instrucción Pública, vol. 56, exp. 20.

Presupuesto para obras del Palacio de la Escuela de Medicina. 1892. AHFM, leg. 153, exp. 11, ff. 1 y 2.

Recibos de estatuas de bronce. 1919. AHFM, leg. 166, exp. 1, ff. 61-88.

Revista La Escuela de Medicina. t. I, no. 1. México, 1° de julio de 1879:16; t. IV, no. 19. México, 1° de abril de 1883.

Fotografías actuales
Michel Zabé

Créditos fotográficos
Álbum conmemorativo del Establecimiento
de Ciencias Médicas, Col. Ignacio Chávez Rivera • 130
Álbum Mexicano • 115
Archivo General de la Nación • 64, 67
Archivo Histórico de la Facultad
de Medicina de la UNAM • 118, 138
Archivo INAH • 63, 115, 116, 120, 121, 124,
127, 128, 129, 131, 132, 135, 138
Fondo Reservado Biblioteca
de la Academia de San Carlos • 117
Flavio Salamanca • 124, 125, 140
Flavio Salamanca y Fernando Sánchez Otero • 140, 146,
147, 148, 152, 153, 154, 155, 158, 159, 160, 161, 166
Instituto de Investigaciones
Estéticas, UNAM • 22, 30, 33, 37, 38, 42
Sin crédito • 61, 65, 117, 123, 134, 136, 137

Agradecemos muy especialmente
al arquitecto Flavio Salamanca
el haber facilitado los materiales bibliográficos
y las ilustraciones relativas al Palacio,
recopilados en diversos archivos
y fondos documentales a través de los años

Cuidado y corrección de textos
Rosanela Álvarez

Formación en computadora
Esteban Hernández
Carlos Juárez Sarmiento

El Palacio de la Escuela de Medicina
se terminó de imprimir en septiembre de 1994
en los talleres de Reproducciones
Fotomecánicas, S.A. de C.V.
Democracias 116.
Colonia San Miguel Amantla,
Azcapotzalco 02700, México, D.F.
En su composición se utilizaron tipos Veljovic.
La edición consta de 3 mil ejemplares
impresos en papel Creaprint de 135 gramos.

Supervisión en talleres
Leticia Mendoza